粤港澳大湾区
中草药图谱

主 编 夏连虎 温智洺 郑小吉 赵 斌

U0207232

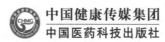

中国健康传媒集团
中国医药科技出版社

内 容 提 要

　　本书收载粤港澳大湾区中草药品种 400 种，集文字、400 幅图谱、400 余个二维码视频于一体。每种中草药内容包括彩图、名称、别名、来源、植物形态特征、生长环境、采制、性味功效、应用及选方。原植物照片是经过十多年野外拍摄积累而得，二维码中的视频是广州珠江职业技术学院组织大湾区院校、医院、医药企业专家亲自操作的真实视频。本书具有很好的实用性、艺术欣赏性和收藏价值。适合高等、中等职业中医药院校中药学、药剂学、中医等专业师生教学使用；也可供中医药工作者野外采药识药、临床使用，是终身学习中草药识药实用书，是研究和应用粤港澳大湾区中草药重要参考书。

图书在版编目（CIP）数据

粤港澳大湾区中草药图谱 / 夏连虎等主编 . —北京：中国医药科技出版社，2023.7
ISBN 978-7-5214-3756-0

Ⅰ . ①粤⋯　Ⅱ . ①夏⋯　Ⅲ . ①中草药－广东、香港、澳门－图谱　Ⅳ . ① R282-64

中国国家版本馆 CIP 数据核字（2023）第 109708 号

本书视频音像电子出版物专用书号：

美术编辑　陈君杞
版式设计　也　在

出版　**中国健康传媒集团** | 中国医药科技出版社
地址　北京市海淀区文慧园北路甲 22 号
邮编　100082
电话　发行：010-62227427　邮购：010-62236938
网址　www.cmstp.com
规格　787×1092mm ¹⁄₁₆
印张　26
字数　490 千字
版次　2023 年 7 月第 1 版
印次　2023 年 7 月第 1 次印刷
印刷　三河市万龙印装有限公司
经销　全国各地新华书店
书号　ISBN 978-7-5214-3756-0
定价　**128.00 元**

获取新书信息、投稿、
为图书纠错，请扫码
联系我们。

编委会

数字化资源编委会

前言

粤港澳大湾区位于广东省中南部，濒临南海，是由珠江三大支流西江、北江、东江等在溺谷湾内合力冲积形成的复合三角洲，粤港澳大湾区地理条件优越，三面环山，三江汇聚。这里水、热资源充沛，有利于动植物生长，形成了种质多样、生存环境优越的天然中草药种质资源库。广藿香、巴戟天、何首乌、广陈皮、沉香、广金钱草等道地药材，具有明显的地域特色和地理优势。

粤港澳大湾区中草药研究历史悠久，积累了大量的经验，出版了多部典籍，形成了独特的用药方法。为了总结、继承和推广前人的成果，广州珠江职业技术学院组织了以来自粤港澳大湾区为主的大中专院校、医药企业、医院专家编写了本书。他们具有丰富的中草药研究治学经验，在广泛搜集典籍的基础上结合自身研究工作经验，坚持法承传统又高于传统的原则来编写这本书。

本书以实用为宗旨，共收载粤港澳大湾区经典、有特色的中草药400种，按笔画排序，同笔画的品种按拼音首字母排序。本书将编者多年在粤港澳大湾区中草药教育教学成果汇集于一体，书中通过400多个二维码展示中草药的图谱、动漫、微课、视频。全书采取图文对照形式编排，每种中草药内容包括名称、别名、来源、植物形态特征、性味功效、生长环境、采制、应用及选方。原植物照片是十多年野外拍摄积累，中药材则主要是近几年有针对性地采拍，所拍照片力求达到原植物形态、自然环境与摄影艺术完美结合。读者借助二维码既可以学习大量专家的野外辨识中草药技术、中草药应用技术，又可学习到编者多年在粤港澳大湾区中草药的教育教学成果。

本书适合高、中等中医药职业院校中药学、药剂学、中医类等专业师生教学使用，也可作为中医药工作者野外采药识药参考用书，也是中医药教育走进中小学校园，学生学习中草药识药实用书以及广大中医药工作者研究和应用粤港澳大湾区中草药的重要参考书。

本书的编写工作得到广州珠江职业技术学院领导及所有编者的大力协作支持，得到河南百方千草实业有限公司中药标本数字技术支持，在此一并表示感谢！

由于编者学识有限，编写过程中难免存在疏漏与不足，希望读者给予批评指正。

编　者
2022 年 11 月

目录

（按笔画排序）

一点红

【别名】羊蹄草、叶下红、红背叶。

【来源】为菊科植物一点红 *Emilia sonchifolia*（L.）DC. 的全草。

【植物形态】一年生草本。茎直立，紫红色或绿色，被疏毛，时有分枝。上部的叶较小，全缘或具锯齿，基部叶耳状，多数抱茎；茎下部通常卵形，琴状分裂或具钝齿，无柄，叶背常为紫红色，花期长，春末至冬初开放，头状花序顶生，具长柄，花枝通常二歧分枝。苞片矩圆形，1列，绿色，约于花冠同长；花淡红色，全为两性管状。

【生长环境】生于村旁、路边、田畦或旷野草地上。

【采　　制】全年均可采，洗净，鲜用或晒干。

【性味功效】辛、微苦，凉。入肝、胃、肺、大肠、膀胱经。清热解毒、散瘀消肿。

【应　　用】用于上呼吸道感染、咽喉肿痛、口腔溃疡、急性肠炎、痢疾、泌尿系感染、疮疖肿毒、乳腺炎。孕妇慎用。

【选　　方】① 治大叶性肺炎：一点红、岗梅各 30g，十大功劳 15~30g。水煎，分两次服，每日 1 剂。（《全国中草药汇编》）

② 治麦粒肿：一点红、千里光、野菊花各 15g。水煎，分两次服，每日 1 剂。（《全国中草药汇编》）

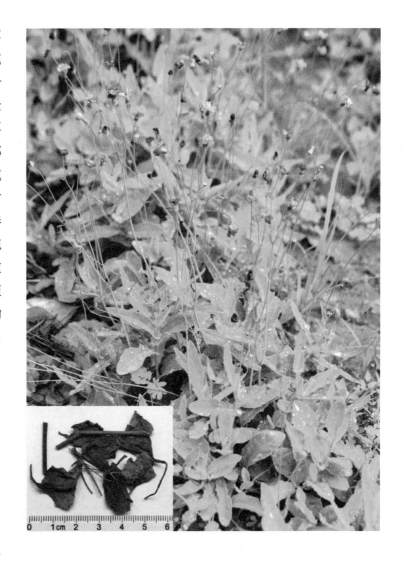

八角枫

【别名】华瓜木、白龙须、木八角、橙木。

【来源】为八角枫科植物八角枫 *Alangium chinense*（Hance）（Lour.）Harms 的侧根、须状根（纤维根）或叶、花。

【植物形态】落叶乔木或灌木，高 3~5m，少数可达 15m，小枝略呈"之"字形，幼枝紫绿色，无毛或有稀疏的疏柔毛，冬芽锥形，生于叶柄的基部内，鳞片细小。聚伞花序腋生，核果卵圆形，长约 5~7mm，直径 5~8mm，幼时绿色，成熟后黑色，顶端有宿存的萼齿和花盘，种子 1 颗。花期 5~7 月和 9~10 月，果期 7~11 月。

【生长环境】阳性树，稍耐阴，对土壤要求不严，喜肥沃、疏松、湿润的土壤，具一定耐寒性，萌芽力强，耐修剪，根系发达，适应性强。

【采　　制】根全年可采；夏、秋采叶及花。

【性味功效】辛、苦，温。祛风除湿，舒筋活络，散淤止痛。

【应　　用】用于风湿痹痛，肢体麻木，跌打损伤。

【选　　方】①风湿关节痛：八角枫侧根 1 两，白酒 2 斤。浸 7 天，每日早晚各饮酒 5 钱。（《全国中草药汇编》）

②精神分裂症：八角枫须状根粉，每服 5~8 分（切勿过量）。每日 3 次。（《全国中草药汇编》）

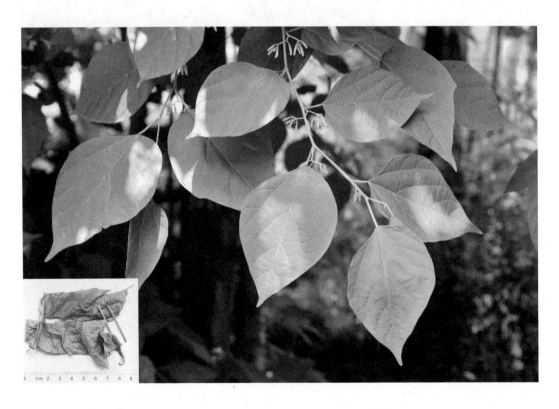

八角莲

【别名】一把伞、六角莲、独叶一枝花、独脚莲。

【来源】为小檗科八角莲属植物八角莲 *Dysosma versipellis*（Hance）M. Cheng ex Ying 的根茎。

【植物形态】多年生草本，植株高 40~150cm。根状茎横生粗壮，多须根；茎生叶薄纸质，近圆形，裂片阔三角形、卵形或卵状长圆形，上面无毛，叶脉明显隆起，边缘细齿；花梗纤细，花深红色，萼片长圆状椭圆形，花瓣勺状倒卵形，无毛；花丝短于花药，子房椭圆形，浆果椭圆形，种子多数。

【生长环境】生于山坡林下、灌丛中、溪旁阴湿处、竹林下或石灰山常绿林下。

【采　　制】9 月至 10 月上旬，浆果零落时采收。

【性味功效】甘、苦，凉。归肺、肝经。有小毒。清热解毒，活血化瘀。

【应　　用】用于毒蛇咬伤，跌打损伤；外用治虫蛇咬伤，痈疮疖肿，淋巴结炎，腮腺炎，乳腺癌。

【选　　方】①毒蛇咬伤：八角莲、七叶一枝花、白马骨、飞来鹤、粉防己各 3 钱，水煎服。外用阴行草、白马骨、柳叶白前、蛇葡萄适量，煎水冲洗；再用鱼腥草、杠板归、星宿菜鲜草捣烂敷患处周围。（《全国中草药汇编》）

②疖肿：八角莲研粉，加凡士林 90%，调成软膏敷患处。（《全国中草药汇编》）

③乳腺癌：八角莲、黄杜鹃各 5 钱，紫背天葵 1 两，加白酒 1 斤，浸泡 7 日后外搽。每日 2~3 次。（《全国中草药汇编》）

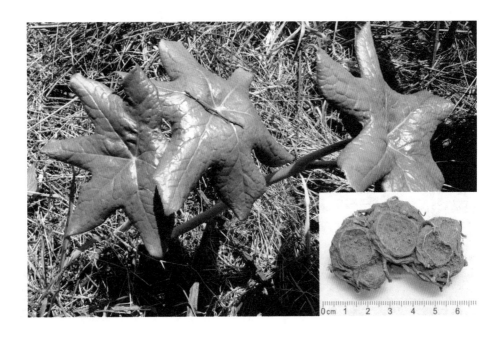

丁公藤

【别名】麻辣子。

【来源】为旋花科植物丁公藤 *Erycibe obtusfolia* Benth 的干燥藤茎。

【植物形态】攀援藤本。幼枝被密柔毛，老枝无毛。单叶互生；叶片革质，椭圆形、长圆形或倒卵形，边全缘，两面均无毛；总状聚金花序腋生或顶生，密被锈色短柔毛；花小，金黄色或黄白色，两性；花冠浅钟状，外面密被紧贴的橙色柔毛。浆果球形。

【生长环境】生于山谷湿润密林中或路旁灌丛。

【采　　制】全年均可采收。

【性味功效】辛，温。有小毒。归肝，脾，胃经。祛风除湿，消肿止痛。

【应　　用】用于风湿痹痛，半身不遂，跌扑肿痛。

【选　　方】治风寒湿痹、半身不遂。可单用酒水各半煎服，也可与桂枝、麻黄、当归等制成酒剂，以治风寒湿痹、手足麻木、腰腿酸痛，如丁公藤风湿药酒。(《中华人民共和国药典》2020 年版)

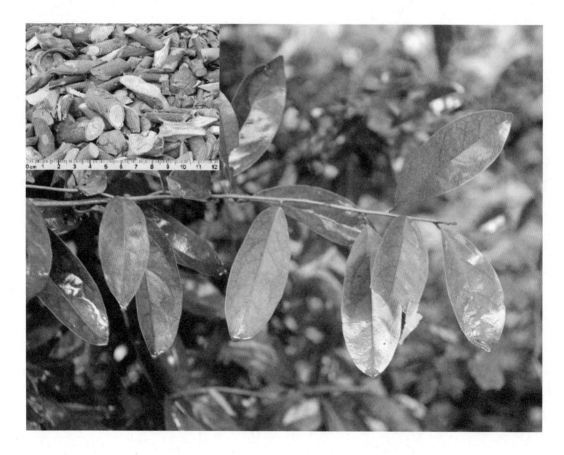

儿茶

【别名】黑儿茶、儿茶膏、孩儿茶、乌爹泥。

【来源】为豆科植物儿茶 *Acacia catechu*（L.f.）Willci. 的去皮枝、干的干燥煎膏。

【植物形态】落叶乔木，高 6~13 米。小枝细，有棘刺。叶为偶数二回羽状复叶，互生。总状花序腋生，花黄色或白色。树皮棕色或灰棕色，常呈条状薄片开裂，不脱落。荚果扁而薄，紫褐色，有光泽，有种子 7~8 枚。花期 8~9 月，果熟期 2~3 月。

【生长环境】生于气候、雨水、日照较好的林中。

【采　　制】冬季采收枝、干，除去外皮，砍成大块，加水煎煮，浓缩，干燥。

【性味功效】苦、涩，微寒。归肺经。活血止痛，止血生肌，收湿敛疮，清肺化痰。

【应　　用】用于跌扑伤痛，外伤出血，吐血衄血，疮疡不敛，湿疹、湿疮，肺热咳嗽。

【选　　方】①心腹痛：用黄鼠心、肝、肺一具，阴干，瓦焙为末，入乳香、没药、孩儿茶、血竭末各三分。每服一钱，烧酒调下，立止。（《海上仙方》）

②下部疳疮：橄榄烧存性，研末，油调敷之。或加孩儿茶等分。（《乾坤生意》）

③鼻渊流水：孩儿茶末，吹之，良。（《本草权度》）

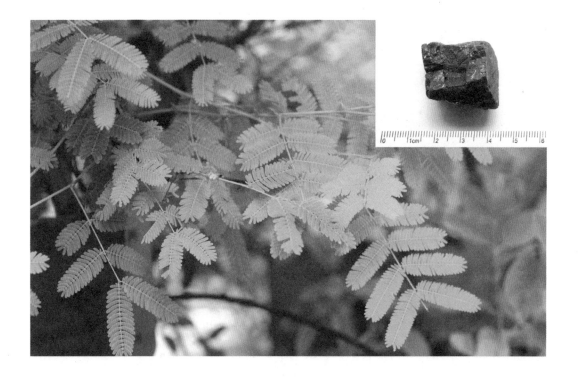

九节

【别名】山大颜、大丹叶、刀伤木、暗山香、山大刀叶。

【来源】为茜草科植物九节 *Psychotria rubra*（Lour.）Poir. 的嫩枝及叶。

【植物形态】常绿灌木，高 1~3m。小枝近四棱形，后渐变为圆形，暗黑色。叶对生，纸质，长圆形、椭圆状长圆形或倒披针状长圆形，托叶膜质，早落。聚伞花序常顶生，花小，白色，花冠漏斗状。核果近球形，熟时红色，光滑；种子背面有纵沟。

【生长环境】多生于山野、丘陵、旷地林荫或灌木丛中。

【采　制】根：秋季采挖，洗净，切片，晒干。叶：随用随采，鲜用或晒干。

【性味功效】苦，凉。清热解毒、消肿拔毒。

【应　用】根、叶用于白喉、扁桃体炎、咽喉炎、痢疾、肠伤寒、胃痛、风湿骨痛；叶外用于跌打肿痛、外伤出血、毒蛇咬伤、疮疡肿毒、下肢溃疡。

【选　方】①治刀伤出血：山大刀叶捣烂或研末敷。（《陆川本草》）
②治疮疖：山大刀叶、土牛膝叶各适量，共捣烂，用酒调，冷敷患处。（《广西中草药》）

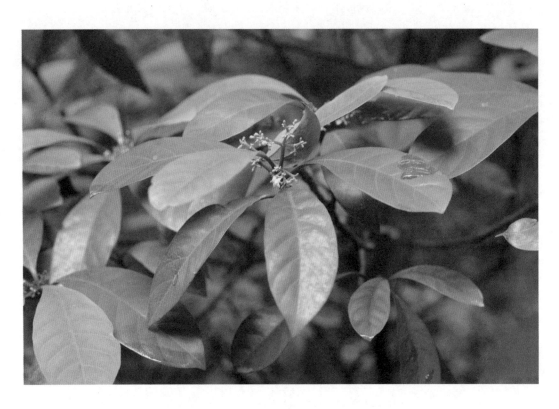

九里香

【别名】千里香、过山香、山黄皮、石辣椒。

【来源】为芸香科植物九里香 *Murraya exofica* Linn. 的叶或带叶嫩枝。

【植物形态】常绿灌木，多分枝。单数羽状复叶互生，叶面深绿色有光泽。花大而少，花极芳香，萼片、花瓣各5。聚伞花序顶生或腋生。浆果大小不一，卵形或球形，熟时朱红色。种子有绵毛。

【生长环境】生于离海岸不远的平地、缓坡、小丘的灌木丛中，喜向阳地方。

【采　　制】枝条、叶茂盛时期采收。

【性味功效】辛、微苦，温。有小毒。入心、肝、肺三经。行气止痛、活血散瘀。

【应　　用】用于胃脘疼痛、跌扑肿痛、疮痛、蛇虫咬伤等症。

【选　　方】①治湿疹：九里香鲜枝叶，水煎，擦洗患处。(《福建中草药》)

②治肚痛：以九里香草捣碎浸酒服，疑即本品。(《本草纲目》引傅滋《医学集成》)

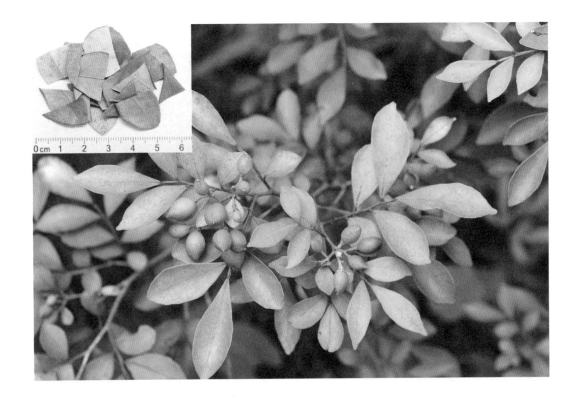

九头狮子草

【别名】接骨草、土细辛、川白牛膝、万年青。

【来源】为爵床科植物九头狮子草 *Peristrophe japonica* （Thunb.）Bremek. 的全草。

【植物形态】多年生草本。根细长，须根黄白色。茎直立，四棱形，节显著膨大。叶对生；具短柄；叶片纸质；椭圆形或卵状长圆形。聚伞花序短，集生于枝梢的叶腋；每萼5裂；花冠淡红紫色，下部细长筒状，上部二唇形；雄蕊2；雌蕊1，子房2室，胚珠多数，柱头2裂。蒴果窄倒卵形，成熟时纵裂，将种子弹出。种子坚硬，褐色，有小瘤状突起。

【生长环境】生于路边，草地或林下、溪边等阴湿处。

【采　　制】夏、秋季采收。鲜用或晒干。

【性味功效】辛、微苦，凉。入肺、肝经。疏风清热，解毒消肿，凉肝定惊。

【应　　用】用于感冒发热，肺热咳嗽，肝热目赤，小儿高热惊厥，咽喉肿痛，痈肿疔毒，毒蛇咬伤，跌打损伤。

【选　　方】①治肺热咳嗽：鲜九头狮子草，加冰糖水煎服。（《福建中草药》）

②治小儿惊风：鲜九头狮子草倒绒，兑淘米水服。（《贵阳民间草药》）

③治毒蛇咬伤：鲜九头狮子草捣汁加食盐敷于患处。（《战备草药手册》）

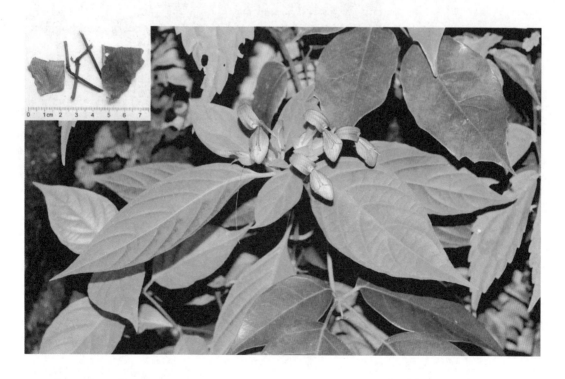

了哥王

【别名】地棉根、山雁皮、九信草、南岭荛花。

【来源】为瑞香科植物了哥王 *Wikstroemia indica*（Linn）C.A.Mey 的茎叶。

【植物形态】灌木，高 30~100cm。枝红褐色，无毛。叶对生，长椭圆形，全缘。花黄绿色，数朵组成顶生短总状花序；总花梗长 6~10mm；花梗长 1~2mm；花萼管状，被疏柔毛，裂片 4，卵形；雄蕊 8，2 轮，花丝甚短；花盘鳞片 4，通常两两合生；子房椭圆形，顶部被疏柔毛，柱头近球形，花柱极短。核果卵形，熟时暗红色至紫黑色。

【生长环境】生长于山坡灌木丛中、路旁和村边。

【采　　制】夏季采叶，秋季采根及根内皮。

【性味功效】苦、微辛，寒。有毒。入心、肺、小肠经。清热解毒、消肿散结、止痛。

【应　　用】用于瘰疬、痈肿、风湿痛、百日咳、跌打损伤。

【选　　方】①治痰火瘰：了哥王叶，加入食盐少许，共捣烂敷患处。（《岭南草药志》）

②治鹤膝风：南岭荛花、接骨草。水煎，对酒服。（《湖南药物志》）

③治疗疮肿毒；跌打损伤，蛇虫咬伤，小儿头疮：鲜了哥王茎叶，捣烂外敷或挤汁外涂。（广州部队《常用中草药手册》）

④治疮疡、乳痈：了哥王叶适量，捣烂敷患处。（《广西中草药》）

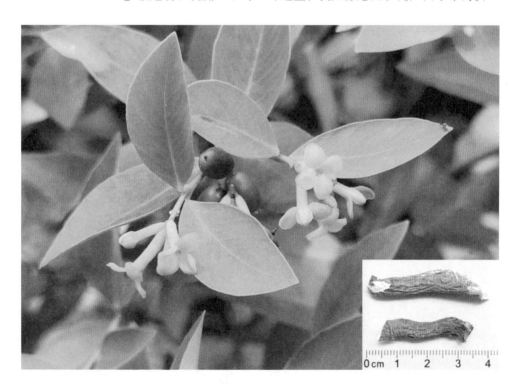

七星莲

【别名】蔓茎堇菜、须毛蔓茎堇菜、光蔓茎堇菜、短须毛七星莲。

【来源】为堇菜科植物七星莲 *Viola diffusa* Ging. 的全草。

【植物形态】一年生草本植物，匍匐枝先端具莲座状叶丛，通常不定根。根状茎短，基生叶多数，叶片卵形或卵状长圆形，幼叶两面密被白色柔毛，叶柄具明显的翅，通常有毛；托叶基部与叶柄合生，线状披针形，先端渐尖，花较小，淡紫色或浅黄色，花梗纤细，萼片披针形，先端尖，子房无毛，花柱棍棒状，蒴果长圆形，3~5 月开花，5~8 月结果。

【生长环境】生长于山地林下、林缘、草坡、溪谷旁、岩石缝隙中。

【采　制】全草入药。

【性味功效】苦，寒。清热解毒，消肿排脓，清肺止咳。

【应　用】用于疮毒疔痈，毒蛇咬伤，小儿久咳音嘶，风热咳嗽，顿咳，肺痈，目赤，跌打损伤。

【选　方】①治小儿感冒发热，肺炎：全草水煎服。（《桂药编》）

②治跌打损伤，毒蛇咬伤：调米酒敷患处。（《桂药编》）

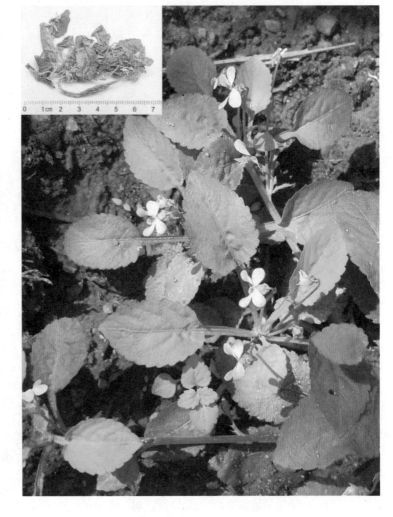

七叶一枝花

【别名】重楼、蚤休、草河车。

【来源】为百合科植物七叶一枝花 *Paris polyphylla* Smith. 的根茎。

【植物形态】多年生草本，全株无毛。根茎粗壮，匍匐。茎直立，有纵条纹，有时带红色。叶通常为 4 片，有时 5~7 片，轮生于茎顶；状如伞，其上生花一朵；叶片纸质，矩圆形或倒披针状矩圆形，基部圆形或罕为急尖；黄绿色花，花梗由茎顶抽出，多比叶长，花单独顶生；萼片 5~6，叶状，长等于或长于花萼的 2 倍。雄蕊 2 轮，顶部与花柱为紫色，其余部分为黄绿色；蒴果室背开裂。

【生长环境】生于山坡林下及灌丛阴湿处。

【采 制】秋末地上部枯萎后可采挖，除去须根，洗净，晒干。

【性味功效】微寒，味苦。有小毒。入肝经。清热解毒，消肿止痛。

【应 用】用于治疗胃癌、肝癌、肺癌、脑瘤、流行性乙型脑炎、胃痛、阑尾炎、淋巴结结核、扁桃体炎、腮腺炎、乳腺炎以及毒蛇、毒虫咬伤，疮疡肿毒。

【选 方】①治小儿胎风，手足搐搦：蚤休为末。每服 2.5g，冷水下。(《卫生易简方》)

②治新旧跌打内伤，止痛散瘀：七叶一枝花，童便浸四五十天，洗净晒干研末。每服 1.5g，酒或开水送下。(《广西药植图志》)

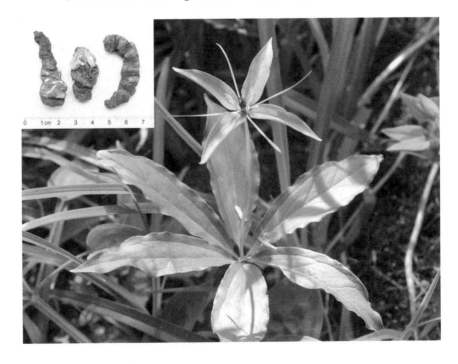

七爪风

【别名】七裂叶悬钩子、七指风。

【来源】为蔷薇科植物七爪风 *Rubus reflexus* Ker. var *lanceoloba* Metc. 的根。

【植物形态】落叶灌木。枝、叶上面脉上和下面、叶柄、托叶、花序密生锈色茸毛，皮刺散生。单叶互生，宽卵形，先端钝圆或锐尖，基部近心形，边缘5~7中裂，有不规则锯齿，基出5脉，上面脉上有柔毛，下面有灰色茸毛，中脉及叶柄常有小钩刺；叶柄长；托叶线形，贴生于叶柄上。花单生或数朵生于小枝上，白色；萼片5，外面有毛；花瓣5，长圆形；雄蕊多数，分离。聚合果熟时鲜红色，多汁。

【生长环境】生于向阳山坡、溪边、灌丛中。

【采　　收】秋季采收。

【性味功效】苦、涩、酸，平。入肺、肝经。祛风除湿，活血通络。

【应　　用】治驳骨、痢疾、腹痛、发热头痛。

【选　　方】血崩：七爪风根 30~60g，切片炒焦，水煎服。(《中国瑶药学》)

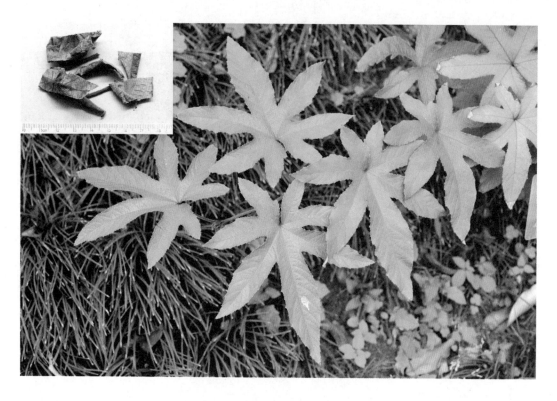

人面子

【别名】人面果、银莲果、银棯。

【来源】为漆树科人面子 *Dracontomelon dao*（Blanco）Merr. et Rolfe 的成熟果实。

【植物形态】常绿大乔木，高达约 20m。幼枝具条纹，被灰色绒毛。奇数羽状复叶长 30~45cm，有小叶 5~7 对，叶轴和叶柄具条纹，疏披毛；小叶互生，近革质，长圆形，自下而上逐渐增大，圆锥花序顶生或腋生，比叶短，长 10~23cm，疏被灰色微柔毛；花白色，花梗长 2~3mm，被微柔毛；核果扁球形，成熟时黄色，果核压扁，上面盾状凹入，具有脸型花纹。

【生长环境】生于林中、平原、丘陵、村旁、河边、池畔等处。

【采 制】8~9 月当果皮由绿色转变为黄褐色时，即可采收。

【性味功效】甘、酸，凉。入脾、胃、肝经。健脾消食、生津止渴。

【应 用】用于消化不良，食欲不振，热病口渴。外用治烂疮，压疮。

【选 方】① 治小儿惊痫邪气、目上视、手足搐搦、角弓反张：人面子核烧灰服之。（《食物本草会纂》）

② 治背痈：人面子数粒，去核，与鲫鱼一条，捣烂敷之。（《岭南采药录》）

③ 散乳痈：根皮切碎，酒煎，尽量饮之。（《岭南采药录》）

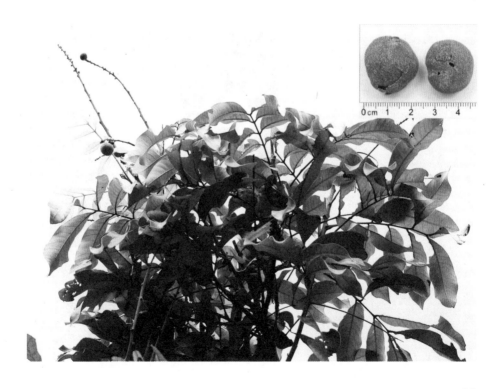

大戟

【别名】邛巨、红芽大戟、紫大戟、下马仙。

【来源】为大戟科植物大戟 *Euphorbia pekinensis* Rupr. 的根。

【植物形态】多年生草本。全株含白色乳汁。根粗壮，圆锥形，有侧根。茎自上部分枝，表面被白色短柔毛。单叶互生；几无柄；叶片狭长圆状披针形，先端钝或尖，基部渐狭，全缘，具明显中脉，上面无毛，下面在中脉上有毛。杯状聚伞花序顶生或腋生；苞叶卵状长圆形，先端尖；雌雄花均无花被；雄花多数，花丝基部较花梗稍粗壮，两者之间有关节。蒴果三棱状球形，密被刺疣。种子卵形，光滑。

【生长环境】生于山坡、路旁、荒地、草丛、林缘及疏林下。

【采　制】秋季地上部分枯萎后至早春萌芽前采挖，切片晒干或烘干。

【性味功效】苦，辛，性寒，有毒。归肺、脾、肝、肾、膀胱经。泻水逐饮，消肿散结。

【应　用】主治水肿，胸腹积水，痰饮积聚，二便不利，痈肿，瘰疬。

【选　方】①治水肿：枣一斗，锅内入水，上有四指，用大戟并根苗盖之遍，盆合之，煮熟为度，去大戟不用，旋旋吃，无时。（《活法机要》）
②治通身肿满喘息，小便涩：大戟（去皮，细切，微炒）二两，干姜（炮）半两。上二味捣罗为散，每服三钱，用生姜汤调下，糯米饮服之，以大小便利为度。（《圣济总录》）

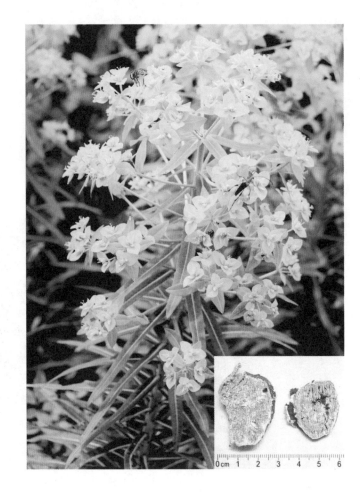

大血藤

【别名】血藤、红藤、槟榔钻、大血通。

【来源】为木通科植物大血藤 *Sargentodoxa cuneata*（Oliv.）Rehd. et Wils. 的干燥藤茎。

【植物形态】落叶攀援灌木。茎褐色，圆形，有条纹，光滑无毛。3 出复叶，互生；叶柄长，上面有槽；中间小叶菱状卵形，先端尖，基部楔形，全缘，有柄；两侧小叶较中间者大，斜卵形，先端尖，基部两边不对称，内侧楔形，外侧截形或圆形，几无柄。花单性，雌雄异株，总状花序腋生，下垂，具苞片，花多数，芳香。浆果卵圆形。种子卵形，黑色，有光泽。花期 3~5 月。果期 8~10 月。

【生长环境】生于深山疏林、大山沟畔肥沃土壤的灌木丛中。

【采　　制】8~9 月采收，晒干，除去叶片，切段或切片。

【性味功效】苦，平。归大肠、肝经。清热解毒，活血，祛风止痛。

【应　　用】用于肠痈腹痛，热毒疮疡，经闭，痛经，跌扑肿痛，风湿痹痛。

【选　　方】①治跌打损伤：大血藤、骨碎补各适量共捣烂，敷伤处。（《湖南农村常用中草药手册》）

②治血虚经闭：大血藤五钱，益母草三钱，叶下红四钱，香附二钱。水煎，配红砂糖适量调服。（《闽东本草》）

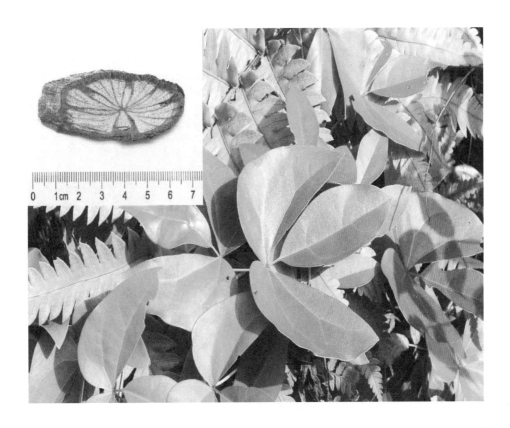

大叶冬青

【别名】大苦酊、宽叶冬青、波罗树。

【来源】为冬青科植物大叶冬青 *Ilex latifolia* Thunb. 的叶。

【植物形态】常绿大乔木；树皮灰黑色；分枝粗壮，具纵棱及槽，黄褐色或褐色，光滑，具明显隆起、阔三角形或半圆形的叶痕。叶片厚革质，长圆形或卵状长圆形；托叶极小，宽三角形，急尖。由聚伞花序组成的假圆锥花序生于二年生枝的叶腋内，无总梗；花淡黄绿色，4基数。花冠辐状。果球形，成熟时红色，宿存柱头薄盘状，基部宿存花萼盘状，伸展。花期4月，果期9~10月。

【生长环境】生于海拔250~1500m的山坡常绿阔叶林中、灌丛中或竹林中。

【采 制】在清明前后摘取嫩叶，头轮多采，次轮少来，长梢多采，短梢少采。叶采摘后，放在竹筛上通风，晾干或晒干。

【性味功效】苦、甘，寒。清热解毒、清头目，除烦渴，止泻。

【应 用】用于头痛，齿痛，目赤，热病烦渴，痢疾。

【选 方】治瘰症、内热：熬膏可涂热疮。(《南宁市药物志》)

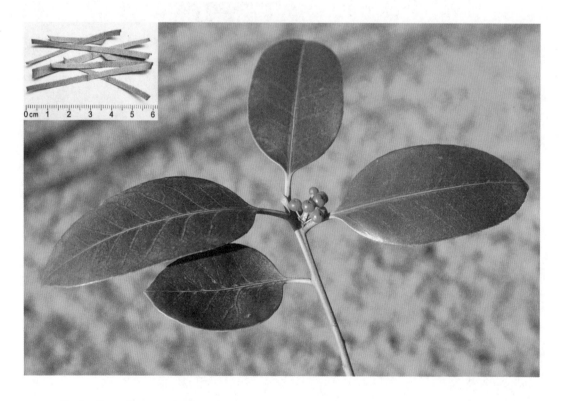

大叶仙茅

【别名】大地棕、猴子背巾、猴子包头、竹灵芝。

【来源】为仙茅科植物大叶仙茅 *Curculigo capitulata* (Lour.) O. Kuntze 的干燥根茎。

【植物形态】粗壮草本，高达 1m 多。根状茎粗厚，块状，具细长的走茎。叶长圆状披针形或近长圆形，纸质，全缘，顶端长渐尖，具折扇状脉，背面脉上被短柔毛或无毛；叶柄长 30~80cm，上面有槽，侧背面均密被短柔毛。花茎通常短于叶，被褐色长柔毛；总状花序强烈缩短成头状，球形或近卵形，俯垂，具多数排列密集的花。浆果近球形，白色，无喙；种子黑色，表面具不规则的纵凸纹。

【生长环境】海拔 850~2200m 的林下或阴湿处，喜温暖阴湿环境。

【采　　制】四季可采，洗净，晒干或鲜用。

【性味功效】苦、涩，平。归肾，肺，肝经。润肺化痰，止咳平喘，镇静健脾，补肾固精。

【应　　用】用于肾虚喘咳，腰膝酸痛，白带，遗精。

【选　　方】治妇女月经不调：大地棕根、黄花根、女贞子、女儿红、益母草子、对叶草、红枣、金樱子，共炖鸡服。（《四川中药志》）

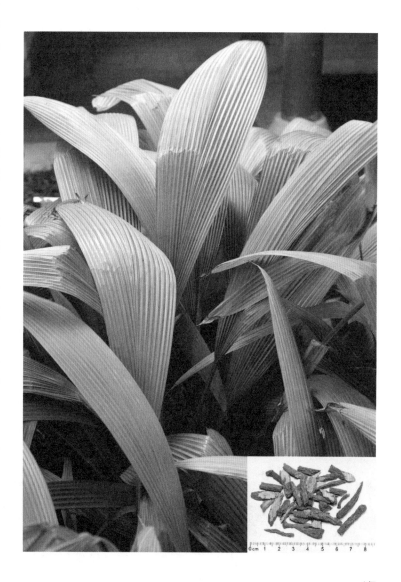

飞扬草

【别名】大飞扬、节节花、大乳汁草。

【来源】为大戟科植物飞扬草 *Euphorbia hirta* L. 的全草。

【植物形态】一年生草本。根纤细。茎单一，被褐色或黄褐色的多细胞粗硬毛。叶对生，披针状长圆形、长椭圆状卵形或卵状披针形；边缘于中部以上有细锯齿，中部以下较少或全缘；叶两面均具柔毛，叶背面脉上的毛较密。花序多数，于叶腋处密集成头状，基部无梗或仅具极短的柄，变化较大，且具柔毛；总苞钟状。蒴果三棱状，被短柔毛。种子近圆状四棱，每个棱面有数个纵槽，无种阜。

【生长环境】路旁、草丛、灌丛及山坡，多见于砂质土。

【采　　制】夏、秋采集，洗净，晒干。

【性味功效】辛、酸，凉；有小毒。归肺、膀胱、大肠经。清热解毒，利湿止痒，通乳。

【应　　用】用于肺痈，乳痈，疔疮肿毒，牙疳，痢疾，泄泻，热淋，血尿，湿疹，脚癣，皮肤瘙痒，产后少乳。

【选　　方】①治细菌性痢疾，急性肠炎，消化不良，肠道滴虫：飞扬草60~300g。水煎，分2~4次口服。(《全国中草药汇编》)

②治脚癣：飞扬草330g，白花丹220g，小飞扬、乌桕叶、五色梅、杠板归各110g。水煎2次，过滤去渣，浓缩成1000ml。搽患处。(《全国中草药汇编》)

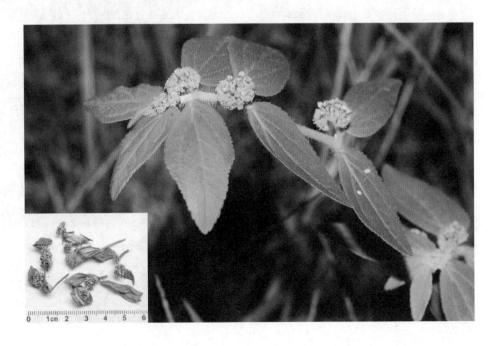

广金钱草

【别名】铜钱草、马蹄香、假花生、落地金钱。

【来源】为豆科植物广金钱草 Desmodium styracifolium（Osb.）Merr. 的地上部分。

【植物形态】半灌木状草本。枝条密被黄色长柔毛。叶互生，有披针形托叶 1 对，叶片近圆形，先端微缺，基部心形，上面无毛，下面密被平贴金黄色绢质绒。总状花序腋生或顶生，苞片卵状三角形，每个苞内有两朵花；花萼钟状；花冠紫色。荚果具 3~6 荚节，一侧平直，另侧节间呈波状收缩，被有短柔毛和钩状毛，每节有肾形种子 1 粒。

【生长环境】山坡、草地、土坎或灌木丛中。

【采　　制】7~10 月采割，晒干。

【性味功效】甘、淡，凉。归肝、肾、膀胱经。利湿退黄，利尿通淋。

【应　　用】用于黄疸尿赤，热淋，石淋，小便涩痛，水肿尿少。

【选　　方】①治泌尿系感染：广金钱草 8 钱，车前草、海金沙、金银花各 5 钱，水煎服。每日 1 剂。（《全国中草药汇编》）

②治膀胱结石：广金钱草 60g，海金沙 15g。水煎服。（《岭南草药志》）

③治荨麻疹：广金钱草鲜全草 750g，生盐 30g，共捣烂外搽。另取全草 60g，水煎服。（《广西本草选编》）

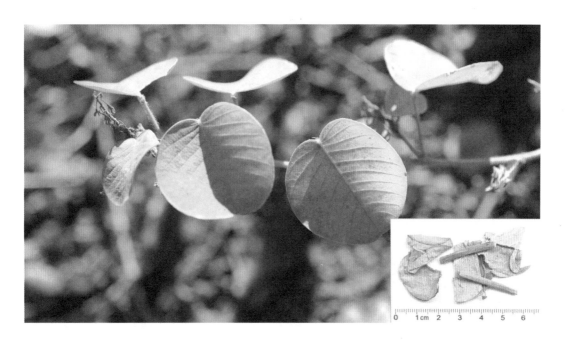

广东升麻

【别名】升麻、麻花头。

【来源】为菊科植物华麻花头 *Serratula chinensis* S. Moore. 的全草。

【植物形态】多年生草本，具纺锤状根。茎直立，具细棱，被柔毛。叶互生，基生叶广卵形，茎生叶卵形、长椭圆形或披针形，边缘具胼体状细齿。头状花序单生枝顶，总苞钟状，总苞片7层，无毛，具淡褐色干膜质边缘，先端圆钝；花冠白色或淡紫色，5深裂。瘦果长圆形，光滑无毛；冠毛淡黄色，有时带紫色。

【生长环境】山坡、路旁、林荫下或丛林中。

【采　　制】7~10月采收2~3年生者，切片晒干或焙干。

【性味功效】辛、苦，微寒。透疹解毒，升阳举陷。

【应　　用】用于风热头痛，麻疹透发不畅，斑疹，肺热咳喘，咽喉肿痛，胃火牙痛，久泻脱肛，子宫脱垂。

【选　　方】①治头痛：麻花头根6g，石膏9g，葵花6g。水煎服。(《湖南药物志》)

②治梅毒：麻花头根15g，石膏15g，胆草9g。煎水洗。(《湖南药物志》)

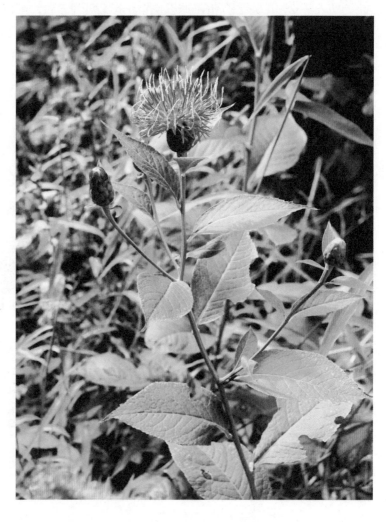

广东万年青

【别名】万年青、井干草、土千年健、粤万年青。

【来源】为天南星科植物广东万年青 *Aglaonema modestum* Schott ex Engl. 的根茎。

【植物形态】多年生常绿草本，茎直立或上升，上部的短缩。鳞叶草质，披针形，基部扩大抱茎。叶片深绿色，卵形或卵状披针形，不等侧，先端有长 2cm 的渐尖，基部钝或宽楔形。佛焰苞长圆披针形，基部下延较长，先端长渐尖，肉穗花序长为佛焰苞的 2/3，具长 1cm 的梗，圆柱形，细长，渐尖。浆果绿色至黄红色，长圆形，冠以宿存柱头；种子 1，长圆形。

【生长环境】海拔 500~1700m 的密林中。

【采　制】10 月中、下旬采挖，鲜用或切片晒干。

【性味功效】辛、微苦，寒，有毒。清热凉血，消肿止痛。

【应　用】用于咽喉肿痛，白喉，肺热咳嗽，吐血，热毒便血，疮疡肿毒，蛇、犬咬伤。

【选　方】①治咽喉肿痛：用粤万年青根茎 9~15g。捣烂绞汁，加醋少许，含漱。(《福建药物志》)

②治鼻窦炎：粤万年青捣汁，滴鼻。(《福建药物志》)

③治痈肿：粤万年青鲜根茎适量，红糖少许。捣烂，敷患处。(《福建中草药》)

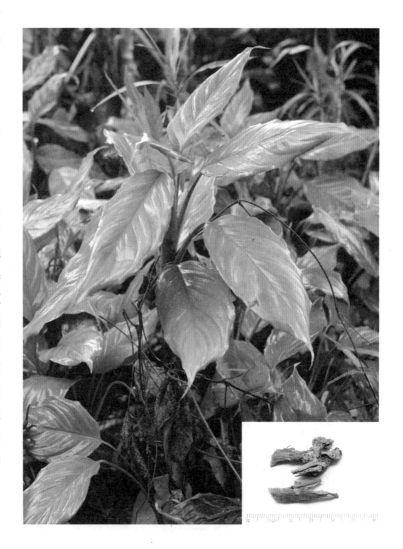

广防风

【别名】秽草、排风草、落马衣、土防风。

【来源】为唇形科植物广防风 Aristolochia fangchi Y. C. Wu ex L. D. Chow et S. M. Hwang 的地上部分。

【生长环境】海拔 40~2400m 热带及亚热带地区的林缘或路旁等荒地上。

【采　制】夏、秋采收，洗净，鲜用或晒干备用。

【性味功效】辛、苦，微温。归膀胱、肝、肾经。祛风，除湿，解毒。

【应　用】用于风湿骨痛、感冒发热、呕吐腹痛、胃气痛、皮肤湿疹、瘙痒、乳痈、疮癣、癞疮以及毒虫咬伤等症。

【选　方】治神经性皮炎：广防风、生半夏、生天南星各 9g，薄荷脑 1g。用 70% 乙醇浸泡上药 1 周，过滤，用滤液搽患处。每日 1 次。(《全国中草药汇编》)

【植物形态】直立草本。茎四棱形，密被白色贴生短柔毛。叶阔卵圆形，边缘有不规则的牙齿，草质，上面被短伏毛，脉上尤密，下面有极密的白色短绒毛；轮伞花序在主茎及侧枝的顶部排列成稠密的或间断长穗状花序。花萼钟形；花冠淡紫色。小坚果黑色，近圆球形，具光泽。

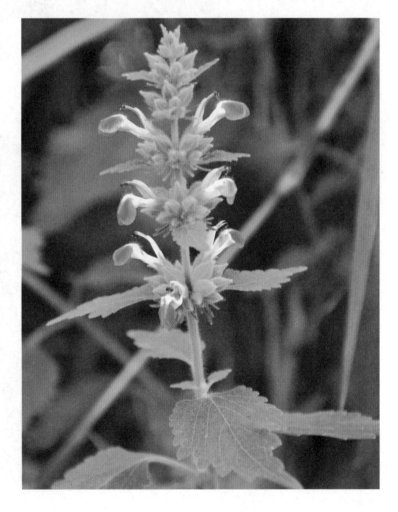

广防己

【别名】防己、木防己、百解头、墨蛇胆。

【来源】为马兜铃科植物广防己 *Aristolochia fangchi Y. C. Wu ex L. D. Chow et S. M. Hwang* 的根。

【植物形态】木质藤本；块根条状，长圆柱形，灰黄色或赭黄色，断面粉白色；嫩枝平滑或具纵棱，密被褐色长柔毛。叶互生，密生褐色绒毛；叶片长圆形或卵状长圆形，先端渐尖或钝，基部心形或圆形，全缘，主脉3条，基出。花单生于叶腋；花被筒状，紫色，上有黄色小斑点；蒴果；种子多数。

【生长环境】山坡密林或灌丛中。

【采　　制】9~10月采挖，切段，粗者纵剖为两半，晒干。

【性味功效】苦、辛，寒。归膀胱、肺经。祛风止痛，清热利水。

【应　　用】用于湿热身痛，风湿痹痛，下肢水肿，小便不利。

【选　　方】①治身痛、关节痛：广防己15g，威灵仙12g，蚕砂10g，鸡血藤15g，水煎服。(《全国中草药汇编》)

②治水肿、小便不利：广防己、黄芪各15g，白术10g，甘草5g，生姜10g，大枣3枚，水煎服。(《全国中草药汇编》)

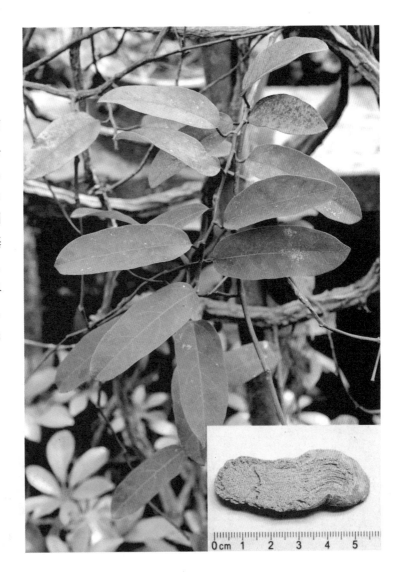

广藿香

【别名】藿香、海藿香。

【来源】为唇形科植物广藿香 *Pogostemon cablin* (Blanco) Benth. 的地上部分。

【植物形态】一年生草本。叶对生；叶柄揉之有清淡的特异香气；叶片卵圆形或长椭圆形，叶缘具不整齐的粗钝齿，两面皆被毛茸，下面较密。轮伞花序密集，组成顶生和腋生的穗状花序式，具总花梗；花萼筒状；花冠伸出萼外。

【生长环境】以疏松肥沃、排水良好、微酸性的砂壤土栽培为宜。

【采　　制】水田栽培 6~8 月采收、坡地栽培 8~11 月收割。

【性味功效】辛，微温。归脾、胃、肺经。芳香化浊，和中止呕，发表解暑。

【应　　用】用于湿浊中阻，脘痞呕吐，暑湿表证，湿温初起，发热倦怠，胸闷不舒，寒湿闭暑，腹痛吐泻，鼻渊头痛。

【选　　方】①治暑月吐泻：滑石（炒）二两，藿香二钱半，丁香五分。为末，每服一二钱，米泔调服。（《禹讲师经验方》）

②治香口去臭：藿香洗净，煎汤，时时噙漱。（《摘玄方》）

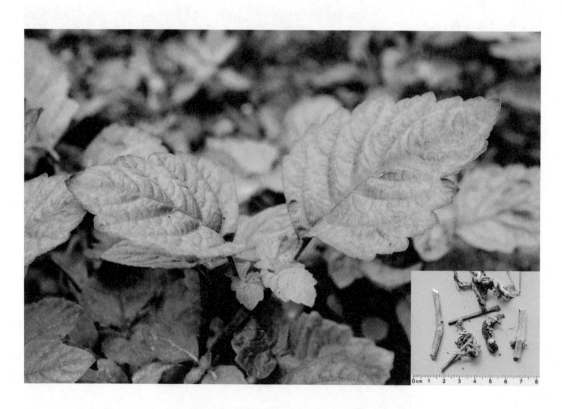

广陈皮

【别名】新会皮、陈柑皮、柑皮。

【来源】本品为芸香科植物茶枝柑 *Citrus reticulata 'Chachi'* 的干燥成熟果皮。

【植物形态】小乔木。分枝多，枝扩展或略下垂，刺较少，单身复叶。叶狭长椭圆形，先端凸尖，尖端有微凹，叶缘波状；叶翼不明显。果扁圆形，果顶略凹，柱痕明显，有时有小脐，蒂部四周有时有放射沟，深橙黄色，皮厚 2.7~3.3mm，囊瓣 10~12，果肉汁多，气清香，味酸甜；种子 15~25，端尖或钝，多胚。果期 8~12 月。

【生长环境】产于以广东省江门新会境内潭江沿岸冲积平原带和南部海滨沉积平原新垦区。

【采　　制】采摘果实，剥取果皮分成 3 瓣相连，晒干或低温干燥。根据采摘的时间不同，又可分为：① 青皮，果皮未着色，生理未成熟时（通常指阴历立秋至霜降）采收果实所加工的皮；② 二红皮，果皮开始着色、但未完全着色，生理仍未充分成熟时（通常指阴历霜降至小雪）采收果实所加工的皮；③ 大红皮，果皮已基本着色，生理已基本成熟时（通常指阴历小雪后）采收果实所加工的皮。

【性味功效】① 青皮：味苦、辛，性温，但药性较强，性较烈。归肝、胆、胃经，有疏肝破气、消积化滞的功效。

② 二红皮、大红皮：性平，归脾、肺经，有理气健脾，燥湿化痰的功效。

【应　　用】① 青皮：用于胸胁胀痛，疝气疼痛，乳癖，乳痈，食积气滞，脘腹胀痛。

② 二红皮、大红皮：用于脘腹胀满，食少吐泻，咳嗽痰多。

【选　　方】① 治胸痹，胸中气塞短气：陈皮 1 斤，枳实 90g，生姜 250g。上三味，以水五升，煮取二升。分温再服。(《金匮要略》)

② 治卒失声，声嘶不出：陈皮 150 克。水三升，煮取一升，去滓，顿服。(《肘后备急方》)

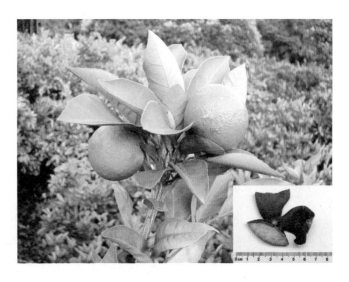

马鞭草

【别名】铁马鞭、马鞭子、马鞭梢、透骨草。

【来源】为马鞭草科植物马鞭草 *Verbena officinalis L.* 的干燥地上部分。

【植物形态】多年生草本。茎四方形，近基部可为圆形。叶片卵圆形至倒卵形或长圆状披针形基生，叶的边缘通常有粗锯齿和缺刻，茎生叶多数 3 深裂，两面均有硬毛。穗状花序顶生和腋生，花小，无柄；苞片稍短于花萼，具硬毛；花萼有硬毛，有 5 脉，脉间凹穴处质薄而色淡；花冠淡紫至蓝色，外面有微毛，裂片 5；雄蕊 4，着生于花冠管的中部，花丝短；子房无毛。果长圆形，外果皮薄。

【生长环境】生长在低至高海拔的路边、山坡、溪边或林旁。

【采　　制】6~8 月花开时采割，除去杂质，晒干。

【性味功效】苦，凉。归肝、脾经。活血散瘀，解毒，利水，退黄，截疟。

【应　　用】用于癥痕积聚，痛经经闭，喉痹，痈肿，水肿，黄疸，疟疾。

【选　　方】①治妇人因失血后气弱，或产后虚羸：熟干地黄四两，生干地黄四两，川芎四两，白茯苓四两，马鞭草四两，荆芥四两，官桂二两，白芍药二两，当归二两，枳壳二两，牡丹皮一两，为粗末。（《普济方》）

②妇女月经闭结，腹胁胀痛欲死者：水红花 1 斤，马鞭草（各洗净）1 斤（熬膏），当归二两，生地二两，白芍二两，玄胡二两，灵脂二两，乌药一两，木香一两，红花一两，没药一两，上为末，和膏内，如膏少，加米糊为丸。每服 80 丸，空心酒下。（《仙拈集》）

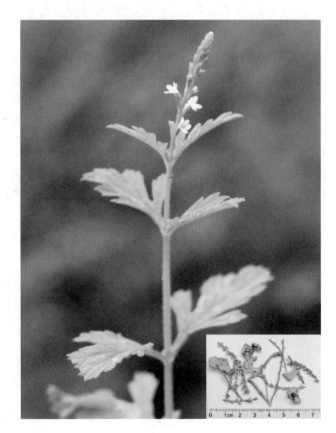

马勃

【别名】灰包、马粪包。

【来源】为灰包科真菌脱皮马勃 *Lasiosphaera fenzlii* Reich 的干燥子实体。

【植物形态】马勃担子果球形、梨形、陀螺形、扁圆形；外包被常有小疣或小刺等纹饰，成熟时脱落，纸质或膜质；顶端不规则开口或闭合；假根明显或无，成熟时固定于着生处或与地面脱离；孢体粉末状，成熟时孢子随风扩散至外界；孢丝无隔；孢子表面有不明显纹饰。

【生长环境】马勃喜砂壤土和腐朽树木、落叶、粪草等有机质物质，喜高温高湿环境，其子实体基部有根状菌丝索固着砂土上。

【采　　制】夏、秋二季子实体成熟时及时采收，除去泥沙，干燥。

【性味功效】辛，平。归肺经。清肺利咽，止血。

【应　　用】用于风热郁肺咽痛，音哑，咳嗽；外治鼻衄，创伤出血。

【选　　方】①痧麻初起，恶寒发热，咽喉肿痛，妨于咽饮，遍体痛，烦闷呕恶：荆芥穗、前胡各一钱五分，蝉蜕、马勃各八分，射干、桔梗各一钱，生甘草五分，葛根、炒生蒡子、鲜竹茹、连翘各二钱，炙僵蚕、淡豆豉、浮萍各三钱。水煎煮，每日一剂，分三次服。(《丁氏医案》)

②治口舌溃烂，并一切疮毒、痈疽、发背，脓溃毒尽，未全完口者：西牛黄二分，明血珀二分，生珍珠一钱二分，朱砂一钱二分，儿茶一钱二分，人中白二钱（煅），马勃八分，滴乳石一钱六分。上药各为细末，和匀，研至无声为度。掺膏上贴之。(《古方汇精》)

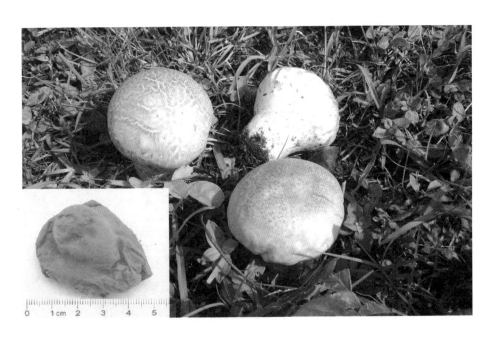

马㼎儿

【别名】野梢瓜、老鼠拉冬瓜、马交儿。

【来源】为葫芦科植物马㼎儿 *Zehneria japonica*（Thunb.）H. Y. Liu 的全草。

【植物形态】攀援草本；茎、枝纤细，疏散，有棱沟，叶片膜质，多型，三角状卵形、卵状心形或戟形、不分裂或3~5浅裂，雌雄同株。雄花：单生或稀2~3朵生于短的总状花序上；花序梗纤细，极短，无毛；花梗丝状，花萼宽钟形，基部急尖或稍钝，花冠淡黄色，果实长圆形或狭卵形，种子灰白色，卵形。

【生长环境】林中阴湿处以及路旁、田边及灌丛中。

【采　　制】夏季采叶，秋季挖根，洗净晒干或鲜用。

【性味功效】味甘淡，性凉。清肝肺热、祛湿、利小便。

【应　　用】用于痈疮疖肿、皮肤湿疹、咽喉肿痛、尿路感染、尿路结石、急性结合膜炎、小儿疳积。

【选　　方】①治痈疮疖肿、皮肤湿疹：用鲜根、叶捣烂外敷；干根研末调敷患处。

②治咽喉肿痛：用根5钱至1两，水煎服或鲜品捣烂外敷。

③治尿路感染、尿路结石、急性结合膜炎、小儿疳积：用根5钱至1两，水煎服。

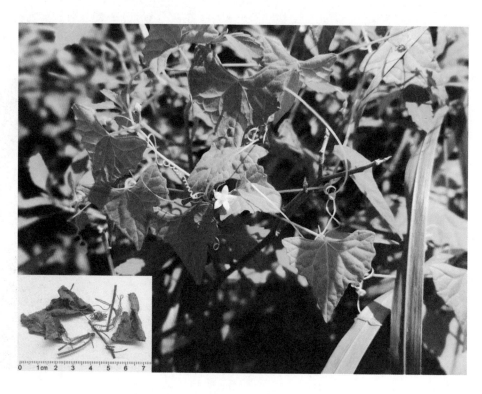

马齿苋

【别名】马苋、五方草、瓜子菜、猪肥菜。

【来源】为马齿苋科植物马齿苋 *Portulaca oleracea* L. 的地上部分。

【植物形态】一年生草本，全株无毛。茎平卧或斜倚，伏地铺散，多分枝，圆柱形。叶互生，有时近对生，叶片扁平，肥厚，倒卵形，似马齿状，全缘。花无梗，常3~5朵簇生枝端，午时盛开；花瓣5，稀4，黄色，倒卵形。蒴果卵球形，盖裂；种子细小，多数，偏斜球形，黑褐色，有光泽，直径不及1mm，具小疣状凸起。

【生长环境】菜园、农田、路旁。

【采　　制】夏、秋季采集，除去泥沙，用沸水略烫或略蒸后晒干或鲜用。

【性味功效】酸，寒。归肝、大肠经。清热解毒，凉血止血，止痢。

【应　　用】用于热毒血痢，痈肿疔疮，湿疹，丹毒，蛇虫咬伤，便血，痔血，崩漏下血。

【选　　方】①治细菌性痢疾、肠炎：马齿苋（鲜草）750g。先经干蒸3~4分钟，捣烂取汁150ml左右。每服50ml，每日3次。（《全国中草药汇编》）

②治产褥热：马齿苋120g，蒲公英60g。水煎服。（《全国中草药汇编》）

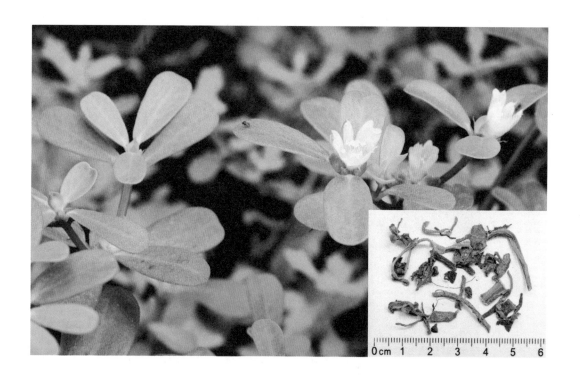

马甲子

【别名】笏子、白棘、仙姑簕、铁篱笆。

【来源】为鼠李科植物马甲子 *Paliurus ramosissimus*（Lour.）Poir. 的根。

【植物形态】灌木。小枝褐色，被短柔毛。叶互生；叶柄基部有2个紫红色针刺；叶片纸质，宽卵形、卵状椭圆形或圆形，边缘具细锯齿，两面沿脉被棕褐色短柔毛或无毛，基出脉3条。花两性，聚伞花序腋生，被黄色绒毛，花小，黄绿色；萼片5，三角形；花瓣5，匙形。核果杯状，被黄褐色或棕褐色绒毛，周围具木栓质3浅裂的窄翅。种子紫红色或红褐色，扁圆形。

【生长环境】山地或旷野。

【采　　制】全年采根，晒干。

【性味功效】苦，平。祛风散瘀，解毒消肿。

【应　　用】用于风湿痹痛，跌打损伤，咽喉肿痛，痈疽。

【选　　方】①治风湿痛：马甲子根浸酒。内服外擦。（《广西中药志》）

②治类风湿关节炎：马甲子、地梢花、络石藤各30g。煎服。（《安徽中草药》）

③治牙痛：鲜马甲子根30g，墨鱼干1个。水炖服。（《福建药物志》）

【附　　注】马甲子叶为鼠李科植物马甲子 *Paliurus ramosissimus*（Lour.）Poir. 的叶。清热解毒。外敷治眼热痛，痈疽溃脓。

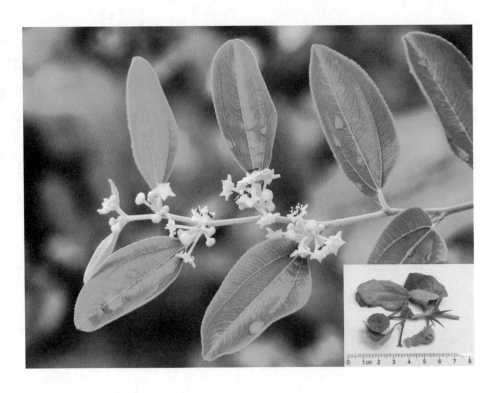

马利筋

【别名】竹林标、金盏云台、莲生桂子草、红花矮陀陀。

【来源】为萝藦科植物马利筋 *Asclepiascurassavica* Linn. 的全草。

【植物形态】多年生草本。有乳汁。叶对生，披针形至长椭圆状披针形，全缘，沿中脉被细柔毛；叶柄被柔毛。伞形花序腋生或顶生；花冠长卵圆形或长椭圆形，紫红色；蓇葖果形如鹤嘴，沿腹缝线裂开。种子多数，棕黑色，扁平，先端有一束白色种毛。

【生长环境】原野、河边、路旁、荒地，庭园亦有栽培供观赏。

【采　　制】夏秋采收，洗净晒干备用。

【性味功效】甘，凉。有小毒。调经止血，清火退热，消肿止痛，止咳化痰，驱虫。

【应　　用】用于痛经，月经不调，咳嗽，咯血，胸闷腹痛，骨折，跌打损伤，小便热涩疼痛，尿路结石，蛔虫症，恶疮。

【选　　方】①治痛经：马利筋全草 50g，胡椒少许，水煎内服。(《云南思茅中草药选验方》)

②治咳嗽，咯血，胸闷腹痛：马利筋全草 50g，重楼 10g，黄芪 40g，水煎，每日服 3 次。(《思茅孟连傣医萨拉验方》)

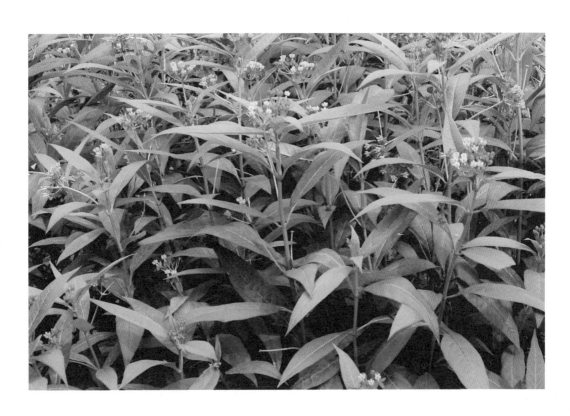

马蹄金

【别名】荷苞草、肉馄饨草、黄胆草。

【来源】为旋花科植物马蹄金 *Dichondra micrantha* Urb. 的全草。

【植物形态】多年生匍匐小草本，茎细长，被灰色短柔毛，节上生根。叶肾形至圆形，先端宽圆形或微缺，基部阔心形，叶面微被毛，背面被贴生短柔毛，全缘；具长的叶柄，花单生叶腋，花柄短于叶柄，丝状；萼片倒卵状长圆形至匙形，钝，背面及边缘被毛；花冠钟状黄色，深5裂，蒴果近球形。

【生长环境】生于海拔 1300~1980m，山坡草地，路旁或沟边。

【采　　制】四季可采，洗净晒干或鲜用。

【性味功效】清热利尿、祛风止痛、止血生肌、消炎解毒、杀虫。

【应　　用】用于急慢性肝炎，急性黄疸性肝炎，胆囊炎，肾炎，泌尿系感染，扁桃腺炎，口腔炎及痈疖疔毒，毒蛇咬伤，乳痈，痢疾，疟疾，肺出血。

【选　　方】治急性黄疸性肝炎：马蹄金、天胡荽鲜全草各 30g，猪瘦肉 200g，加水炖服，吃肉喝汤。（《全国中草药汇编》）

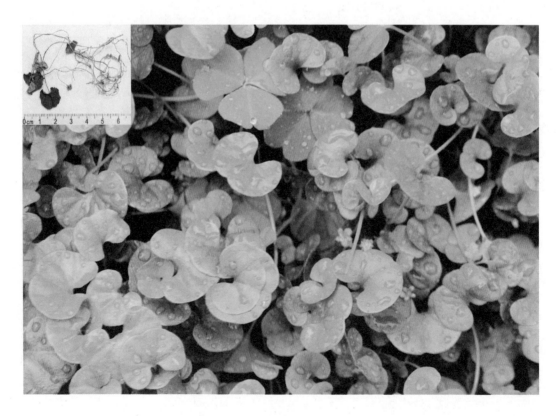

马缨丹

【别名】臭草、七变花、如意草、五彩花、五色梅。

【来源】为马鞭草科植物马缨丹 *Lantana camara* L. 的全草。

【植物形态】直立或蔓性的灌木，茎枝均呈四方形，有短柔毛，通常有短而倒钩状刺。单叶对生，揉烂后有强烈的气味，叶片卵形至卵状长圆形，边缘有钝齿，表面有粗糙的皱纹和短柔毛，背面有小刚毛，苞片披针形，花萼管状，膜质，花冠黄色或橙黄色，开花后不久转为深红色，果圆球形。

【生长环境】常生长于海拔 80~1500m 的海边沙滩和空旷地区。

【采　　制】四季可采，洗净晒干或鲜用。

【性味功效】苦、微甘，凉。清热解毒、散结止痛、祛风止痒。

【应　　用】用于疟疾、肺结核、颈淋巴结核、腮腺炎、胃痛、风湿骨痛等。

【选　　方】治麻风：草决明根 50g，磨盘草（全株）50g，马缨丹根 50g，苦参（或丹参）5g，川连 5g，上药加水过药面，煎 2 次，浓缩为 100ml。内服。(《中医皮肤病学简编》)

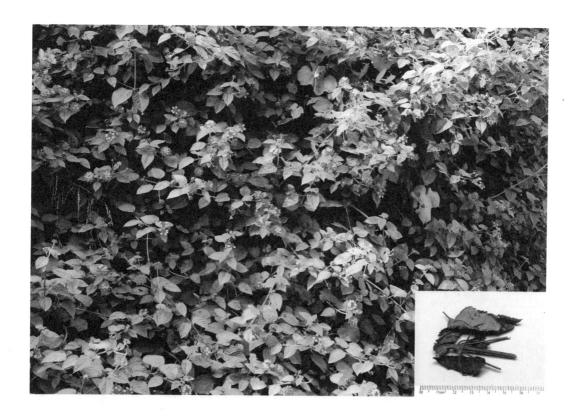

女贞子

【别名】冬青子、鼠梓子、爆格蚤、白蜡树子。

【来源】为木犀科植物女贞 *Ligustrum lucidum* Ait. 的成熟果实。

【植物形态】常绿灌木或乔木。单叶对生；叶片革质，卵形、长卵形或椭圆形至宽椭圆形。圆锥花序顶生；花萼无毛，齿不明显或近截形；花冠裂片反折。果肾形或近肾形，深蓝黑色，成熟时呈红黑色，背白粉。

【生长环境】疏林或密林中，亦多栽培于庭院或路旁。

【采　　制】移栽后 4~5 年开始结果，在每年 12 月果实变黑而有白粉时打下，除去梗、叶及杂质，晒干或置热水中烫过后晒干。

【性味功效】甘、苦，凉。归肝、肾经。滋补肝肾，明目乌发。

【应　　用】用于肝肾阴虚，眩晕耳鸣，腰膝酸软，须发早白，目暗不明，内热消渴，骨蒸潮热。

【选　　方】①治阴虚骨蒸潮热：女贞子、地骨皮各 9g，青蒿、夏枯草各 6g。煎服。（《安徽中草药》）

②治口腔炎：女贞子 9g，金银花 12g。煎服。（《安徽中草药》）

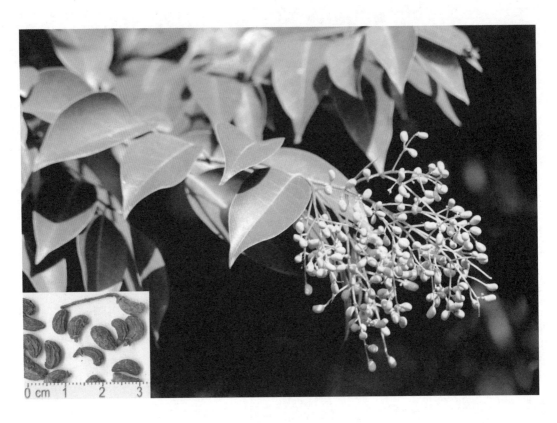

千斤拔

【别名】老鼠尾、一条根、千斤坠、蔓性千斤拔。

【来源】为豆科植物千斤拔 *Flemingia philippinensis* Merr.et Rolfe 的根。

【植物形态】直立或蔓生半灌木。嫩枝被短柔毛。叶互生，被长茸毛；托叶2片，三角状；三出复叶，顶生小叶长椭圆形或卵状披针形；先端钝或急尖，基部圆形或楔形。上表面被稀疏短柔毛；下表面密被锈色贴伏柔毛；总状花序腋生；花密生；花冠紫红色；雄蕊二体；荚果椭圆状，被短柔毛；种子2颗，近圆球形，黑色。

【生长环境】山坡、草地、灌木丛。

【采　　制】四季可采，洗净或趁鲜切片，干燥。

【性味功效】甘、微涩，平。归脾、胃、肝、肾经。补脾胃，益肝肾，强腰膝，舒筋络。

【应　　用】用于脾胃虚弱，气虚脚肿，肾虚腰痛，手足酸软，风湿骨痛，跌打损伤。

【选　　方】①治风湿筋骨痛及产后关节痛：千斤拔每次七钱至一两，同猪蹄一只，以酒、水各半炖烂，去渣，食肉及汤。(《江西中医药》)

②治肿毒：千斤拔，酒磨搽患处。(《湖南药物志》)

③治咳嗽：千斤拔鲜根一至二两，水煎服。(《新疗法与中草药选编》)

④治牙痛：千斤拔一至二两，蜂房三至五钱，水煎服。(《福建中草药》)

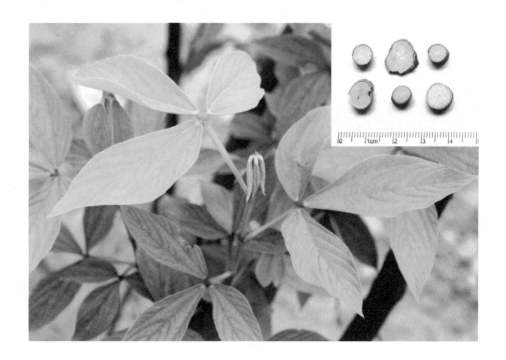

千金藤

【别名】金线吊乌龟、公老鼠藤、野桃草、爆竹消。

【来源】为防己科植物千金藤 *Stephania japonica* (Thunb.) Miers 的根或茎叶。

【植物形态】稍木质藤本，全株无毛；根条状，褐黄色；小枝纤细，有直线纹。叶纸质或坚纸质，通常三角状近圆形或三角状阔卵形，，通常不超过 10cm。复伞形聚伞花序腋生，通常有伞梗 4~8 条；花近无梗，雄花：萼片 6 或 8。果实倒卵形至近圆形，成熟时红色；果核背部有 2 行小横肋状雕纹，每行约 8~10 条。

【生长环境】生于山坡路边、沟边、草丛或山地丘陵地灌木丛中。

【采　　制】春、秋季均可采收，洗净切薄片，晒干。

【性味功效】苦、辛，寒。清热解毒，利尿消肿，祛风止痛。

【应　　用】用于咽喉肿痛，牙痛，胃痛，水肿，脚气，尿急尿痛，小便不利，外阴湿疹，风湿关节痛；外用治跌打损伤，毒蛇咬伤，痈肿疮疖。

【选　　方】① 治瘰疬：千金藤根 15~30g，水煎服。(《湖南药物志》)

② 治痧气腹痛：千金藤根（刮去青皮，晒干），一半炒至黄色，另一半生用，研末，每服 3g，开水送服。(江西《草药手册》)

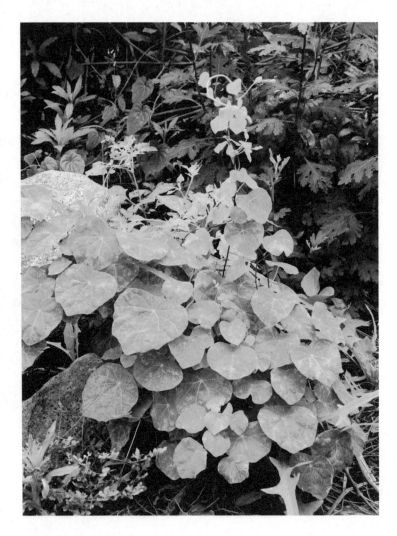

千里光

【别名】千里及、黄花演、眼明草、九龙光。

【来源】为菊科植物千里光 *Senecio scandens* Buch. Ham. 的地上部分。

【植物形态】多年生攀援草本，根状茎木质。叶片卵状披针形至长三角形，顶端渐尖，基部宽楔形、截形、戟形或稀心形，通常具浅或深齿，稀全缘，两面被短柔毛至无毛。头状花序；总苞钟形；花黄色至棕色，冠毛白色。瘦果圆柱形，被柔毛。

【生长环境】路旁及旷野间。

【采　　制】9~10 月收割全草，晒干或鲜用。

【性味功效】苦，寒。归肺、肝经。清热解毒，明目，利湿。

【应　　用】用于痈肿疮毒，感冒发热，目赤肿痛，泄泻痢疾，皮肤湿疹。

【选　　方】①治烂睑风眼：笋箬包九里光草煨熟，捻入眼中。(《经验良方全集》)

②治风火眼痛：千里光二两，煎水熏洗。(《江西民间草药》)

③治阴囊皮肤流水奇痒：千里光捣烂，水煎去渣，再用文火煎成稠膏状，调乌桕油，涂患处。(《浙江民间常用草药》)

④预防中暑：千里光五至八钱。泡开水代水饮。(《福建中草药》)

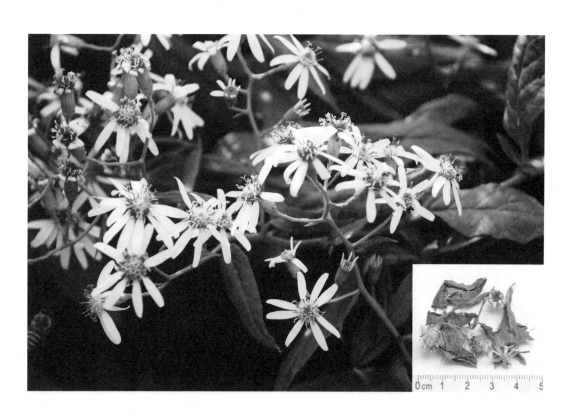

千年健

【别名】一包针、千年见、千颗针、丝棱线。

【来源】为天南星科植物千年健 *Homalomena occulta*（Lour.）Schott 的根茎。

【植物形态】多年生草本。根茎匍匐，肉质根圆柱形，密被淡褐色短绒毛。鳞叶线状披针形，向上渐狭，锐尖。叶片膜质至纸质，箭状心形至心形；花序 1~3，生鳞叶之腋，序柄短于叶柄。佛焰苞绿白色，长圆形至椭圆形，花前席卷成纺锤形，盛花时上部略展开成短舟状，具长约 1cm 的喙。肉穗花序具短梗或否；种子褐色，长圆形。

【生长环境】沟谷密林下，竹林和山坡灌丛。

【采　　制】10~12 月采收，割下根茎，削去茎尖、须根，洗净晒干用。

【性味功效】苦、辛，温。归肝、肾经。祛风湿，壮筋骨。

【应　　用】用于风寒湿痹，腰膝冷痛，拘挛麻木，筋骨痿软。

【选　　方】治风寒筋骨疼痛、拘挛麻木：千年健、地风各 30g，老鹳草 90g。共研细粉。每服 3g。（《全国中草药汇编》）

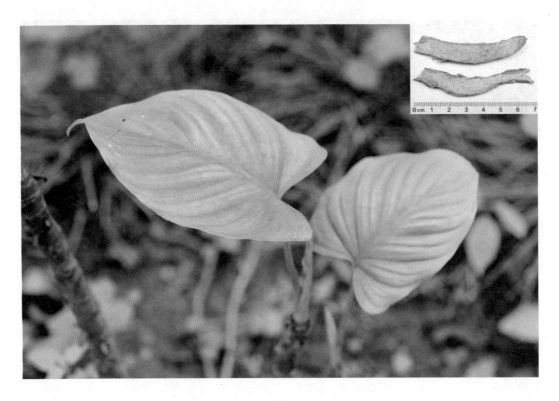

三白草

【别名】塘边藕、水木通、三点白、白叶莲。

【来源】为三白草科植物三白草 *Saururus chinensis*（Lorn）Baill 的地上部分。

【植物形态】湿生草本。单叶互生，纸质，密生腺点；基部与托叶合生成鞘状；叶片阔卵状披针形，基部心形；花序下的 2~3 片叶常于夏初变为白色，呈花瓣状。总状花序生于茎上端与叶对生，白色；蒴果近球形。

【生长环境】生于沟旁、沼泽等低湿处。

【采　　制】全年均可采收。除去杂质，洗净，切段，晒干。

【性味功效】甘、辛，寒。入肺、膀胱经。利尿消肿，清热解毒。

【应　　用】用于水肿，小便不利，淋沥涩痛，带下；外治疮疡肿毒，湿疹。

【选　　方】① 治尿路感染（热淋）、血淋：三白草 15g，车前草、鸭跖草、白茅根各 30g，煎服。(《安徽中草药》)

② 治细菌性痢疾：三白草、马齿苋各 30g，煎服。(《安徽中草药》)

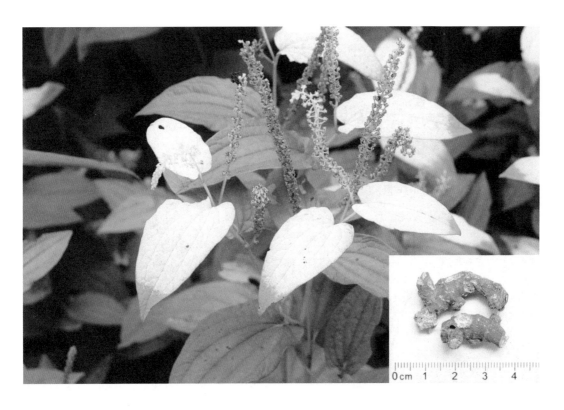

三脉紫菀

【别名】三脉叶马兰、野白菊花、山白菊、白升麻。

【来源】为菊科植物三脉紫菀 *Aster ageratoides* Turcz 的干燥全草或根。

【植物形态】多年生草本，茎有棱及沟，被柔毛或粗毛。下部叶片的宽卵圆形，中部叶椭圆形或长圆状披针形，上部叶渐小，全缘或有浅齿。头状花序呈圆锥伞房状，总苞片覆瓦状排列，管状花黄色，有裂片。瘦果倒卵状长圆形，灰褐色，有边肋。

【生长环境】生于路边、水沟边、旷野草丛中、沟边等处。

【采　　制】夏秋季采收。

【性味功效】苦、辛，凉。归肺经。清热解毒，利尿止血。

【应　　用】用于上呼吸道感染、支气管炎、扁桃体炎、腮腺炎、乳腺炎、泌尿系感染，外用治痈疖肿毒、外伤出血。于治疗咽喉肿痛，咳嗽痰喘，乳蛾，疟腮，乳痈，小便淋痛，痈疖肿毒。

【选　　方】①治支气管炎、扁桃体炎：山白菊一两。水煎服。(《贵州民间药物》)

②治蕲蛇、蝮蛇咬伤：小槐花鲜根、山白菊鲜根各一两。捣烂绞汁服，另取上药捣烂外敷伤口，每日二次。(《浙江民间常用草药》)

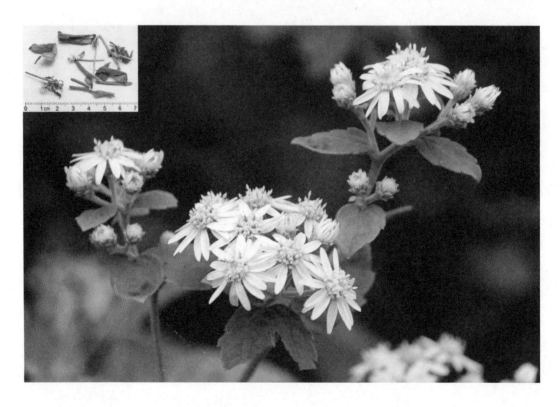

三桠苦

【别名】三叉苦、三叉虎、鸡骨树、三丫苦。

【来源】为芸香科植物三桠苦 Evodia lepta（Spreng.）Merr 的茎叶。

【生长环境】生于平地至海拔 2000m 山地，常见于较荫蔽的山谷湿润地方，阳坡灌木丛中偶有生长。

【采　　制】枝条、叶茂盛时期采收。

【性味功效】苦，寒。入心、肝经。清热解毒，散瘀止痛。

【应　　用】用于治疗外感风热、发热、咳嗽、喘促、咽喉肿痛、肺痈、疟疾寒热、风湿痹痛、胃脘疼痛、虫蛇咬伤、痈肿疮疡等症。

【选　　方】①预防流行性脑脊髓膜炎、流脑、流感：三叉苦 20g，野菊花、金银花各 15g，水煎服，每日 1 次，连用 3~5 天。（《全国中草药汇编》）
②治感冒高热、流行性感冒：三叉苦根或茎、鸭脚木根或茎各 500g，加水剪取 300ml，过滤，浓缩至 1000ml。每次服 60ml，每日 1~2 次。（《全国中草药汇编》）

【植物形态】常绿灌木或小乔木，全株味苦。茎粗大，多分枝。3 小叶复叶对生，小叶纸质，矩圆状披针形，全缘或不规则浅波状，两面光滑无毛。伞房状圆锥花序腋生，花单性。蓇葖果 2~3，外果皮半透明，有腺点。种子卵状球形，黑色。

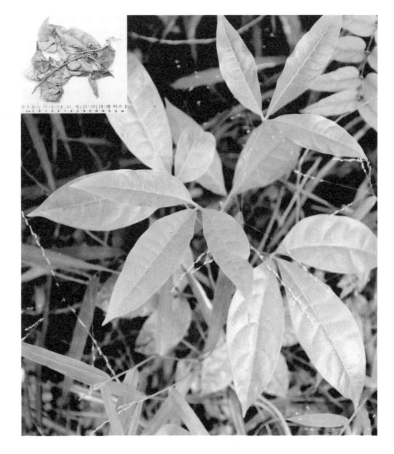

山乌桕

【别名】红乌桕、红叶乌桕、山柳乌桕。

【来源】为大戟科植物山乌桕 *Triadica cochinchinensis* Loureiro 的根皮、树皮及叶。

【植物形态】乔大或灌木；小枝灰褐色，有皮孔。叶互生，纸质，嫩时呈淡红色，叶片椭圆形或长卵形，顶端钝或短渐尖，基部短狭或楔形，背面近缘常有数个圆形的腺体。花单性，雌雄同株，密集成长 4~9cm 的顶生总状花序，雌花生于花序轴下部，雄花生于花序轴上部或有时整个花序全为雄花。蒴果黑色，球形，种子近球形，外表被蜡质的假种皮。

【生长环境】生于山谷或山坡混交林中。

【采　　制】根皮、树皮全年可采，叶夏秋采，晒干。

【性味功效】苦，寒。有小毒。泻下逐水，散瘀消肿。

【应　　用】根皮、树皮：肾炎水肿，肝硬化腹水，大、小便不通。叶：外用治跌打肿痛，毒蛇咬伤，过敏性皮炎，湿疹，带状疱疹。肾炎水肿，肝硬化腹水，大、小便不通。

【选　　方】①治痔疮及皮肤湿痒：山乌桕根、铺地毡、金银花各适量。用水煎洗患处。(《广西民间常用草药》)

②治妇女乳痈：山乌桕叶适量，砂糖少许。共捣烂，敷患处。(《广西民间常用草药》)

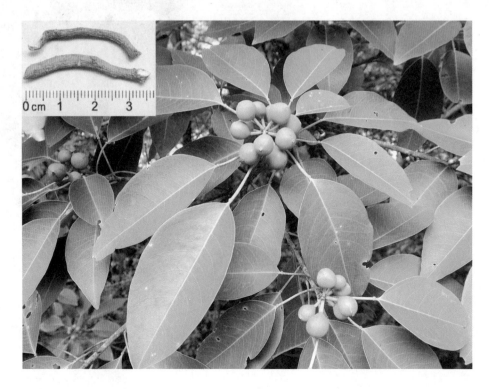

山甘草

【别名】白纸扇、野白纸扇、山甘草、土甘草。

【来源】为茜草科植物玉叶金花 *Mussaenda pubescens* W. T. Aiton 的茎叶。

【植物形态】攀援灌木，嫩枝被贴伏短柔毛。叶对生或轮生，膜质或薄纸质，卵状长圆形或卵状披针形，上面近无毛或疏被毛，下面密被短柔毛。聚伞花序顶生，密花；花冠黄色，花冠裂片长圆状披针形，渐尖，内面密生金黄色小疣突。浆果近球形，疏被柔毛，顶部有萼檐脱落后的环状瘢痕，干时黑色。花期 6~7 月。

【生长环境】遍生于路旁灌木丛中。

【采　　制】夏季采收，晒干。

【性味功效】微甘、苦，凉。归膀胱、肺、大肠经。清热利湿，解毒消肿。

【应　　用】用于感冒，中暑，发热，咳嗽，咽喉肿痛，泄泻，痢疾，肾炎水肿，湿热小便不利，疮疡脓肿，毒蛇咬伤。

【选　　方】①治湿热小便不利：玉叶金花一两，银花藤二两，车前草一两。水煎服。(《广西中草药》)

②治恶疮肿毒：山甘草捣烂敷患处。(《泉州本草》)

【附　　注】山甘草根是本植物的根。味甘，性平。无毒。治小儿疳积，产后风，腰骨酸痛，乳痈。

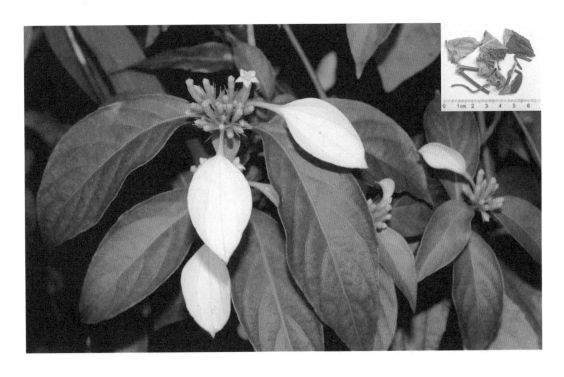

山芝麻

【别名】大山麻、石秤砣、山油麻、坡油麻。

【来源】为梧桐科植物山芝麻 *Helictercs angustifolia* L. 的根或叶。

【植物形态】小灌木，小枝被灰绿色短柔毛。叶狭矩圆形或条状披针形，顶端钝或急尖，基部圆形，上面无毛或几无毛，下面被灰白色或淡黄色星状茸毛，间或混生绷毛。聚伞花序有2至数朵花；花瓣5片，不等大，淡红色或紫红色，比萼略长。蒴果卵状矩圆形，顶端急尖，密被星状毛及混生长绒毛；种子小，褐色，有椭圆形小斑点。花期几乎全年。

【生长环境】为我国南部山地和丘陵地常见的小灌木，常生于草坡上。

【采　　制】夏、秋采挖，洗净切片晒干。

【性味功效】苦、微甘，寒。有小毒。归胃经。清热解毒，止咳。

【应　　用】用于感冒高热，扁桃体炎，咽喉炎，腮腺炎，麻疹，咳嗽，疟疾；外用治毒蛇咬伤，外伤出血，痔疮，痈肿疔疮。

【选　　方】①治毒蛇咬伤：山芝麻根二至三两。用酒煎饮；另搽擦患处。（《岭南草药志》）

②治蛇头疔：山芝麻鲜叶和红糖捣烂敷患处。（《福建中草药》）

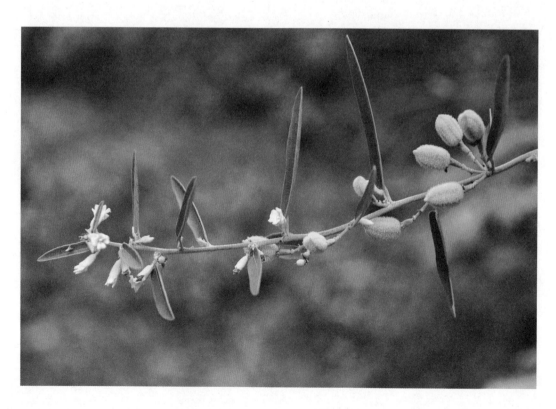

山麦冬

【别名】麦门冬、土麦冬、麦冬。

【来源】为百合科植物山麦冬 *Liriope spicata* (Thunb.) Lour. 的干燥块根。

【植物形态】植株有时丛生；根稍粗有时分枝多，近末端处常膨大成矩圆形、椭圆形或纺锤形的肉质小块根；根状茎短，木质，具地下走茎。叶长 25~60cm，宽 4~6mm，先端急尖或钝，基部常包以褐色的叶鞘，上面深绿色，背面粉绿色。花葶通常长于或几等长于叶；总状花序长 6~15cm，具多数花；花被片矩圆形、矩圆状披针形，先端钝圆，淡紫色或淡蓝色。种子近球形。

【生长环境】生于海拔 50~1400m 的山坡、山谷林下、路旁或湿地；为常见栽培的观赏植物。

【采　　制】夏初采挖，洗净，反复暴晒、堆置，至近干，除去须根，干燥。

【性味功效】甘、微苦，微寒。归心、肺、胃经。养阴生津，润肺清心。

【应　　用】用于肺燥干咳，虚劳咳嗽，津伤口渴，心烦失眠，肠燥便秘。

【选　　方】①治燥伤肺胃阴分，或热或咳者：沙参 15g，山麦冬 15g，玉竹 10g，生甘草 5g，冬桑叶 7.5g，扁豆 7.5g，花粉 7.5g。水五杯，煮取二杯，日再服。(《温病条辨》)

②治虚热上攻，脾肺有热，咽喉生疮：麦门冬 50g，黄连 25g。上为末，蜜丸如梧桐子大。每服三十丸，食前麦门冬汤下。(《普济方》)

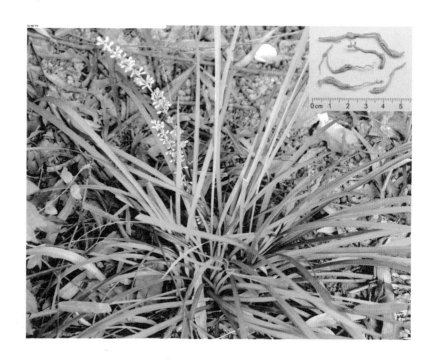

山苍子

【别名】毕澄茄、山鸡椒、山香椒、山香根。

【来源】为樟科植物山鸡椒 *Litsea cubeba* (Lour.) Pers. 的果实（荜澄茄）、根及叶。

【植物形态】落叶灌木或小乔木；幼树树皮黄绿色，光滑，老树树皮灰褐色。小枝细长，绿色，无毛，枝、叶具芳香味。顶芽圆锥形，外面具柔毛。叶互生，披针形或长圆形，先端渐尖，基部楔形，纸质，上面深绿色，下面粉绿色，两面均无毛。伞形花序单生或簇生，先叶开放或与叶同时开放，花被裂片6，宽卵形。果近球形，无毛，幼时绿色，成熟时黑色，果梗先端稍增粗。

【生长环境】生于向阳的山地、灌丛、疏林或林中路旁、水边。

【采 制】秋季果实成熟时采收，根、叶全年可采，除去杂质，晒干。

【性味功效】辛、微苦，温。归肝、脾、胃经。祛风散寒，理气止痛。

【应 用】根：用于胃寒呕逆，脘腹冷痛，寒疝腹痛，寒湿郁滞，小便浑浊。叶：外用治痈疖肿痛，乳腺炎，虫蛇咬伤，预防蚊虫叮咬。籽：感冒头痛，消化不良，胃痛。

【选 方】①单纯性消化不良：山苍子2钱，茶叶1钱，鸡矢藤3钱。水煎服，每日1剂，分3~4次服。(《全国中草药汇编》)

②风寒感冒：山苍子根0.5~1两，水煎服，红糖为引。(《全国中草药汇编》)

③胃痛（虚寒型）：山苍子、香附各5钱，樟木子3钱。水煎服。或山苍子根1两，大枣5钱。水煎分2次早晚饭前服。(《全国中草药汇编》)

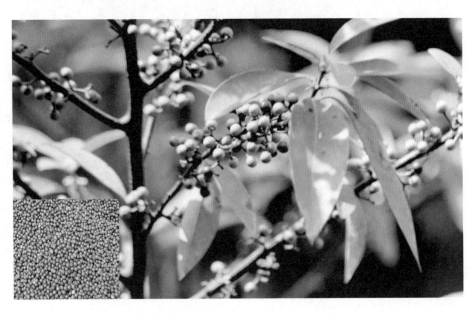

山柰

【别名】三柰、沙姜、山辣。

【来源】为姜科植物山柰 *Kaempferia galanga* L. 的干燥根茎。

【植物形态】根茎块状，单生或数枚连接，淡绿色或绿白色，芳香。叶通常2片贴近地面生长，近圆形，无毛或于叶背被稀疏的长柔毛，干时于叶面可见红色小点，几无柄。花朵顶生，半藏于叶鞘中；苞片披针形；花白色，有香味，易凋谢；花萼约与苞片等长；花冠管裂片线形；侧生退化雄蕊倒卵状楔形；唇瓣白色，基部具紫斑；雄蕊无花丝，药隔附属体正方形，2裂。

【生长环境】生长于热带、南亚热带平原或低山丘陵。

【采　制】冬季采挖，洗净，除去须根，切片，晒干。

【性味功效】辛，温。归胃经。行气温中，消食，止痛。

【应　用】用于胸膈胀满，脘腹冷痛，饮食不消。

【选　方】治心腹冷痛：山柰、丁香、当归、甘草等分。研为末，醋糊丸，梧子大。每服三十丸，酒下。(《濒湖集简方》)

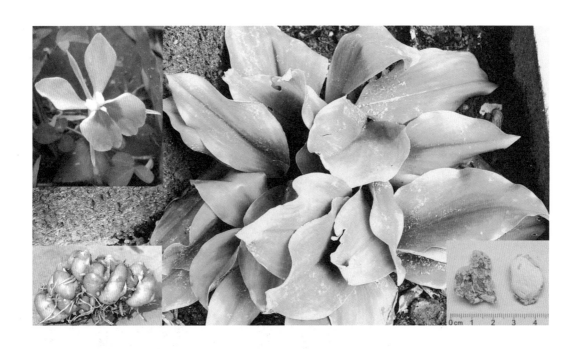

山姜

【别名】箭杆风、九姜连、九龙盘、鸡爪莲。

【来源】为姜科山姜属植物山姜 *Alpinia japonica* (Thunb.) Miq. 的根茎。

【植物形态】多年生草本，具横生、分枝的根茎；叶片披针形，倒披针形或狭长椭圆形，两面，特别是叶背被短柔毛。总状花序顶生，花序轴密生绒毛；总苞片披针形，开花时脱落；小苞片极小，早落；花通常2朵聚生；花萼棒状，被短柔毛，顶端3齿裂；花冠被小疏柔毛，花冠裂片长圆形，外被绒毛。果球形或椭圆形，被短柔毛，熟时橙红色，顶有宿存的萼筒；种子多角形，有樟脑味。

【生长环境】生于林下阴湿处。

【采　　制】四季均可采挖，洗净晒干。

【性味功效】辛，温。归肺、胃经。祛风通络，理气止痛。

【应　　用】用于风湿性关节炎，跌打损伤，牙痛，胃痛。

【选　　方】①风湿痹痛：山姜根、钩藤全草、铺地、蜈蚣、桑枝各5钱，白酒1斤，浸泡5天，每天服药0.5~1两，每日2次。(《全国中草药汇编》)

②跌打损伤：山姜根、茜草根各5钱，大血藤根1两、牛膝、泽兰各3钱，白酒1斤，浸泡3~7天，每服0.5~1两。(《全国中草药汇编》)

③胃痛：山姜根、乌药各1~2钱研末，温开水送服。(《全国中草药汇编》)

【附　　注】山姜花为本植物的花。味辛，性温，无毒。具有调中下气，消食，杀酒毒之功效。主治脘腹冷痛，胃气上逆治呕吐，食积，酒积。

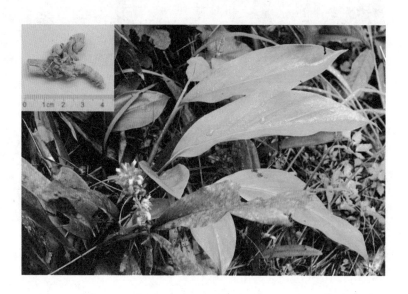

山菅兰

【生长环境】山坡草地或疏林中。

【采　　制】四季可采，洗净，切片晒干用。

【性味功效】甘、辛，凉。有大毒。拔毒消肿。

【应　　用】外用于痈疮脓肿，癣，淋巴结结核，淋巴结炎。

【选　　方】外治痈疮脓肿，癣，淋巴结结核，淋巴结炎：根粉
适量，醋调敷患处。(《全国中草药汇编》)

【别名】山猫儿、山大箭兰、老鼠砒、桔梗兰。

【来源】为百合科植物山菅兰 *Dianella ensifolia*（L.）DC. 的根。

【植物形态】多年生草本。根状茎横生，结节状，黄白色，节上生纤细而硬的须根。叶二列互生，条状披针形，边缘有时具稀疏粗糙的小锯齿，基部鞘状，向内对折而合生。夏季开青紫或绿白色花，小花梗短，苞片匙形；花被裂片6，二轮，披针形，内轮3片外曲；雄蕊6，花药线性，顶孔裂；子房上位，花柱线状。浆果紫蓝色。

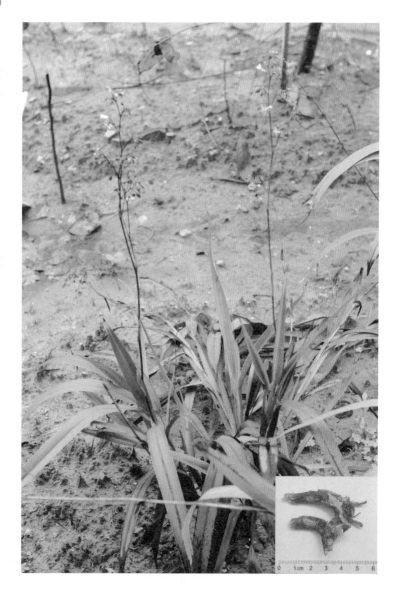

山橙

【别名】冬荣子、屈头鸡、山大哥、铜锣锤。

【来源】为夹竹桃科植物山橙 *Melodinus suaveolens* Champ. ex Benth. 的果实。

【植物形态】攀援木质藤本，具乳汁，除花序被稀疏的柔毛外，其余无毛；叶近革质，椭圆形或卵圆形，顶端短渐尖，基部渐尖或圆形，叶面深绿色而有光泽。聚伞花序顶生和腋生；花白色；花冠筒外披微毛，基部稍狭，上部向一边扩大而成镰刀状或成斧形，具双齿；雄蕊着生在花冠筒中部。浆果球形，顶端具钝头，成熟时橙黄色或橙红色；种子多数，犬齿状或两侧扁平，干时棕褐色。

【生长环境】丘陵、山谷，攀援树木或石壁上。

【采　　制】9~10月果实成熟时采收，晒干用。

【性味功效】苦、微甘，平，小毒。行气，消积，杀虫。

【应　　用】用于胃气痛，胸膈满闷，小儿疳积，疝气瘰疬，皮肤热毒，湿癣疥癫。

【选　　方】治小肠疝气：和猪精肉煎汤服。（《岭南采药录》）

【附　　注】山橙叶为本植物的叶。性甘，寒。归肺经。清热利尿，消肿止痛。用于肾炎水肿，小便不利，风湿热痹，跌打肿痛。

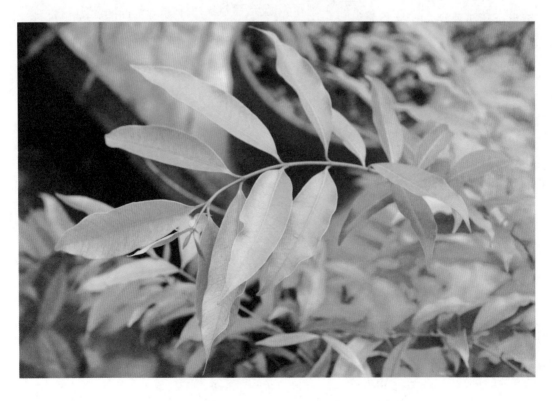

土人参

【别名】栌兰、假人参、瓦参、土洋参。

【来源】为马齿苋科植物土人参 *Talinum paniculatum* (Jacq.) Gaertn. 的根和叶。

【植物形态】多年生常绿草本。根粗壮，旁生纤细的侧根，全体肉质。单叶互生，肉质，倒卵形或倒卵状长椭圆形，全缘，两面绿色而光滑。淡紫红色小花，圆锥花序，多呈二歧分枝。蒴果近圆球形，熟时灰褐色。种子细小，多数，黑色。

【生长环境】生于田野、路边、墙脚石旁、山坡沟边等阴湿处。

【采　　制】秋、冬季采收，挖出后，洗净，除去细根，刮去表皮，蒸熟晒干。

【性味功效】淡，性平。入脾、肺、肾经。补中益气，润肺生津。

【应　　用】用于脾虚劳倦，泄泻，肺结核咳痰带血，眩晕潮热，盗汗自汗，月经不调，带下。

【选　　方】①治虚劳咳嗽：土洋参、隔山撬、通花根、冰糖。炖鸡服。(《四川中药志》)

②治劳倦乏力：土人参五钱至一两，或加墨鱼干一只。酒水炖服。(《福建中草药》)

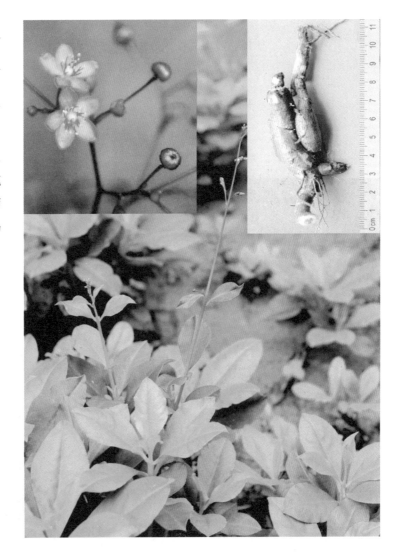

土牛膝

【别名】倒扣草、倒扣筋、粗毛牛膝、倒钩草。

【来源】苋科植物土牛膝 Achyranthes aspera L. 的根或根茎。

【植物形态】多年生草本。茎直立，四方形，节膨大；叶对生，全缘，上面绿色，下面常呈紫红色。穗状花序腋生或顶生，花多数；苞片1，先端有齿；小苞片2，刺状，紫红色，基部两侧各有1卵圆形小裂片；花被5，绿色，线形，具3脉；雄蕊5，花丝下部合生，退化雄蕊方形，先端具不明显的齿。胞果长卵形。

【生长环境】生于沟边、路旁、荒地灌木中。

【采　　制】夏、秋采收，除去茎叶，晒干。全草晒干则为倒扣草。

【性味功效】苦、辛，寒。入肝、肾经。清热解毒、活血祛瘀、利尿。

【应　　用】用于感冒、扁桃体炎、白喉、流行性腮腺炎、疟疾、风湿性关节炎、跌打损伤、泌尿系结石、肾炎水肿。孕妇忌用。

【选　　方】①治血滞经闭：鲜土牛膝一至二两，或加马鞭草鲜全草一两。水煎，调酒服。（《福建中草药》）

②治风湿性关节痛：鲜土牛膝六钱至一两（干的四至六钱）和猪脚一个（七寸），红酒和水各半煎服。（《福建民间草药》）

③治急性中耳炎：鲜土牛膝适量，捣汁，滴患耳。（《江西草药》）

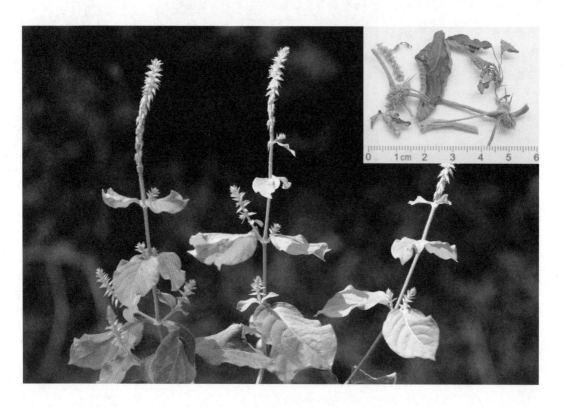

土沉香

【别名】白木香、沉香、芫香、六麻树。

【来源】为瑞香科植物土沉香（白木香）*Aquilaria sinensis*（Lour.）Spreng 含树脂的心材。

【植物形态】常绿乔木。根和茎有香气。单叶互生，具柄；叶片椭圆形或卵形。顶生或腋生伞形花序；花被管状，有毛，喉部有鳞片 10 片，与雄蕊互生；雄蕊 10，成 2 轮，生于花被管上部；子房瓶状，被毛，无花柱，柱头扁圆。蒴果木质，扁倒卵形。

【生长环境】生于低海拔的山地，丘陵，以及路边向阳处疏林中。

【采　　制】全年均可采收，割取含树脂的木材，除去不含树脂的部分，阴干。

【性味功效】辛、苦，微温。入脾、胃、肾、肺经。行气止痛、温中止呕、纳气平喘。

【应　　用】用于胸腹胀满、疼痛、胃寒、呕吐、嗝逆、肾虚气逆、喘急等。

【选　　方】①治一切哮症：土沉香二两，莱菔子（淘净蒸熟，晒干）五两，上为细末，生姜汁为细丸。每服八分，白滚汤送下。（《丹台玉案》）
②治胃冷久呃：土沉香、紫苏、白豆蔻各一钱，为末。每服五七分，柿蒂汤下。（《活人心统》）

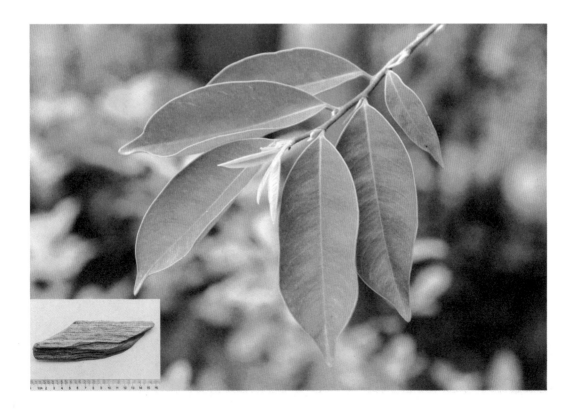

土荆芥

【别名】臭草、臭藜藿、杀虫芥、钩虫草。

【来源】为藜科植物土荆芥 *Chenopodium ambrosioides* L. 的全草。

【植物形态】一年生或多年生草本，高达 1m。茎直立，多分枝，有棱，无毛或有腺毛，揉之有强烈的气味。单叶互生，具短柄；叶片长圆形至长圆状披针形，下面密被黄色腺点，沿脉疏生柔毛。开绿色小花，穗状花序腋生，苞片叶状。胞果膜质，扁球形，包藏于花被内。种子细小，红棕色、光亮。

【生长环境】喜生于村旁、路边、河岸等处。北方各省常有栽培。

【采　制】四季可采，除去杂质及根，切细。

【性味功效】辛、苦，微温。有小毒。归肺经、膀胱经。祛风除湿，杀虫，止痒。

【应　用】用于蛔虫病，钩虫病，蛲虫病；外用治皮肤湿疹，瘙痒，并杀蛆虫。

【选　方】治钩虫、蛔虫、蛲虫：土荆芥叶、茎、子阴干研末，酌加糖和米糊为丸，如绿豆大，每次用开水送下一钱，早晚各一次。（《福建民间草药》）

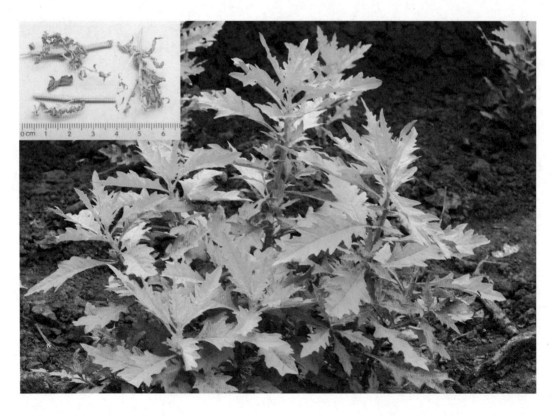

土茯苓

【别名】冷饭团、红土苓、山猪粪、毛尾薯。

【来源】为百合科植物光叶菝葜 *Smilax glabra* Roxb. 的干燥根茎。

【植物形态】多年生攀援灌木，茎无刺。根状茎横生于土中，细长，生多数须根，每隔一段间距生一肥厚的块状结节，质颇坚实，外皮坚硬，褐色，凹凸不平，内面肉质粉性，黄白色，密布淡红色小点。单叶互生，革质，长圆形至椭圆状披针形，下面有白粉，主脉3条显著，细脉网状；托叶卷须状。小白花，花单性，腋生，雌雄异株。浆果球形，熟时紫红色，外被白粉。

【生长环境】生于山坡林下、路旁丛林及山谷向阳处。

【采　　制】全年可采挖，洗净浸漂，切片晒干或放开水中煮数分钟后，切片晒干。

【性味功效】甘、淡，平。归肝、胃经。解毒，除湿，通利关节。

【应　　用】主治湿热淋浊，带下，痈肿，瘰疬，疥癣；梅毒及汞中毒所致的肢体拘挛，筋骨疼痛。

【选　　方】治杨梅疮毒：土茯苓一两或五钱，水酒浓煎服。（《滇南本草》）

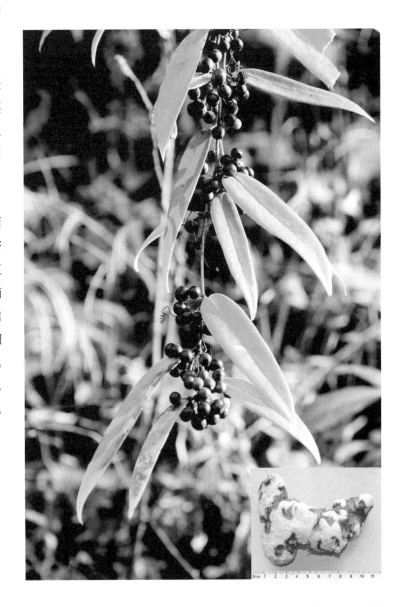

土蜜树

【别名】土知母、补脑根、逼迫子、补锅树。

【来源】大戟科土蜜树 *Bridelia tomentosa* Bl. 的根皮、茎、叶。

【植物形态】直立灌木或小乔木；树皮深灰色；枝条细长；除幼枝、叶背、叶柄、托叶和雌花的萼片外面被柔毛或短柔毛外，其余均无毛。叶片纸质，长圆形、长椭圆形或倒卵状长圆形，稀近圆形，叶面粗涩，叶背浅绿色；侧脉在叶背凸起。花雌雄同株或异株，簇生于叶腋；雄花花瓣倒卵形，膜质；雌花花瓣倒卵形或匙形。核果近圆球形；种子褐红色，长卵形。花果期几乎全年。

【生长环境】生于海拔 100~1500m 山地疏林中或平原灌木林中。

【采　　制】秋季采摘，鲜用或晒干。

【性味功效】淡、微苦，平。安神调经，清热解毒。

【应　　用】叶治外伤出血、跌打损伤；根治感冒、神经衰弱、月经不调等。树皮可提取栲胶，含鞣质 8.08%。

【选　　方】①神经衰弱，月经不调：根皮 0.5~1 两，水煎服。(《全国中草药汇编》)

②狂犬咬伤：土蜜树茎叶 30~60g。水煎服。(《广西本草选编》)

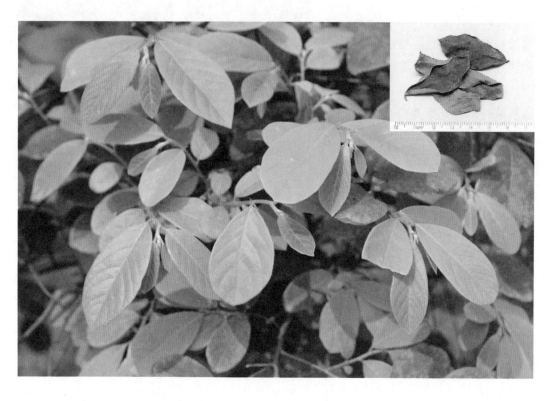

小驳骨

【别名】驳骨丹、接骨草、小还魂、小叶金不换。

【来源】为爵床科植物小驳骨 *Justicia gendarussa* N. L. Burman 的干燥地上部分。

【植物形态】多年生草本或亚灌木、直立、无毛；茎圆柱形，节膨大，枝多数，对生，嫩枝常深紫色。叶纸质，狭披针形至披针状线形，顶端渐尖，基部渐狭，全缘；中脉粗大，在上面平坦，在背面呈半柱状凸起，均呈深紫色或有时侧脉半透明。穗状花序顶生，下部间断，上部密花；花冠白色或粉红色，上唇长圆状卵形，下唇浅 3 裂。蒴果长 1.2 厘米，无毛。花期春季。

【生长环境】生于村旁或路边的灌丛中，亦有栽培。

【采　　制】全年均可采收，除去杂质，晒干。

【性味功效】辛，温。归肝经、肾经。祛瘀止痛，续筋接骨。

【应　　用】属祛风湿药下属分类的祛风湿强筋骨药。

【选　　方】①治风湿痛：小驳骨、大风艾、过山香、水菖蒲、鹰不扑各适量。用水煲，熏洗患处。（《广西民间常用草药》）

②治四肢神经痛：小驳骨、枫寄生、埔银、土烟头、钮子茄及一条根各 20g。水煎服。（《台湾植物药材志》）

③治经痛：小驳骨 40g。水煎服。（《台湾植物药材志》）

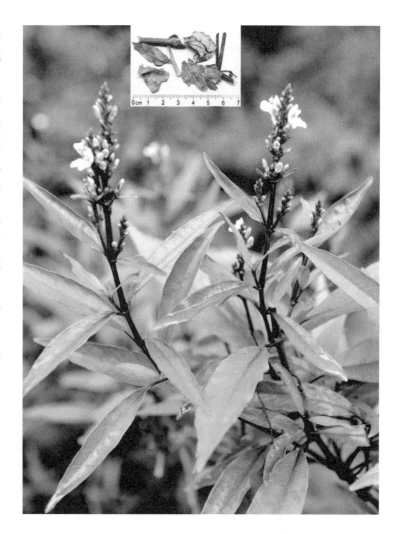

小槐花

【别名】草鞋板、拿身草、羊带归。

【来源】为豆科植物小槐花 *Ohwia caudata*（Thunberg）H.Ohashi 的根或全株。

【植物形态】直立灌木或亚灌木。树皮灰褐色，分枝多，上部分枝略被柔毛。叶为羽状三出复叶；托叶披针状线形；小叶近革质或纸质，顶生小叶披针形或长圆形，侧生小叶较小，全缘，上面绿色，有光泽，疏被极短柔毛、老时渐变无毛，下面疏被贴伏短柔毛，中脉上毛较密，总状花序顶生或腋生，花序轴密被柔毛并混生小钩状毛，花冠绿白或黄白色。荚果线形，扁平，稍弯曲。花期 7~9 月，果期 9~11 月。

【生长环境】生于山坡、河旁或荒地、田间。

【采　　制】夏、秋采集，洗净晒干，鲜用四季可采。

【性味功效】微苦、辛，平。清热解毒，祛风利湿。

【应　　用】用于感冒发热，肠胃炎，痢疾，小儿疳积，风湿关节痛；外用治毒蛇咬伤，痈疖疔疮，乳腺炎。

【选　　方】毒蛇咬伤：小槐花根 0.5~1 两，红管药根 3~5 钱。水煎服或鲜品捣烂绞汁服，每天 2 剂。伤口经外科常规处理后，用药外敷。（《全国中草药汇编》）

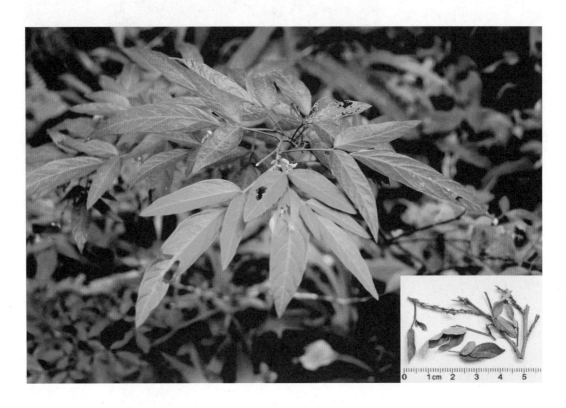

小蓟

【别名】刺儿菜、刺菜、曲曲菜、青青菜。

【来源】为菊科植物刺儿菜 *Cirsium arvense var. Integrifoliu*（L.）Scop. var. *integrifolium C. Wimm. et Grabowskim* 的干燥根。

【植物形态】多年生草本。茎直立，上部有分枝，花序分枝无毛或有薄绒毛。基生叶和中部茎叶椭圆形、长椭圆形或椭圆状倒披针形，顶端钝或圆形，基部楔形，通常无叶柄，上部茎叶渐小，椭圆形或披针形或线状披针形，或全部茎叶不分裂，叶缘有细密的针刺，针刺紧贴叶缘。全部茎叶两面同色，绿色或下面色淡，两面无毛。头状花序单生茎端，或植株含少数或多数头状花序在茎枝顶端排成伞房花序。总苞卵形、长卵形或卵圆形，覆瓦状排列，小花紫红色或白色。瘦果淡黄色，椭圆形或偏斜椭圆形。

【生长环境】生于山坡、河旁或荒地、田间。

【采　制】夏、秋二季花开时采割，除去杂质，鲜用或晒干。

【性味功效】甘，苦，凉。归心、肝经。凉血止血，祛瘀消肿。

【应　用】用于衄血，吐血，尿血，便血，崩漏下血，外伤出血，痈肿疮毒。

【选　方】①尿痛，尿急，尿血：（小蓟饮子）小蓟、生地黄、藕节、炒蒲黄、滑石、当归、木通、栀子、甘草、淡竹叶各等量，研成粗粉，每次 5 钱，水煎服，每日 2 次。（《全国中草药汇编》）

②治妇人阴痒：小蓟煎汤，日洗三次。（《广济方》）

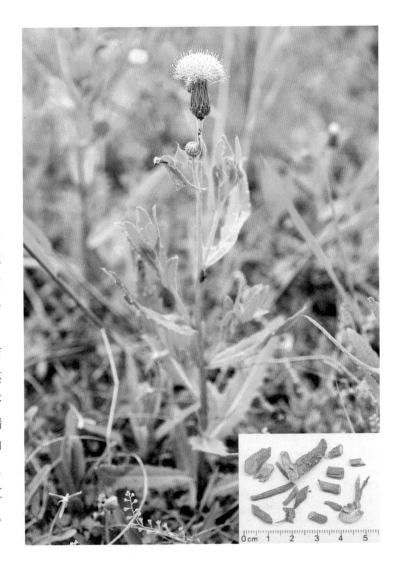

小叶买麻藤

【别名】拦地青、细样买麻藤、狗裸藤、接骨草。

【来源】为买麻藤科植物小叶买麻藤 Gnetum parvifolium（Warb.）C. Y. Cheng 的藤茎、根和叶。

【植物形态】常绿木质缠绕藤本，长 10m 以上，常缠绕大树上升。茎枝圆形，皮灰褐色或暗褐色，节部膨大呈关节状，皮孔明显，横断面有 5 层黑色圆圈，呈蛛网状花纹。叶对生，革质，窄椭圆形、长卵形或微呈倒卵状。夏季开绿色小花，雌雄同株或异株，穗状花序腋生或顶生。种子核果状，长椭圆形或微呈倒卵形，基部骤圆无柄，熟时假种皮红色。

【生长环境】生于山谷、山坡林下。

【采　　制】全年可采，鲜用或晒干备用。

【性味功效】苦，微温。祛风活血，消肿止痛，化痰止咳。

【应　　用】用于风湿性关节炎，腰肌劳损，筋骨酸软，跌打损伤，支气管炎，溃疡出血，蛇咬伤；外用治骨折。

【选　　方】①慢性气管炎：小叶买麻藤 1.5 两，盐肤木 1 两，制成糖浆 30 毫升，为 1 日量，分 3 次服。（《全国中草药汇编》）

②筋骨酸软：小叶买麻藤、五加皮各 3 钱，千斤拨 1 两。水煎服。（《全国中草药汇编》）

③溃疡病出血：小叶买麻藤 100g，水煎浓缩至 40ml。每次 20ml，每日 2 次。（《全国中草药汇编》）

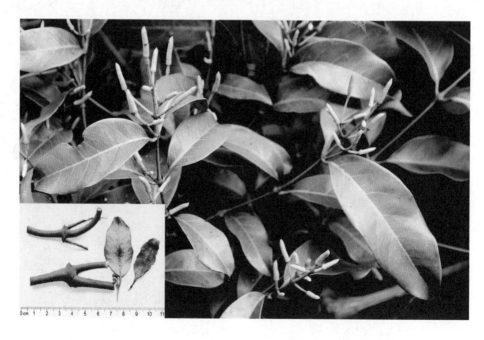

小叶女贞

【别名】小白蜡树、小叶女贞。

【来源】为木犀科植物小蜡树 *Ligustrum quihoui* Carr. 的叶。

【植物形态】落叶灌木。小枝淡棕色，圆柱形，密被微柔毛，后脱落。叶片薄革质，形状和大小变异较大，披针形、长圆状椭圆形、倒卵状长圆形至倒披针形或倒卵形，先端锐尖、钝或微凹，基部狭楔形至楔形，叶缘反卷，上面深绿色，下面淡绿色，常具腺点，两面无毛，稀沿中脉被微柔毛。圆锥花序顶生，近圆柱形，花白色，具梗。果倒卵形、宽椭圆形或近球形，呈紫黑色。

【生长环境】生于高山坡疏林中向阳处。

【采　　制】夏、秋采收，晒干或鲜用。

【性味功效】苦，凉。清热解毒。

【应　　用】治烫伤、外伤。

【选　　方】①治烫伤：水白蜡适量，或加迎春花叶各等量。共研细粉，香油调敷患处。(《陕西中草药》)

②治外伤：水白蜡、倒板叶、松叶各等量。煎水洗患处。(《陕西中草药》)

【附　　注】水白蜡树皮为本植物的树皮，味淡微苦，性平。清热，降火。治吐血，牙痛，口疮，咽喉痛，湿热黄水痒疮。

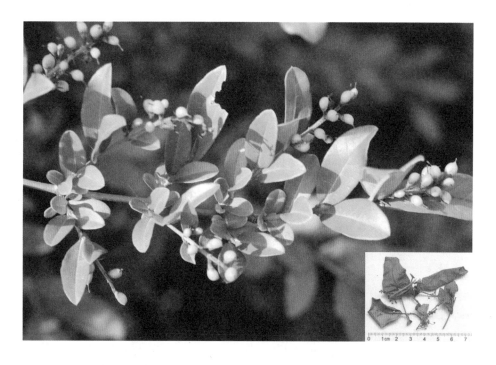

巴豆

【别名】双眼龙、大叶双眼龙、江子、芒子。

【来源】为大戟科巴豆 *Croton tiglium* L. 的干燥成熟果实。

【植物形态】灌木或小乔木，嫩枝被稀疏星状柔毛，枝条无毛。叶纸质，卵形，稀椭圆形，顶端短尖，基部阔楔形至近圆形，边缘有细锯齿，有时近全缘，无毛或近无毛，干后淡黄色至淡褐色；基出脉3~5条，侧脉3~4对；基部两侧叶缘上各有1枚盘状腺体；托叶线形，早落。总状花序，顶生。蒴果椭圆状，被疏生短星状毛或近无毛。种子椭圆状。

【生长环境】生于村旁或山地疏林中，或仅见栽培。

【采　　制】秋季果实成熟时采收，堆置2~3天，摊开，干燥。

【性味功效】辛，热，有大毒。归胃、大肠经。外用蚀疮。

【应　　用】用于恶疮疥癣，疣痣。外用适量，研末涂患处，或捣烂以纱布包擦患处。孕妇禁用；不宜与牵牛子同用。

【选　　方】①治一切恶疮：巴豆三十粒，麻油煎黑，去豆，以油调雄黄、轻粉末，频涂取效。(《普济方》)

②治寒癖宿食，久饮不消，大便秘：巴豆仁一升，清酒五升。煮三日三夜，研，令大热，合酒微火煎之，丸如胡豆大，每服一丸，水下，欲吐者服二丸。(《备急千金要方》)

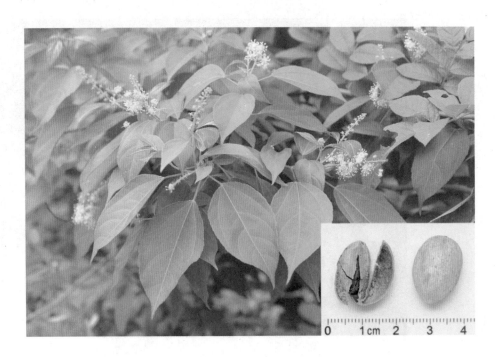

巴戟天

【别名】鸡肠风、鸡眼藤、巴戟、巴吉。

【来源】为茜草科植物巴戟天 *Morinda officinalis* How 的干燥根。

【植物形态】藤本。肉质根呈肠状缢缩，根肉略紫红色，干后紫蓝色。老枝无毛，具棱，棕色或蓝黑色。叶纸质，长圆形，卵状长圆形或倒卵状长圆形，顶端急尖或具小短尖，基部纯、圆或楔形，全缘；托叶顶部截平，干膜质，易碎落。花序3~7伞形排列于枝顶，头状花序具花4~10朵；花冠白色，近钟状。聚花核果熟时红色，扁球形或近球形。种子成熟黑色，略呈三棱形，无毛。

【生长环境】生于山地疏、密林下和灌丛中，常攀于灌木或树干上，亦有引作家种。

【采　　制】全年均可采挖，洗净，除去须根，晒至六七成干，轻轻捶扁，晒干。

【性味功效】甘、辛，微温。归肾、肝经。补肾阳，强筋骨，祛风湿。

【应　　用】用于阳痿遗精，宫冷不孕，月经不调，小腹冷痛，风湿痹痛，筋骨痿软。

【选　　方】①治健忘：巴戟天（去心）半两，石菖蒲1两，地骨皮1两，白茯苓（为末作糊）1两，远志（制）1两，白茯神1两，人参3钱。上为末，黏米粉同茯苓末作糊，以菖蒲汤调为丸，如梧桐子大。（《古今医统大全》）

②治虚羸阳道不举，五劳七伤百病。能食，下气：巴戟天、生牛膝各三斤。以酒五斗浸之，去滓温服，常令酒气相及，勿至醉吐。（《备急千金要方》）

③治风冷腰胯疼痛，行步不得：巴戟一两半，牛膝三两（去苗），羌活一两半，桂心一两半，五加皮一两半，杜仲二两（去粗皮，炙微黄），干姜一两半。上药捣罗为末，炼蜜和捣二三百杵，丸如梧桐子大。每于食前，以温酒饮下三十丸。（《太平圣惠方》）

④治小便不禁：益智仁、巴戟天（去心，二味以青盐、酒煮），桑螵蛸、兔丝子（酒蒸）各等分。为细末，酒煮糊为丸，如梧桐子大。每服二十丸，食前用盐酒或盐汤送下。（《奇效良方》）

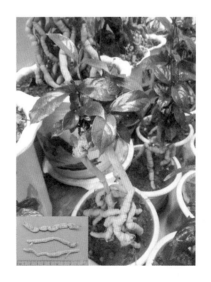

车前草

【别名】芣苢、当道。

【来源】为车前草科植物车前 *Plantago asiatica* L. 的全株。

【植物形态】二年生或多年生草本。须根多数。根茎短，稍粗。叶基生呈莲座状，薄纸质或纸质，宽卵形或宽椭圆形，先端钝圆或急尖，基部宽楔形或近圆。穗状花序3~10个，细圆柱状，紧密或稀疏，下部常间断，花冠白色，花冠筒与萼片近等长；雄蕊与花柱明显外伸，花药白色。蒴果于基部上方周裂；种子卵状椭圆形或椭圆形，具角，背腹面微隆起；子叶背腹排列。

【生长环境】生于山野、路旁、花圃或菜园、河边湿地。

【采　　制】除去杂质，洗净，切段，晒干。

【性味功效】甘，寒。归肝、肾、肺、小肠经。清热利尿通淋，祛痰，凉血，解毒。

【应　　用】用于热淋涩痛，水肿尿少，暑湿泄泻，痰热咳嗽，吐血衄血，痈肿疮毒。

【选　　方】用于热毒上攻于眼，赤肿疼痛：车前叶1握，牛蒡叶1握，地龙粪3两，盐1分，秦皮1两（锉）。上药捣烂，捏作饼子。仰卧，贴上，干即易之。（《太平圣惠方》）

【附　　注】车前子为本植物的干燥成熟种子。性甘，寒。归肝、肾、肺、小肠经。清热利尿通淋，渗湿止泻，明目，祛痰。用于热淋涩痛，水肿胀满，暑湿泄泻，目赤肿痛，痰热咳嗽。

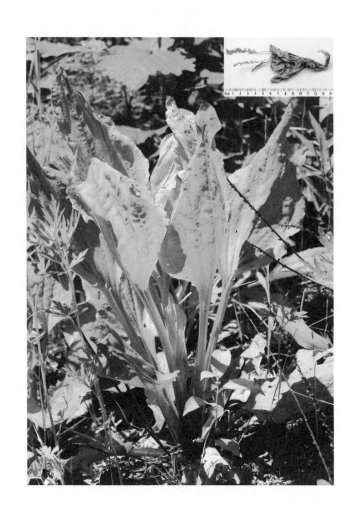

火炭母

【别名】翅地利、火炭星、火炭藤、白饭藤。

【来源】为蓼科植物火炭母 *Polygonum chinense* Linn 的全草。

【植物形态】多年生蔓性草本。茎圆柱形，近直立或蜿蜒状，嫩枝紫红色。单叶互生，薄纸质，叶片卵状或卵状椭圆形，托叶鞘膜质。枝顶开白色或淡红色小花，头状花序再组成圆锥状或伞房状。瘦果卵形具 3 棱，黑色光亮。

【生长环境】湿地上野外草地。

【采　　制】四季可采，洗净晒干或鲜用。

【性味功效】酸、甘，凉。清热利湿，凉血解毒，明目退翳。

【应　　用】用于痢疾，肠炎，泄泻，咽喉肿痛，角膜薄翳，跌打损伤。

【选　　方】①治皮肤风热，流注关节，痈肿疼痛：用火炭母草叶，捣烂于垍器中，以盐酒炒，敷肿处。(《普济方》)

②治急慢性菌痢：火炭母、野牡丹各 60g，水煎煮，每日一剂，分三次服。(《中草药新医疗法处方集》)

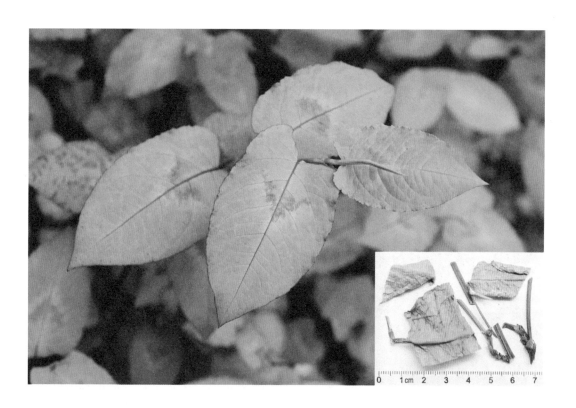

见血封喉

【别名】弩箭子、毒箭木、大药树。

【来源】为桑科植物见血封喉 *Antiaris toxicaria* Lesch. 的乳汁和种子。

【植物形态】常绿乔木，高达30m；单叶互生，排成二列，叶片椭圆形或倒卵形，先端渐尖，基部两侧不对称，表面深绿色，背面浅绿色；花雌雄同株，雄花序托盘状，周围有苞片，苞片顶部内卷，雄花花被片4裂，偶尔3裂，雄蕊与裂片同数，雌花单生，包藏在梨形花托里面，有多数苞片包着，无花被，3~4月开花；核果梨形，有宿存苞片，成熟的核果鲜红色或紫红色，5~6月果实成熟。

【生长环境】生于中海拔的山地阔叶林中。

【采　　制】夏季采收果实，剥取种子晒干；或割取乳汁干燥。

【性味功效】苦，性温；大毒。鲜树汁：强心，催吐，泻下，麻醉。种子：解热。

【应　　用】鲜树汁：外用治淋巴结结核。种子：用于治疗痢疾。

【选　　方】①治疗疮痈疔脓肿：箭毒木鲜叶适量，捣烂包敷患处。（西双版纳州傣医院傣医康郎腊验方）

②治恶心呕吐，不思饮食：箭毒木树皮适量，用火烤黄后开水泡服。（景洪市傣医波温囡验方）

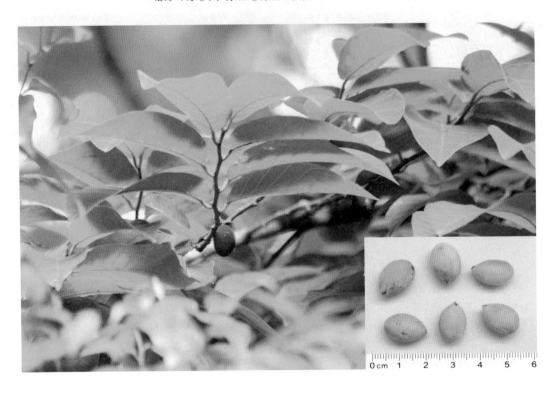

井栏边草

【别名】井栏凤尾蕨。

【来源】为凤尾蕨科植物井栏边草 *Pteris multifida* Poir. 的全草。

【植物形态】根状茎短而直立，先端被黑褐色鳞片。叶多数，密而簇生，明显二型；叶片卵状长圆形，一回羽状，羽片通常3对，对生，斜向上，无柄，线状披针形，叶缘有不整齐的尖锯齿并有软骨质的边，下部1~2对通常分叉，有时近羽状，顶生三叉羽片及上部羽片的基部显著下延，能育叶有较长的柄，羽片4~6对，狭线形，叶干后草质。

【生长环境】生于墙壁、井边及石灰岩缝隙或灌丛下，海拔1000m以下。

【采　制】四季可采，洗净晒干或鲜用。

【性味功效】味淡，性凉。清热利湿、解毒、凉血、收敛、止血、止痢。

【应　用】用于痢疾、扁桃体炎、急性黄疸性肝炎、便血、尿血等。

【选　方】①治痢疾：井栏边草5份，铁线蕨、海金沙各1份，炒黑，水煎服。（《广西药植图志》）

②治白带：井栏边草、车前草、白鸡冠花各9g，萹蓄、薏米根、贯众各15g，水煎服。（《浙江民间草药》）

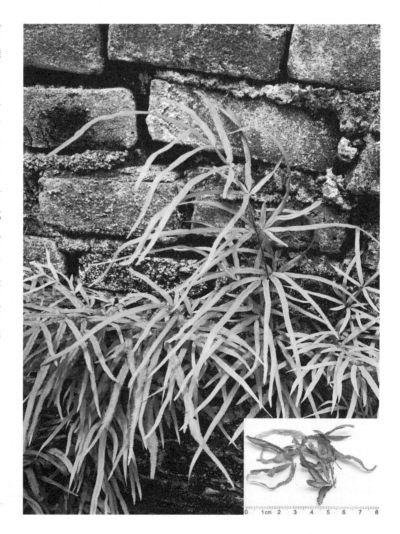

毛冬青

【别名】茶叶冬青、乌尾丁、细叶冬青、细叶青。

【来源】为冬青科植物毛冬青 *Ilex pubescens* Hook. et Arn. 的干燥根及茎。

【植物形态】常绿灌木。小枝具棱，被粗毛，干后黑褐色。单叶互生；纸质或膜质；椭圆形或倒卵状椭圆形，顶端尖，基部阔楔形或略钝，边缘具稀疏的小尖齿或近全缘，中脉上面凹陷。花淡紫色或白色，雌雄异株，花序簇生，雄花序每枝有1花，少为3花的聚伞花序；萼裂片卵状三角形；花瓣倒卵状长椭圆形；雌花序每枝1~3花；萼被短柔毛；花瓣长椭圆形。浆果球形，熟时红色。

【生长环境】生于山野坡地、丘陵的灌木丛中。

【采　　制】全年均可采挖，洗净，砍成块或片，晒干。

【性味功效】苦、涩，寒。归肺、肝、大肠经。清热解毒，活血通络，止咳平喘。

【应　　用】用于风热感冒，肺热咳喘，咽喉肿痛，乳蛾，牙龈肿痛，丹毒，胸痹心痛，卒中偏瘫，炭疽，水火烫伤。

【选　　方】①治高血压：毛冬青根30~60g，配白糖或鸡蛋炖服，亦可水煎代茶常服。(《福建药物志》)

②治血栓闭塞性脉管炎：毛冬青根90g，煨猪脚1只服食，每日1次。另取毛冬青根90g，煎水浸泡伤口，每日1~2次，浸泡后外敷生肌膏。(《浙江民间常用草药》)

③治刀枪伤及跌打肿痛：乌尾丁根适量。水煎，待冷，每日涂3~6次。(《广西中草药》)

【附　　注】毛冬青叶为本植物的叶。性平，味苦、涩。清热凉血，解毒消肿。用于烫伤，外伤出血，痈肿疔疮，走马牙疳。

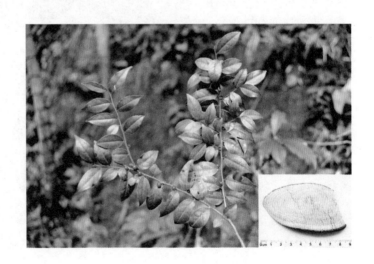

毛茛

【别名】老虎脚迹、五虎草。

【来源】为毛茛科植物毛茛 *Ranunculus japonicus* Thunb 的全草及根。

【植物形态】多年生草本。须根多数簇生。茎直立，中空，有槽，具分枝，生柔毛。基生叶多数；叶片圆心形或五角形，基部心形或截形，中裂片倒卵状楔形或宽卵圆形或菱形，两面贴生柔毛。下部叶与基生叶相似，裂片披针形，有尖齿牙或再分裂。聚伞花序有多数花，疏散；花萼片椭圆形，生白柔毛；花瓣倒卵状圆形，基部有爪；花托短小，无毛。聚合果近球形；瘦果扁平。

【生长环境】生于田野、路边、水沟边草丛中或山坡湿草地。

【采　　制】在夏末秋初 7~8 月采收全草及根，阴干。鲜用可随采随用。

【性味功效】辛，温，有毒。归肝、胆、心、胃经。退黄，定喘，截疟，镇痛，消翳。

【应　　用】用于黄疸，哮喘，疟疾，偏头痛，牙痛，鹤膝风，风湿关节痛，目生翳膜，瘰疬，痈疮肿毒。

【选　　方】① 治黄疸：用鲜毛茛捣烂团成丸（如黄豆大），敷臂上，夜即起泡，用针刺破放出黄水，黄疸自愈。（《药材资料汇编》）

② 治火眼、红眼睛：毛茛一至二棵。取根加食盐十余粒，捣烂敷于手上内关穴。敷时先垫一铜钱，病右眼敷左手，病左眼敷右手，敷后用布包妥，待感灼痛起泡则去掉。水泡勿弄破，以消毒纱布覆盖。（《草医草药简便验方汇编》）

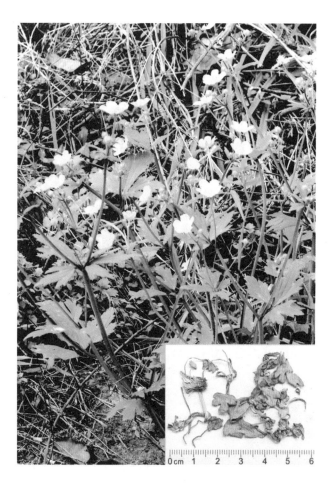

毛果算盘子

【别名】漆大姑、漆大伯、毛漆、生毛漆。

【来源】为大戟科算盘子属植物毛果算盘子 *Glochidion eriocarpum* Champ. ex Benth. 的根及叶。

【植物形态】灌木，小枝密被长柔毛。叶片纸质，卵形、狭卵形或宽卵形，顶端渐尖或急尖，基部钝、截形或圆形，两面均被长柔毛；叶柄被柔毛；托叶钻状。花单生或簇生于叶腋内；雌花生于小枝上部，雄花生于下部；雄花：萼片长倒卵形；雄蕊3；雌花：萼片长圆形；子房扁球状，密被柔毛，花柱合生呈圆柱状。蒴果扁球状，具纵沟，密被长柔毛，顶端具宿存花柱。

【生长环境】生于山坡、山谷、路旁向阳处灌丛中。

【采　　制】根全年可采，洗净、切片、晒干备用。叶夏秋采集，晒干备用或鲜用。

【性味功效】苦、涩，平。归大肠经。清热利湿，解毒止痒。

【应　　用】根：治肠炎，痢疾。叶：外用治生漆过敏，水田皮炎，皮肤瘙痒，荨麻疹，湿疹，剥脱性皮炎。

【选　　方】①过敏性皮炎：毛果算盘子叶、杠板归、千里光、盐肤木叶各30~60g。煎水熏洗。(《全国中草药汇编》)

②治急性肠胃炎，痢疾，脱肛，牙痛，风湿性关节痛：毛果算盘子全株五钱至一两。水煎服。(《广西中草药》)

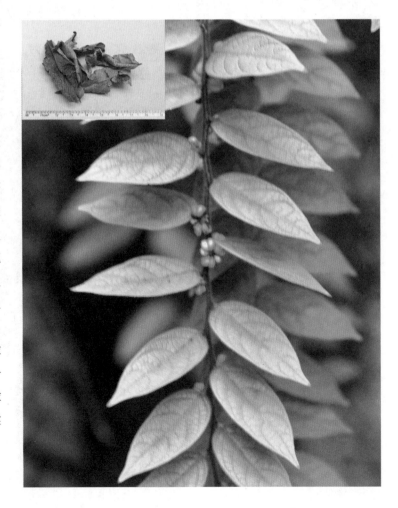

毛麝香

【别名】麝香草、五凉草、饼草、蓝花草。

【来源】为玄参科植物毛麝香 *Adenosma glutinosa*（L.）Druce 的干燥全草。

【植物形态】多年生直立草本。全株被长短混杂的腺毛和柔毛；茎上部方柱形，下部变圆。叶对生或有时在上部的叶互生，纸质，卵形、阔卵形或披针状卵形，顶端短尖或渐尖，基本阔楔形至近心形。花蓝紫色，单朵腋生或于枝顶结成总状花序；花冠冠檐二唇形，上唇近直立，下唇伸展；雄蕊，内藏，为二强雄蕊；柱头的裂片薄片状。蒴果卵形，先端具喙；种子矩圆形。

【生长环境】常生于海拔 300~2000m 的荒坡、草地、路旁和疏林中。

【采　　制】秋季采收，除去泥沙，晒干。

【性味功效】辛，温。归肝、脾经。祛风除湿，行气止痛，活血消肿。

【应　　用】用于风湿骨痹，气滞腹痛，疮疖肿毒，湿疹瘙痒，跌打伤痛，蛇虫咬伤。

【选　　方】①风湿病：毛麝香适量，水煎洗患处。（《全国中草药汇编》）

②治燥鼠咬伤：五凉草，煎水洗，或捣敷，再和苦楝树莲各二两，煎水饮之，另以甘蔗煎水洗之。（《岭南采药录》）

③治哮喘：毛麝香净叶切丝，配洋金花卷烟吸。（《广东中药》Ⅱ）

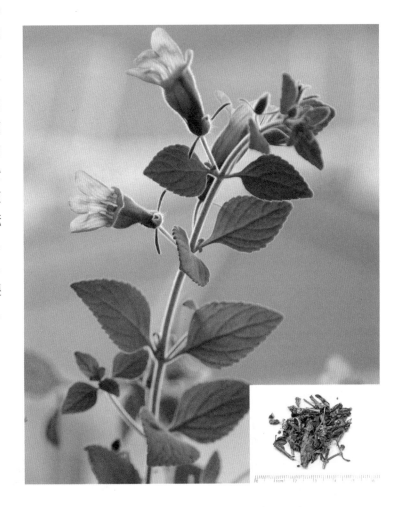

木鳖子

【别名】老鼠拉冬瓜、糯饭果、番木鳖。

【来源】为葫芦科植物木鳖子 *Momordica cochinchinensis*（Lour.）Spreng. 的成熟种子。

【植物形态】粗壮大藤本。全株近无毛或稍被柔毛。叶柄基部或中部有腺体；叶卵状心形或宽卵状圆形，卷须不分歧。雌雄异株；雄花花梗顶端生兜状苞片圆肾形，花萼裂片宽披针形或长圆形，花冠黄色，裂片卵状长圆形。雄蕊3，药室1回折曲；雌花单生；花梗近中部生一苞片；果卵球形，成熟时红色，肉质，密生具刺尖突起；种子卵形或方形，干后黑褐色。

【生长环境】山沟、林缘及路旁。

【采　制】9~11月果实成熟时采摘，剖开果实，晒至半干，剥取种子；或装入盆钵内，待果皮近于腐败时将果皮弄烂，用清水淘洗，除去瓤肉及外膜，取出种子，晒干或烘干。

【性味功效】苦、微甘，凉。归肝、脾、胃经。散结消肿，攻毒疗疮。

【应　用】用于疮疡肿毒，乳痈，瘰疬，痔漏，干癣，秃疮。

【选　方】①治红肿赤晕不消：木鳖子（去壳）二两，草乌半两，小粉四两，半夏二两。上四味于铁铫内，慢火烧焦，黑色为度，研细，以新汲水调敷，一日一次，自外向里涂之，须留疮顶。（《医宗金鉴》）

②治两耳卒肿热痛：木鳖子仁一两（研如膏），赤小豆末半两，川大黄末半两。上药同研令匀，水、生油旋调涂之。（《太平圣惠方》）

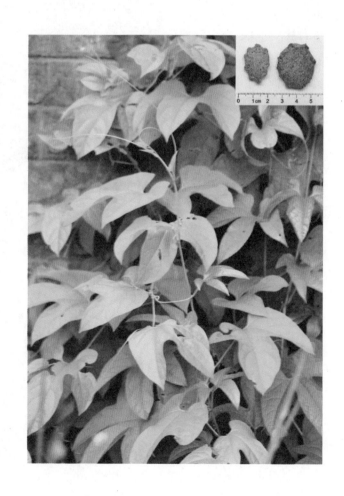

木豆叶

【别名】观音豆、树豆、三叶豆、野黄豆。

【来源】为豆科植物木豆 *Cajanus cajan*（L.）Millp. 的干燥叶。

【植物形态】直立灌木，小枝有明显纵棱，被灰色短柔毛。叶具羽状 3 小叶；托叶小，卵状披针形，上面被极短的灰白色短柔毛。下面较密，呈灰白色，有不明显的黄色斑点；花数朵生于花序顶部或近顶部；花萼钟状，裂片三角形或披针形，花序、总花梗、苞片、花萼均被灰黄色短柔毛；花冠黄色，荚果线状长圆形，于种子间具明显凹入的斜横槽，种子 3~6 颗，近圆形，稍扁，种皮暗红色。

【生长环境】世界上热带和亚热带地区普遍有栽培，极耐瘠薄干旱，在印度栽培尤广。

【采 制】夏、秋二季采收，除去枝梗及杂质，晒干。

【性味功效】甘，平。归肝、脾、肾经。清热解毒，消肿止痛。

【应 用】用于小儿水痘，痈肿疮疖。

【选 方】治肝肾水肿，木豆、薏苡仁各 25g，合煎汤服，每天 2 次，忌食盐。（《泉州本草》）

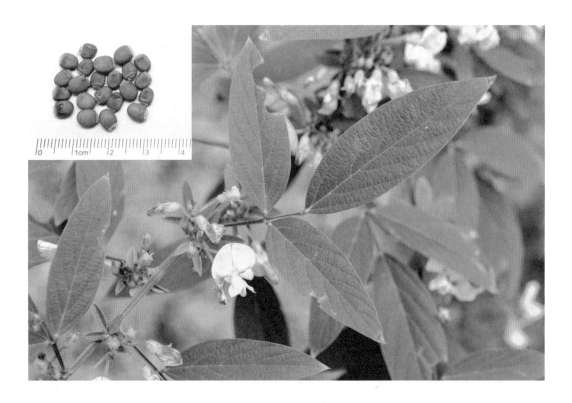

木芙蓉叶

【别名】酒醉芙蓉叶。

【来源】为锦葵科植物木芙蓉 *Hibiscus mutabilis* L. 的干燥叶。

【植物形态】落叶灌木或小乔木，小枝、叶柄、花梗和花萼均密被星状毛与直毛相混的细绵毛。叶宽卵形至圆卵形或心形，花单生于枝端叶腋间，小苞片8，线形，密被星状绵毛，基部合生；萼钟形，裂片5，卵形，渐尖头；花初开时白色或淡红色，后变深红色，直径约8cm，花瓣近圆形，外面被毛，基部具髯毛；蒴果扁球形，种子肾形，背面被长柔毛。

【生长环境】稍耐阴；喜温暖湿润气候，不耐寒，喜肥沃湿润而排水良好的砂壤土。

【采　　制】夏、秋二季采收，干燥。

【性味功效】辛，平；归肺、肝经。凉血，解毒，消肿，止痛。

【应　　用】用于痈疽，烫伤，目赤肿痛，跌打损伤。

【选　　方】1.治痈疽发背及阴阳不和等毒：木芙蓉5两（重阳日采叶，或根皮或花俱妙），紫荆皮3两，独活2两，南星1两半，赤芍1两半，白芷1两。（《外科医镜》）

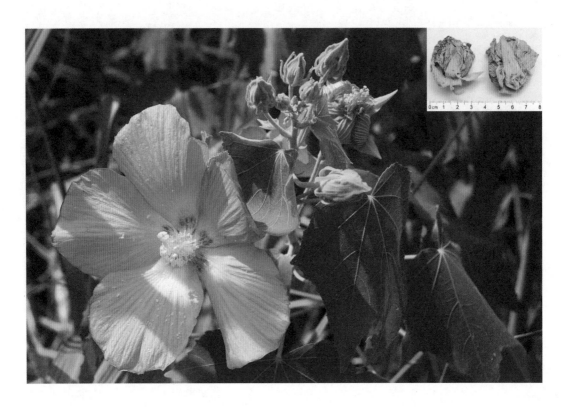

木蝴蝶

【别名】千张纸、破故纸、毛鸦船。

【来源】为紫葳科植物木蝴蝶 Oroxylum indicum（L.）Kurz 的干燥成熟种子。

【植物形态】直立小乔木，树皮灰褐色。大型奇数 2~3（4）回羽状复叶，着生于茎干近顶端，总状聚伞花序顶生，粗壮，花大、紫红色。花萼钟状，紫色，膜质，果期近木质，花冠肉质，花冠在傍晚开放，有恶臭气味。蒴果木质，常悬垂于树梢，果瓣具有中肋，边缘肋状凸起。种子多数，圆形，连翅长 6~7cm，宽 3.5~4cm，周翅薄如纸，故有千张纸之称。

【生长环境】生于海拔 500~900m 热带及亚热带低丘河谷密林，以及公路边丛林中，常单株生长。

【采　　制】秋、冬二季采收成熟果实，暴晒至果实开裂，取出种子，晒干。

【性味功效】苦、甘，凉。归肺、肝、胃经。清肺利咽，疏肝和胃。

【应　　用】用于肺热咳嗽，喉痹，音哑，肝胃气痛。

【选　　方】①治急性气管炎、百日咳等：木蝴蝶一钱，安南子三钱，桔梗一钱五分，甘草一钱，桑白皮三钱，款冬花三钱。水煎，加冰糖三两，溶化于药液，制成糖浆，一日数回，频频服之。（《现代实用中药》止咳糖浆）

②治肝气痛：木蝴蝶二三十张，铜铫上焙燥研细，好酒调服。（《本草纲目拾遗》）

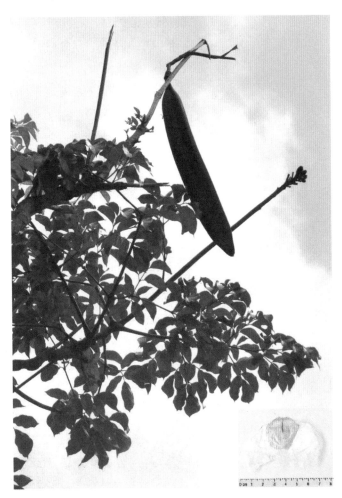

木槿花

【别名】喇叭花、朝天暮落花、荆条。

【来源】为锦葵科植物木槿 *Hibiscus syriacus* L. 的干燥花。

【植物形态】小枝密被黄色星状绒毛。叶菱形至三角状卵形，下面沿叶脉微被毛或近无毛。花单生于枝端叶腋间，小苞片密被星状疏绒毛；花萼钟形，密被星状短绒毛，裂片5，三角形；花钟形，淡紫色，直径5~6cm，花瓣倒卵形，外面疏被纤毛和星状长柔毛；雄蕊柱长约3cm；花柱枝无毛。蒴果卵圆形，密被黄色星状绒毛；种子肾形，背部被黄白色长柔毛。

【生长环境】喜光而稍耐阴，喜温暖湿润气候，较耐寒。

【采　制】夏季花半开放时采收，晒干。

【性味功效】甘、淡，凉。归脾、肺经。清湿热，凉血。

【应　用】用于痢疾，腹泻，痔疮出血，白带；外治疔肿。

【选　方】①治下痢噤口：红木槿花去蒂，阴干为末，先煎面饼二个，蘸末食之。(《济急仙方》)

②治吐血、下血、赤白痢疾：木槿花九至十三朵。酌加开水和冰糖炖半小时，饭前服，日服二次。(《福建民间草药》)

③治风痰壅逆：木槿花晒干，焙研，每服一、二匙，空心沸汤下，白花尤良。(《简便单方》)

④治赤白痢：木槿花一两（小儿减半），水煎，兑白蜜三分服。赤痢用红花，白痢用白花，忌酸冷。(《云南中医验方》)

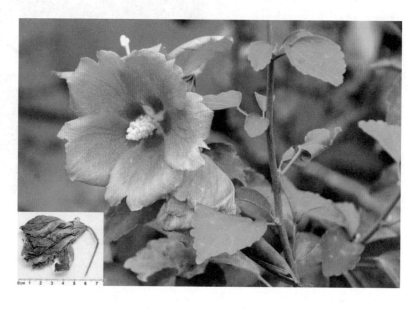

木麻黄

【别名】木贼麻黄、马尾树、驳骨松。

【来源】为木麻黄科植物木麻黄 *Casuarina equisetifolia* L. 的干燥细嫩枝及叶。

【植物形态】乔木，皮孔密集排列为条状或块状，枝红褐色，有密集的节，节脆易抽离。鳞片状叶每轮通常7枚，少为6或8枚，披针形或三角形，花雌雄同株或异株；雄花序几无总花梗，球果状果序椭圆形，背无隆起的棱脊；小坚果连翅长4~7mm，宽2~3mm。

【生长环境】喜高温多湿气候，耐干旱也耐潮湿，适生于海岸的疏松沙地。

【采　　制】全年均可采摘，除去杂质，洗净，干燥。

【性味功效】微苦，温。归大肠、肺、小肠经。温寒行气，止咳化痰。

【应　　用】用于疝气，寒湿泄泻，慢性咳嗽。

【选　　方】治疝气、阿米巴痢疾及慢性支气管炎：木麻黄3~9g，煎服。(《新华本草纲要》)

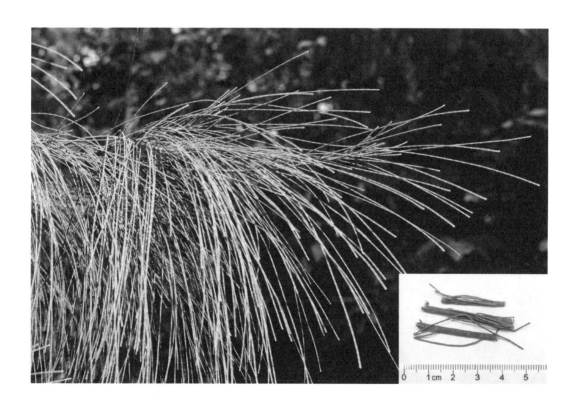

木棉花

【别名】红棉、英雄树、攀枝花。

【来源】为木棉科植物木棉 *Gossampinus malabarica*（DC.）Merr. 的干燥花。

【植物形态】落叶大乔木，掌状复叶，基部阔或渐狭，全缘，两面均无毛，羽状侧脉 15~17 对，花单生枝顶叶腋，通常红色，有时橙红色，萼杯状，外面无毛，内面密被淡黄色短绢毛，花瓣肉质，倒卵状长圆形，二面被星状柔毛，但内面较疏；长于雄蕊。集成 5 束，每束花丝 10 枚以上，较长；花柱和星状柔毛；蒴果长圆形，钝，种子多数，倒卵形，光滑。

【生长环境】生于海拔 1400~1700m 以下的干热河谷及稀树草原，也可生长在沟谷季雨林内，也有栽培作行道树的。

【采　　制】春季花盛开时采收，除去杂质，晒干。

【性味功效】甘、淡，凉。归大肠经。清热利湿，解毒。

【应　　用】用于泄泻，痢疾，痔疮出血。

【选　　方】① 治湿热腹泻、痢疾：木棉花 15g，凤尾草 30g。水煎服。（《四川中药志》）

② 治细菌性痢疾、急慢性胃肠炎：鲜木棉花 60g。水煎，冲冬蜜服。（《福建药物志》）

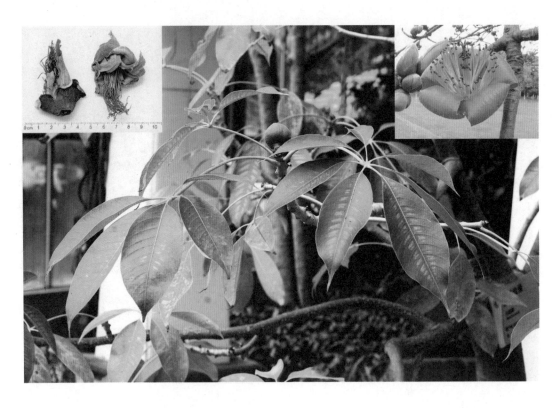

木通

【别名】五叶木通、八月瓜、野木瓜。

【来源】为木通科植物木通 *Akebia quinata*（Thunb.）Decne. 的干燥藤茎。

【植物形态】木通：落叶木质藤本。茎纤细，圆柱形，缠绕，有圆形、小而凸起的皮孔；掌状复叶互生或在短枝上的簇生，通常有小叶5片，偶有3~4片或6~7片；伞房花序式的总状花序腋生，果孪生或单生，长圆形或椭圆形，成熟时紫色，腹缝开裂；种子多数，卵状长圆形，略扁平，不规则地多行排列，着生于白色、多汁的果肉中，种皮褐色或黑色，有光泽。

【生长环境】生于海拔300~1500m的山地灌木丛、林缘和沟谷中。

【采　　制】秋季采收，截取茎部，除去细枝，阴干。

【性味功效】苦，寒。归心、小肠、膀胱经。利尿通淋，清心除烦，通经下乳。

【应　　用】用于淋证，水肿，心烦尿赤，口舌生疮，经闭乳少，湿热痹痛。

【选　　方】①治小儿心热（小肠有火，便亦淋痛，面赤狂躁，口糜舌疮，咬牙口渴）：生地黄、甘草（生）、木通各等分。上同为末，每服三钱，水一盏，入竹叶同煎至五分，食后温服。（《小儿药证直诀》）
②治水气，小便涩，身体虚肿：乌白皮二两，木通一两（锉），槟榔一两。上三味药，捣细罗为散，每服不计时候，以粥饮下二钱。（《太平圣惠方》）
③治涌水、肠鸣腹大：木通（锉）三两，桑根白皮（锉，炒）、石韦（去毛）、赤茯苓（去黑皮）、防己、泽泻各一两半，大腹（炮）四枚。上七味，粗捣筛，每服三钱匕，水一盏半，煎至一盏，去滓，食前温服，如入行五里再服。（《圣济总录》）

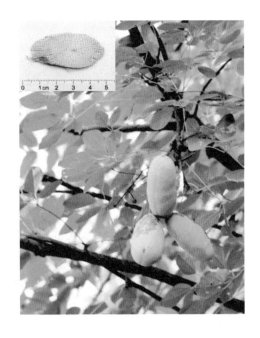

牛白藤

【别名】广花耳草、土加皮、土加藤、接骨丹。

【来源】为茜草科植物牛白藤 *Hedyotis hedyotidea*（DC.）Merr. 的藤茎。

【植物形态】多年生藤状灌木。老枝圆柱形，幼枝四棱形。叶对生，膜质或纸质，卵形或卵状披针形；顶端渐尖，基部近圆形或阔楔形，全缘。球状复伞形花序，腋生或顶生；花小，白色，具短梗；花萼被微柔毛，萼管陀螺状，萼裂片4，线状披针形；花冠管短，花冠裂片披针形，近喉部有长毛；雄蕊二型；子房2室，花柱线状。蒴果近球形，顶部隆起，有宿存萼裂片，开裂。

【生长环境】生于山谷、坡地、林下、灌木丛中。

【采　　制】全年可采，洗净，切成片或段，晒干。

【性味功效】微甘，凉。归肺、肝、肾经。清热解暑，祛风活络，消肿止痛。

【应　　用】用于感冒发热，肢体筋骨酸痛，风湿痹痛，跌打损伤。

【选　　方】①防治中暑，感冒咳嗽：牛白藤全株五钱至一两。水煎服。（《广西中草药》）

②治腰腿痛：牛白藤根、藤干品五钱至一两，水煎服。（广州部队《常用中草药手册》）

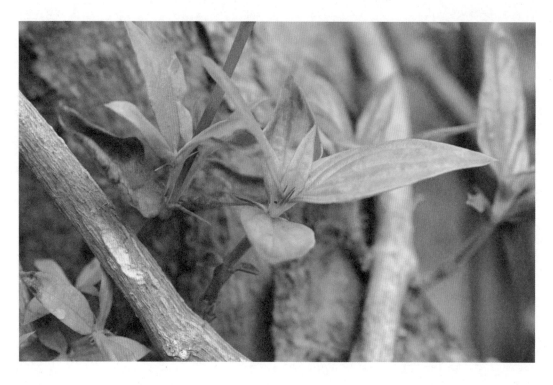

牛大力

【别名】大力牛、扒山虎、血藤、倒吊金钟。

【来源】为豆科植物美丽崖豆藤 *Milletia speciosa* Champ. 的干燥根。

【植物形态】攀援灌木。根系横伸，块根肥厚，外皮土黄色。单数羽状复叶，小叶长圆状披针形，先端钝或渐尖，基部近圆形，上表面无毛，下表面密被毛，具短柄，基部均有针状托叶1对。总状花序，通常腋生；花萼筒形，先端5裂，裂片三角形；花冠蝶形，旗瓣基部有2胼胝状附属物；雄蕊成2体；雌蕊线形。荚果硬革质，先端有喙，表面密被茸毛；种子卵形。

【生长环境】生于山谷、路旁、灌木林丛或疏林中。

【采　　制】全年均可采挖，洗净，除去芦头及须根、切厚片、晒干。

【性味功效】甘，平。归肺、脾、肾经。补虚润肺，强筋活络。

【应　　用】用于病后虚弱、阴虚咳嗽、腰肌劳损，风湿痹痛、遗精、白带。

【选　　方】①治风湿性关节炎，腰肌劳损：牛大力、南五加皮各1000g，宽筋藤、海风藤各750g，牛膝90g，山胡椒根250g，榕树须（气根）500g。加水6000ml，煎至1000ml。每次服50ml，每日2次。(《全国中草药汇编》)

②治体虚白带：牛大力、杜仲藤各12g，千斤拔、五指毛桃各9g，大血藤15g。水煎服。或将上药炖猪脚，去药渣，吃肉喝汤。(《全国中草药汇编》)

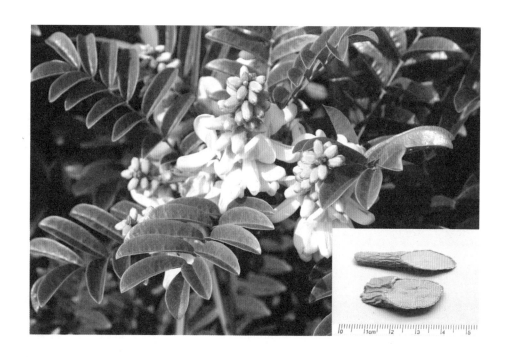

牛耳枫

【别名】老虎耳、南岭虎皮楠、假楠木、牛耳铃。

【来源】为虎皮楠科植物牛耳枫 *Daphniphyllum calycinum* Benth. 的干燥带叶茎枝。

【植物形态】常绿灌木。单叶互生，宽椭圆形至倒卵形；先端钝或近圆形，基部宽楔形或近圆形，全缘，边缘背卷；上表面绿色；下表面有白色细小乳头状突起，侧脉明显。总状花序腋生；单性，雌雄异株；花小，无花瓣，花被萼状，宿存；雄花花被片3~4，雄蕊花丝极复，药隔发达；雌花花被片同雄花；子房椭圆形，花柱2分枝。核果卵圆形，被白粉，有种子1颗。

【生长环境】生于海拔100~700m的山区疏林下、灌丛中或溪沟边。

【采　　制】夏、秋二季采收，切段，晒干或鲜用。

【性味功效】辛、甘，凉；有小毒。归肝经、肾经。清热解毒、祛风活血、止痛消肿。

【应　　用】用于风湿骨痛，疮疡肿毒，跌打骨折，毒蛇咬伤。

【选　　方】①治蛇伤或骨折：牛耳枫鲜叶，捣烘敷。（广州部队《常用中草药手册》）

②治跌打损伤，疮疖肿毒，毒蛇咬伤，烧烫伤：牛耳枫叶煎水洗或捣烂敷。（《湖南药物志》）

【附　　注】①牛耳枫根为本植物的根。味辛、苦，性凉，小毒。归肺、肝经。清热解毒，活血化瘀，消肿止痛。用于外感发热，咳嗽，咽喉肿痛，胁下病块，风湿骨痛，跌打损伤。

②牛耳枫子为本植物的果实。味苦、涩，性平，有毒。止痢。用于久痢。

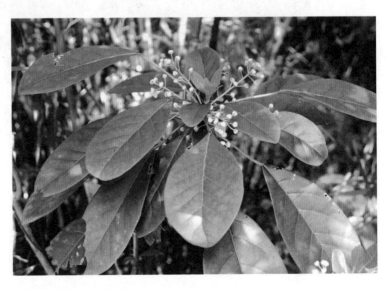

少花龙葵

【别名】痣草、衣扣草、古钮子。

【来源】为茄科植物少花龙葵 *Solanum ameticanum* Mill. 的干燥全草。

【植物形态】草本。叶薄，卵形至卵状长圆形，先端渐尖，基部楔形下延至叶柄而成翅，叶缘近全缘，波状或有不规则的粗齿，两面均具疏柔毛，有时下面近于无毛；花序近伞形，腋外生，纤细，具微柔毛，着生 1~6 朵花，萼绿色，5 裂达中部。花冠白色，筒部隐于萼内，5 裂，裂片卵状披针形；花丝极短，花药黄色，长圆形，顶孔向内；浆果球状，幼时绿色，成熟后黑色；种子近卵形，两侧压扁。

【生长环境】生于溪边、密林阴湿处或林边荒地。

【采　　制】全年可采挖，洗净，干燥。

【性味功效】甘、淡，凉。归肝、肾、膀胱经。清热利湿，散瘀止痛。

【应　　用】用于妇女带下，月经不调，瘀血腹痛；热淋，石淋。

【选　　方】治跌打扭筋肿痛：鲜龙葵叶一握，连须葱白七个。切碎，加酒酿糟适量，同捣烂敷患处，一日换 1~2 次。（《江西民间草药》）

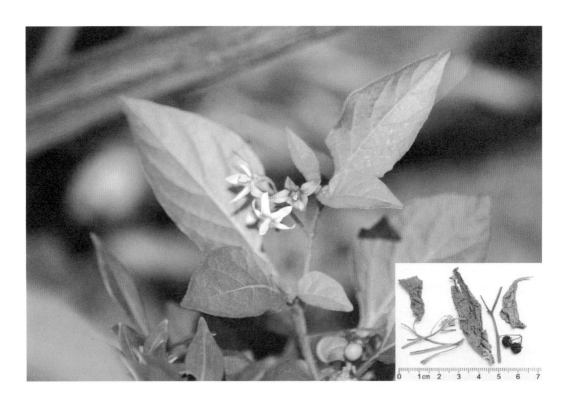

水菖蒲

【别名】泥昌、水昌、水宿、茎蒲。

【来源】为天南星科植物菖蒲 *Acorus calamus* L. 的根茎。

【植物形态】多年生草本。根茎横走，稍扁，分枝，外皮黄褐色，芳香，肉质根多数，具毛发状须根。叶基生，基部两侧膜质，叶鞘宽，向上渐狭；叶片剑状线形，基部宽，对折，中部以上渐狭，草质，绿色，光亮，中脉在两面均明显隆起，侧脉 3~5 对，平行，纤细，大都伸延至叶尖。花序柄三棱形，叶状佛焰苞剑状线形，肉穗花序斜向上或近直立。浆果长圆形，红色。花期 2~9 月。

【生长环境】生于海拔 2600m 以下的水边、沼泽湿地或湖泊浮岛上，也有栽培。

【采　　制】全年可采，但以 8~9 月采挖者为良。

【性味功效】辛、苦，性温。化痰开窍，除湿健胃，杀虫止痒。

【应　　用】用于痰厥昏迷，卒中，癫痫，惊悸健忘，耳鸣耳聋，食积腹痛，痢疾泄泻，风湿疼痛，湿疹，疥疮。

【选　　方】①治健忘、惊悸、意识不清：菖蒲 9g，远志 9g，茯苓 9g，龟板 15g，龙骨 9g。共研细末，每次 4.5g，每日 3 次。(《山东中草药手册》)

②治中风不语，口眼歪斜：鲜（菖蒲）根茎 15g，冰糖 15g。开水炖服。(《江西草药手册》)

③治痰阻心窍，意识不清：菖蒲、远志、天竺黄各 9g。水煎服。(《宁夏中草药手册》)

④治头风眩晕耳鸣或伴有恶心：菖蒲、菊花、蔓荆子各 9g，蝉蜕 6g，赭石、龙骨各 15g。水煎服。(《宁夏中草药手册》)

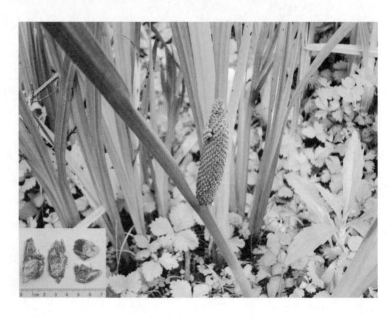

水蓼

【别名】辣蓼草、红辣蓼、辣子草、柳蓼。

【来源】为蓼科植物水蓼 *Persicaria hydropiper*（L.）Spach 的地上部分。

【植物形态】一年生草本。茎直立，多分枝，节部膨大。叶披针形或椭圆状披针形，顶端渐尖，基部楔形，全缘，叶腋具闭花受精花；托叶鞘筒状，膜质。总状花序呈穗状，顶生或腋生，下垂，花稀疏，下部间断；苞片漏斗状，边缘膜质，苞内具花；花被5深裂，椭圆形；雄蕊6；花柱2~3，柱头头状。瘦果卵形，双凸镜状或具3棱，密被小点，包于宿存花被内。

【生长环境】生长于河滩、水沟边、山谷湿地。

【采　　制】7~8月花期，割起地上部分，铺地晒干或鲜用。

【性味功效】辛、苦，平。归脾、胃、大肠经。行滞化湿，散瘀止血，祛风止痒，解毒。

【应　　用】用于湿滞内阻，脘闷腹痛，泄泻，痢疾，小儿疳积，崩漏，血滞经闭，痛经，跌打损伤，风湿痹痛，便血，外伤出血，皮肤瘙痒，湿疹，风疹，足癣，痈肿，毒蛇咬伤。

【选　　方】①治霍乱，四肢烦，身冷汗出：水蓼（切）、香薷（择切）各二两。上二味，以水五盏，煎取三盏，去滓，分温三服。（《圣济总录》水蓼饮）

②治小儿疳积：水蓼全草15~18g，麦芽12g。水煎，早晚饭前2次分服，连服数日。《浙江民间常用草药》）

③治风湿疼痛：水蓼15g，威灵仙9g，桂枝6g。煎服。（《安徽中草药》）

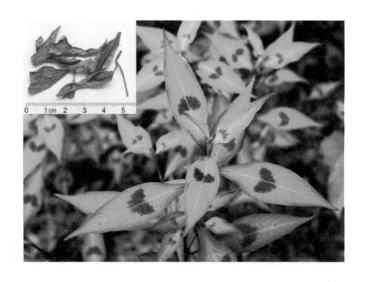

水茄

【别名】刺茄、洋毛辣、刺蔷茄。

【来源】为茄科植物水茄 Solanum torvum Sw. 的根。

【植物形态】灌木。小枝疏具基部扁的皮刺，皮刺长 0.3~1cm，尖端稍弯。叶单生或双生，卵形或椭圆形，先端尖，基部心形或楔形，两侧不等，半裂或波状，裂片常 5~7，下面中脉少刺或无刺，侧脉 3~5 对，有刺或无刺；叶柄长 2~4cm，具 1~2 刺或无刺；小枝、叶、叶柄、花序梗、花梗、花萼、花冠裂片均被星状毛，或兼有腺毛；浆果球形，黄色，无毛；果柄长约 1.5cm；种子盘状。

【生长环境】生长于热带地方的路旁、荒地、沟谷及村庄附近等潮湿地方。

【采　　制】全年均可采，洗净，切片，鲜用或晒干。

【性味功效】味辛；性平；小毒。活血消肿止痛。

【应　　用】用于胃痛；痧症；闭经；跌打瘀痛；腰肌劳损；痈肿；疔疮。

【选　　方】治咽喉炎：刺茄根 15g，和尚头草 30g，水煎服。(《全国中草药汇编》)

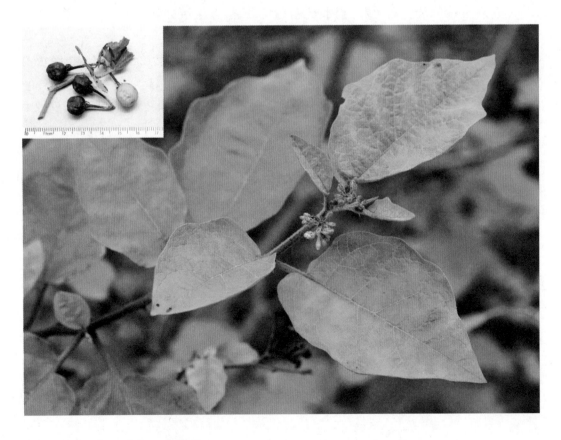

水蜈蚣

【别名】三荚草、金钮子、金钮草、球头草。

【来源】为莎草科植物短叶水蜈蚣 *Kyllinga brevifolia* Rottb. 的全草。

【植物形态】多年生草本。根茎长而匍匐，外被膜质鳞片，具多数节间，每节上生一秆。秆散生，扁三棱形。叶质软，狭线形，末端渐尖，上部边缘和背部中肋具细刺。叶状苞片 3，极展开。穗状花序单生，球形或卵球形，具密生的小穗；小穗披针形或长圆状披针形，压扁，有 1 花；雄蕊 3，花药线形；雌蕊 1，花柱细长，柱头 2。小坚果倒卵状长圆形，扁双凸状，表面密具细点。

【生长环境】生长于水边、路旁、水田及旷野湿地。

【采　　制】全年可采，洗净，鲜用或晒干用。

【性味功效】辛，平。归肺、肝经。疏风解表，清热利湿，止咳化痰，祛瘀消肿。

【应　　用】用于伤风感冒，支气管炎，百日咳，疟疾，痢疾，肝炎，乳糜尿，跌打损伤，风湿性关节炎；外用治蛇咬伤，皮肤瘙痒，疖肿。

【选　　方】①治时疫发热：水蜈蚣、威灵仙，水煎服。（《岭南采药录》）

②治百日咳，支气管炎，咽喉肿痛：水蜈蚣干品一两至二两。水煎服。（《常用中草药手册》）

③治一般蛇伤：水蜈蚣二两。捣烂，酒二两冲，内服一两，一两搽抹伤口四周。（《广西药植图志》）

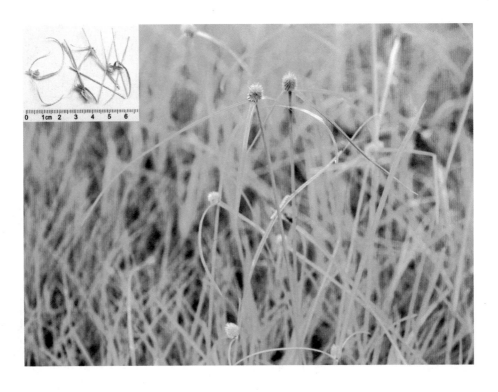

水杨梅

【别名】水杨柳、水毕鸡、串鱼木。

【来源】为茜草科植物细叶水团花 *Adina rubella* Hance. 的干燥带花果序。

【植物形态】落叶灌木。叶对生，近无柄，薄革质，卵状披针形或卵状椭圆形，先端渐尖或短尖，基部宽楔形或近圆，两面无毛或被柔毛。托叶早落。头状花序，单生，顶生或兼有腋生；花序梗稍被柔毛；小苞片线形或线状棒形；萼筒疏被柔毛，萼裂片匙形或匙状棒形，裂片5，三角形，紫红色；果序径 0.8~1.2cm；蒴果长卵状楔形，长 3mm。

【生长环境】生于低海拔疏林中或旷野。

【采　　制】9~11 月果实未完全成熟时采摘，除去枝叶及杂质，干燥。

【性味功效】苦、涩、凉。归胃、大肠经。清热解毒。

【应　　用】用于菌痢，肝炎，阴道滴虫病。

【选　　方】治妇女小腹痛：水杨梅三至五钱，水煎服。(《湖南药物志》)

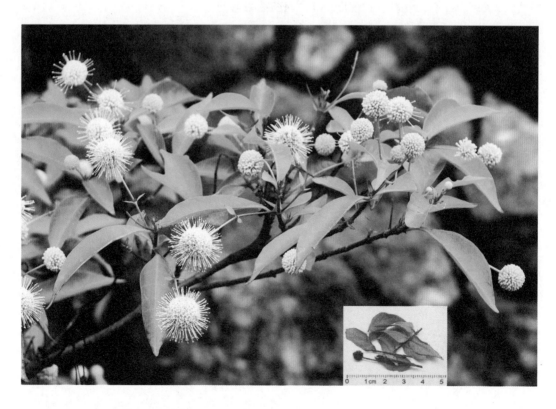

水竹叶

【别名】鸡舌草、鸡舌癀、小叶挂蓝青。

【来源】为鸭跖草科植物水竹叶 *Murdannia triguetra*（Wall.）Bruckn. 的全草。

【植物形态】多年生草本。根状茎长而横走，具叶鞘，节具细长须状根；茎肉质，下部匍匐，节生根，上部上升，多分枝，密生1列白色硬毛；叶无柄；叶片下部有睫毛和叶鞘合缝处有1列毛，叶片竹叶形，平展或稍折叠，先端渐钝尖；花序具单花，顶生兼腋生，顶生者梗长，腋生者短，花序梗中部有一条状苞片。蒴果卵圆状三棱形，两端钝或短尖，种子短柱状，不扁，红灰色。

【生长环境】生于阴湿地区或水边、稻田中。

【采　　制】夏、秋季采收，洗净，鲜用或晒干。

【性味功效】甘，寒。归肺，膀胱经。清热解毒；利尿。

【应　　用】用于发热；咽喉肿痛；肺热喘咳；咯血；热淋；热痢；痈疖疔肿；蛇虫咬伤。

【选　　方】①治肺炎高热喘咳：鲜水竹叶五至八钱。酌加水煎，调蜜服，每日二次。（《泉州本草》）
②治口疮舌烂：鲜水竹叶二两，捣汁，开水一杯，漱口，约5~6分钟，一日数次。（《验方汇集》）

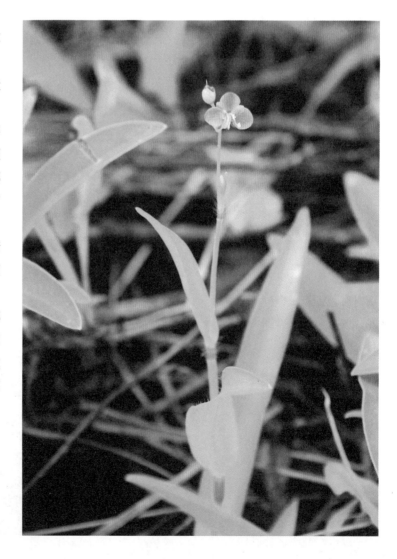

天冬

【别名】三百棒、丝冬、老虎尾巴根。

【来源】为百合科植物天冬 *Asparagus cochinchinensis* (Lour.) Merr. 的干燥块根。

【植物形态】攀援植物。根在中部或近末端成纺锤状膨大，茎平滑，常弯曲或扭曲，分枝具棱或狭翅。叶状枝通常每3枚成簇，扁平或由于中脉龙骨状而略呈锐三棱形，稍镰刀状，茎上的鳞片状叶基部延伸为长2.5~3.5mm 的硬刺，在分枝上的刺较短或不明显。花通常每2朵腋生，淡绿色；浆果直径 6~7mm，熟时红色，有1颗种子。花期5~6月，果期8~10月。

【生长环境】生于海拔 1750m 以下的山坡、路旁、疏林下、山谷或荒地上。

【采　　制】秋、冬二季采挖，洗净，除去茎基和须根，置沸水中煮或蒸至透心，趁热除去外皮，洗净，干燥。

【性味功效】甘、苦，寒。归肺、肾经。养阴润燥，清肺生津。

【应　　用】用于肺燥干咳，顿咳痰黏，腰膝酸痛，骨蒸潮热，内热消渴，热病津伤，咽干口渴，肠燥便秘。

【选　　方】①治虚劳骨蒸，潮热盗汗：用人参，黄芪，白术，甘草，茯苓，五味子，当归，地黄，熟地黄，天冬，麦冬，白芍，柴胡，姜厚朴，地骨皮，黄柏，知母，陈皮，生姜，大枣。水煎煮，每日一剂，分三次服。(《十药神书》)
②气血阴阳皆虚见五心烦热，四肢无力，咳嗽咽干，骨蒸，自汗或盗汗等症：黄芪，天冬，鳖甲，地骨皮，秦艽，茯苓，柴胡，紫菀，法半夏，白芍，桑白皮，地黄，炙甘草，人参，肉桂，桔梗。水煎煮，每日一剂，分三次服。(《卫生宝鉴》)

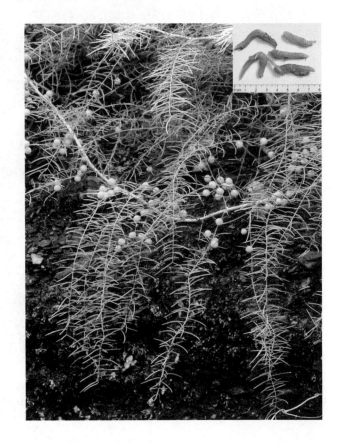

天胡荽

【别名】满天星、圆地炮、龙灯碗、小叶铜钱草。

【来源】为伞形科植物天胡荽 *Hydrocotyle sibthorpioides* Lam. 的全草。

【生长环境】通常生长在湿润的草地、河沟边、林下；海拔475~3000m。

【采　制】夏、秋二季采收、洗净，鲜用或晒干。

【性味功效】微苦、辛，凉。归脾、胆、肾经。清热利湿，解毒消肿。

【应　用】用于黄疸，痢疾，水肿，淋症，目翳，喉肿，痈肿疮毒，带状疱疹，跌打损伤。

【选　方】①治肝炎发黄：鲜地星宿五钱至八钱（干的三至五钱），茵陈蒿五钱。煎水吃，日服三次。(《贵阳民间药草》)

②治急性黄疸性肝炎：鲜天胡荽一至二两，白糖一两，酒水各半煎服，每日一剂。(《江西草药》)

【植物形态】多年生草本，有气味。茎细长而匍匐，平铺地上成片，节上生根。叶片膜质至草质，圆形或肾圆形，基部心形，两耳有时相接，不分裂或5~7裂，裂片阔倒卵形，边缘有钝齿，表面光滑，背面脉上疏被粗伏毛，有时两面光滑或密被柔毛；伞形花序与叶对生，单生于节上；花序梗纤细，果实略呈心形，两侧扁压，中棱在果熟时极为隆起，花果期4~9月。

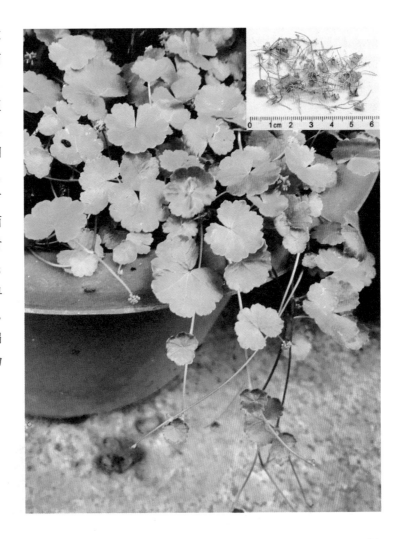

天南星

【别名】南星、半边莲、狗爪半夏。

【来源】为天南星科植物天南星 *Arisaema erubescens* (Wall.) Schott 的干燥块茎。

【植物形态】块茎扁球形，顶部扁平，周围生根，常有若干侧生芽眼。叶常单1，叶片鸟足状分裂，裂片13~19，有时更少或更多，倒披针形、长圆形、线状长圆形，花序柄长30~55cm，从叶柄鞘筒内抽出。佛焰苞管部圆柱形。肉穗花序两性和雄花序单性。两性花序：浆果黄红色、红色，圆柱形，种子黄色，具红色斑点。

【生长环境】生于林下、灌丛或草地。

【采　制】秋、冬二季茎叶枯萎时采挖，除去须根及外皮，干燥。

【性味功效】苦、辛，温；有毒。归肺、肝、脾经。散结消肿。外用治痈肿，蛇虫咬伤。

【应　用】外用生品适量，研末以醋或酒调敷患处。

【选　方】①治风寒湿邪侵袭经络，肢体筋脉挛痛，关节伸屈不利，疼痛游走不定，卒中后手足不仁，日久不愈，经络中有痰湿死血，腰腿沉重，或腿臂间作痛，跌打损伤，瘀阻经络而疼痛者：制川乌，制草乌，地龙，制天南星，醋乳香，醋没药。水煎煮，每日一剂，分三次服。(《太平惠民和剂局方》)
②治破伤风，牙关紧急，角弓反张，甚则咬牙缩舌，亦治疯犬咬伤，外治跌打损伤，金疮出血：制天南星，防风，白芷，天麻，羌活，制白附子。水煎煮，每日一剂，分三次服。(《外科正宗》)

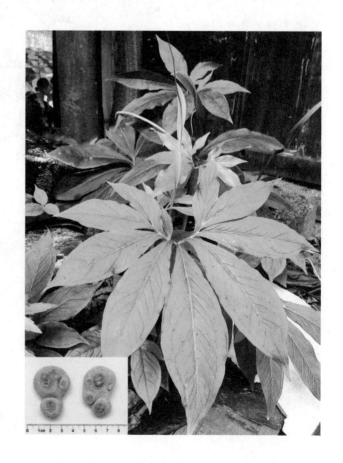

化橘红

【别名】毛橘红、橘红皮、光七爪、化州橘红、兴化红。

【来源】为芸香科植物化州柚 *Citrus grandis 'Tomentosa'* 的未成熟干燥果实及干燥外层果皮。

【植物形态】常绿小乔木。枝干直立，枝条粗壮，斜生，幼枝上被浓密柔毛，并有微小针刺。叶互生；叶柄的叶翼倒心形；全体有毛，主脉及叶翼边缘尤多；叶片肥厚柔软，长椭圆形，先端浑圆或微凹入，基部圆钝，边缘浅波状，上面深绿色，主脉上有柔毛，下面深黄绿色，主脉上亦有柔毛。花极香，单生或腋生花序；花瓣白色，未成熟的果实果皮被毛。成熟的果实圆形或略扁，大小不一，呈柠檬黄色。油室大而明显。种子扁圆形或扁楔形，白色或带黄色。

【生长环境】产于以广东化州罗江流域两岸为中心，核心区域包括平定、文楼、合江和中住及其周边地区。

【采　　制】夏季果实未成熟时采收，置沸水中略烫后，将果皮割成 5 或 7 瓣，除去果瓤和部分中果皮，压制成形，干燥。

【性味功效】辛、苦，温。归肺、脾经。理气宽中，燥湿化痰。

【应　　用】用于咳嗽痰多，食积伤酒，呕恶痞闷。

【选　　方】①治痰喘：化橘红、半夏各 15g，川贝母 9g，共研细末。每服 6g，开水送下。(《常见病验方研究参考资料》)

②治支气管炎：过江龙 30g，化橘红 15g，杏仁 9g，煎服 (《云南中草药》)

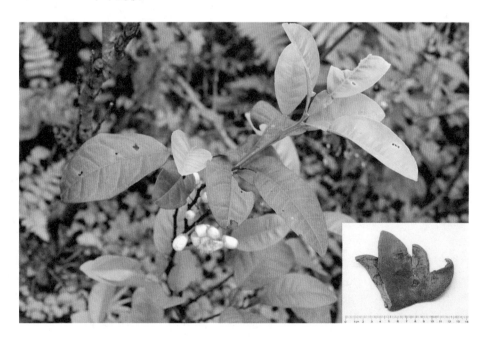

乌桕

【别名】腊子树、桕子树、木子树。

【来源】为大戟科植物乌桕 *Triadica sebifera*（Linnaeus）Small 的根皮。

【植物形态】乔木，具乳状汁液。叶互生，纸质，叶片菱形、菱状卵形或稀有菱状倒卵形，顶端骤然紧缩具长短不等的尖头，基部阔楔形或钝，全缘；中脉两面微凸起，侧脉6~10对，网状脉明显；叶柄纤细，顶端具2腺体。花单性，雌雄同株，聚集成顶生总状花序花小，黄绿色，形状似毛毛虫。蒴果梨状球形，成熟时黑色，具3种子；种子扁球形，黑色，外被白色、蜡质的假种皮。

【生长环境】生于旷野、塘边或疏林中。

【采　制】10月至次年2月挖根，取根皮洗净，晒干。

【性味功效】苦，微温。有小毒。入肺、脾、肾、大肠经。清热利湿，拔毒消肿。

【应　用】用于水肿、膨胀、癥瘕积聚、二便不通、湿疮、疥癣、疔毒。

【选　方】①治水气，小便涩，身体虚肿：乌桕皮二两，木通一两（锉），槟榔一两。上药，捣细罗为散，每服不计时候，以粥饮调下二钱。（《太平圣惠方》）
②治毒蛇咬伤：乌桕树二层皮（鲜30g，干15g），捣烂，米酒适量和匀，去渣，1次饮至微醉为度，将酒渣敷伤口周围。（《岭南草药志》）

【附　注】①乌桕叶：为本植物的叶。微温，有毒。归心经。叶多鲜用。泻下逐水；消肿散瘀；解毒杀虫。用于水肿；大、小便不利；腹水；湿疹；疥癣；痈疮肿毒；跌打损伤；毒蛇咬伤。
②乌桕子：熟时采摘，取出种子，鲜用或晒干。甘，凉；有毒。归肾、肺经。拔毒消肿，杀虫止痒。用于湿疹、癣疮、皮肤皲裂、水肿、便秘。

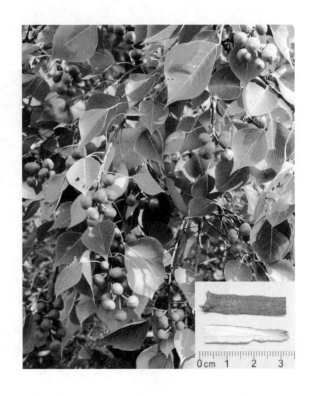

乌蕨

【别名】乌韭、大叶金花草、小叶野鸡尾。

【来源】为鳞始蕨科植物乌蕨 *Stenoloma chusanum* Ching 的全草。

【植物形态】根状茎短而横走，粗壮，密被赤褐色的钻状鳞片。叶近生，叶柄上面有沟，除基部外，通体光滑；叶片披针形，先端渐尖，四回羽状；羽片15~20对，互生，密接，卵状披针形，先端渐尖，基部楔形，下部三回羽状；叶脉上面不显，下面明显。叶草质，通体光滑。孢子囊群边缘着生，每裂片上1~2枚；囊群盖灰棕色，革质，半杯形，宽与叶缘等长，宿存。

【生长环境】生于林下或溪边阴湿地。

【采　　制】四季可采，洗净晒干或鲜用。

【性味功效】苦，寒。清热解毒，祛暑利湿，凉血止血。

【应　　用】用于痈肿疮疖，肠痈，水火烫伤。

【选　　方】①治肠炎：乌蕨30g，水煎剂。(《中草药大典》)

②治烫伤：乌蕨炒焦，研细末，食油调搽。(《中草药大典》)

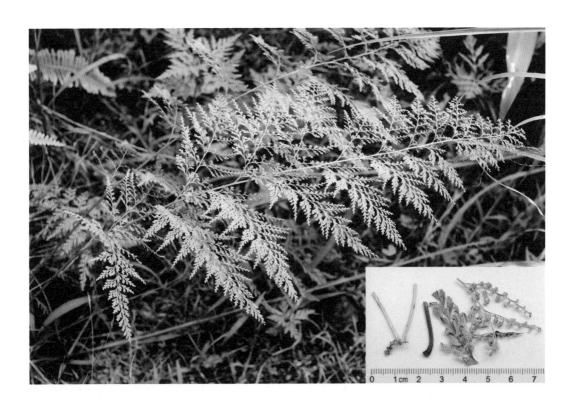

乌蔹莓

【别名】五爪龙、虎葛、五叶藤。

【来源】为葡萄科植物乌蔹莓 *Cayratia japonica*（Thunb.）Gagnep. 的全草。

【植物形态】草质藤本。茎圆柱形，有纵棱纹。卷须 2~3 叉分枝，相隔 2 节间断与叶对生。叶为鸟足状 5 小叶，中央小叶长椭圆形或椭圆披针形，顶端急尖或渐尖，基部楔形，侧生小叶椭圆形或长椭圆形，边缘每侧有 6~15 个锯齿，上面绿色，无毛，下面浅绿色，无毛或微被毛；侧脉 5~9 对，网脉不明显。花序腋生，复二歧聚伞花序。果实近球形，有种子 2~4 颗；种子三角状倒卵形。

【生长环境】生山谷林中或山坡灌丛，海拔 300~2500m。

【采　　制】夏、秋季采收全草或根，除去杂质，切段。晒干备用或鲜用。

【性味功效】苦、酸，寒。心、肝、胃经。解毒消肿，活血散瘀，利尿，止血。

【应　　用】用于咽喉肿痛，目翳，咯血，血尿，痢疾；外用治痈肿，丹毒，腮腺炎，跌打损伤，毒蛇咬伤。内服：煎汤 15~30g；研末、泡酒或捣烂取汁。外用：捣烂外敷。

【选　　方】①治一切肿毒，发背、乳痈、便毒、恶疮初起者：全草或根一握，生姜一块。捣烂，入好酒一盏，绞汁热服，取汗，以渣敷之。用大蒜代姜亦可。（《寿域神方》）

②治项下热肿（俗名虾蟆瘟）：乌蔹莓捣敷之。（《丹溪纂要》）

③治小便尿血：阴干为末，每服二钱，白汤下。（《卫生易简方》）

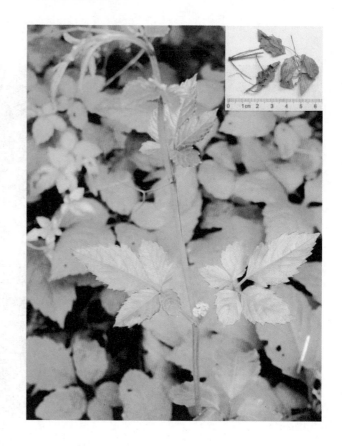

乌毛蕨

【别名】乌毛蕨贯众、管众、贯仲、龙船蕨。

【来源】为乌毛蕨科植物乌毛蕨 *Blechnum orientale* L. 的干燥根茎及带叶柄残基。

【植物形态】根状茎直立，粗短，木质，黑褐色，先端及叶柄下部密被鳞片。鳞片狭披针形。叶簇生于根状茎顶端，坚硬，基部往往为黑褐色，无毛；叶片卵状披针形，一回羽状；羽片无柄。叶脉上面明显，主脉两面隆起。叶近革质，无毛。孢子囊群线形，连续，紧靠主脉两侧，与主脉平行，仅线形或线状披针形的羽片能育（通常羽片上部不育）；囊群盖线形，开向主脉，宿存。

【生长环境】生于酸性土壤的灌丛中或沟溪边。为中国热带和亚热带地区的酸性土壤指示植物，其生长地土壤的 pH 为 4.5~5.0。

【采　　制】全年可采收，削柄、须根，洗净，晒干；或趁鲜时切成块片，晒干。

【性味功效】苦，凉。归肝、胃经。清热解毒，凉血止血，驱虫。

【应　　用】用于风热感冒，温热斑疹，吐血，衄血，肠风血痢，血崩，带下，驱绦虫、蛔虫、蛲虫等。内服采用煎汤方法，一般取 6~15g，大剂量可用至 60g。

【选　　方】① 治流感、乙脑：乌毛蕨 12g，板蓝根 15g，大青叶 12g。水煎服。（《中国药用孢子植物》）

② 治无名肿毒，红热辣痛：乌毛蕨、小金衣草、救必应各 60g。水煎温服。药渣捣烂加盐少许外敷患处。（《中国民间生草药原色图谱》）

③ 治蛔虫病、钩虫病：乌毛蕨 15g，使君子 9g。水煎服。（《中国药用孢子植物》）

【附　　注】乌毛蕨叶，又称"东方乌毛蕨叶"，为本植物的叶。亦供药用，有拔毒生肌，消肿止痛之功效，民间有叶捣烂外敷，治痈疮肿痛。

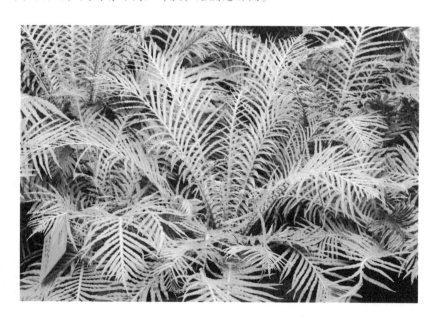

乌药

【别名】天台乌药、细叶樟、白叶子树。

【来源】为樟科植物乌药 Lindera aggregata（Sims）Kosterm 的干燥块根。

【植物形态】常绿灌木或小乔木。根有纺锤状或结节状膨胀，棕黄色至棕黑色，表面有细皱纹，有香味，微苦，有刺激性清凉感。幼枝青绿色，密被金黄色绢毛，老时无毛，干时褐色。叶互生，卵形、椭圆形至近圆形，先端长渐尖或尾尖，基部圆形，革质或近革质，上面绿色，有光泽，下面苍白色，幼时密被棕褐色柔毛，后渐脱落，三出脉。伞形花序腋生，花被片6。果卵形或有时近圆形。

【生长环境】生于海拔 200~1000m 向阳坡地、山谷或疏林灌丛中。

【采　　制】全年均可采挖，除去细根，洗净，趁鲜切片，晒干，或直接晒干。

【性味功效】辛，温。归肺、脾、肾、膀胱经。行气止痛，温肾散寒。

【应　　用】用于寒凝气滞，胸腹胀痛，气逆喘急，膀胱虚冷，遗尿尿频，疝气疼痛，经寒腹痛。

【选　　方】①治疗七情郁结，上气喘急：乌药、沉香、人参、槟榔，治疗七情郁结，上气喘急。（《济生方》）

②治疗小肠疝气所牵引腹痛：乌药、木香、青皮、茴香、高良姜、槟榔、川楝子。（《医学发明》）

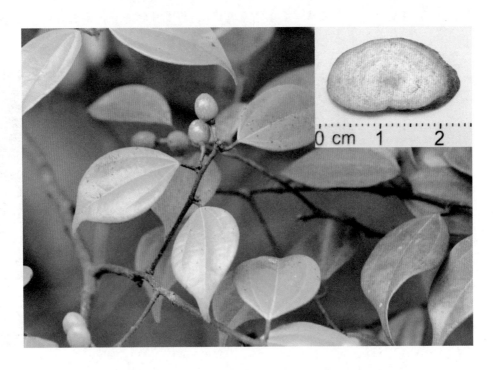

无根藤

【别名】无头草、无爷藤、罗网藤。

【来源】为樟科植物无根藤 *Cassytha filiformis* L. 的全草。

【植物形态】寄生缠绕草本植物，借盘状吸根攀附于寄主植物上。茎线形，绿色或绿褐色，稍木质，幼嫩部分被锈色短柔毛，老时毛被稀疏或变无毛。叶退化为微小的鳞片。穗状花序长 2~5 厘米，密被锈色短柔毛；苞片和小苞片微小，子房卵珠形，几无毛，花柱短，略具棱，柱头小，头状。果小，卵球形，包藏于花后增大的肉质果托内，但彼此分离，顶端有宿存的花被片。花、果期 5~12 月。

【生长环境】生于山坡灌木丛或疏林中，海拔 980~1600m。

【采　　制】四季可采，洗净晒干或鲜用。

【性味功效】化湿消肿，通淋利尿。

【应　　用】用于肾炎水肿、尿路结石、尿路感染、跌打疖肿及湿疹。

【选　　方】① 治痛风及中风瘫痪、筋脉拘急、日夜作痛、叫呼不已：青藤四两，钩藤四两，红藤（即理省藤）四两，丁公藤（又名风藤）四两，桑络藤四两，菟丝藤（即无根藤）四两，天仙藤（即青木香）四两，阴地蕨（名地茶，取根）四两，忍冬藤二两，五味子（俗名红内消）二两。上切细，以无灰老酒 1 大斗，用瓷罐 1 个盛酒，其药用真绵包裹，放酒中浸之，密封罐口，不可泄气，春、秋 7 日，冬 10 日，夏 5 日。每服 1 盏，1 日 3 次。病在上，食后及卧后服；病在下，空心食前服。(《医学正传》)
② 治小儿肝热，肌肤消瘦，手足心热，精神萎靡：无根藤每日二两，酌加水，煎取半碗，分两次服。(《福建民间草药》)

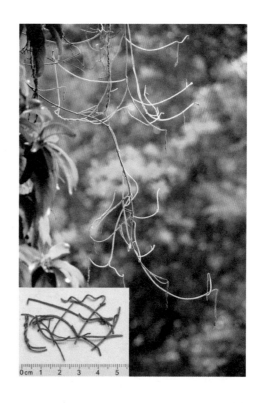

无患子

【别名】木患子、油患子、苦患树。

【来源】为无患子科植物无患子 *Sapindus mukorossi* Gaertn. 植物的干燥种子。

【植物形态】落叶大乔木，叶连柄长 25~45cm 或更长，叶轴稍扁，上面两侧有直槽，无毛或被微柔毛；小叶 5~8 对，通常近对生，叶片薄纸质，长椭圆状披针形或稍呈镰形，花序顶生，圆锥形；花小，辐射对称，花梗常很短；萼片卵形或长圆状卵形，花瓣 5，披针形，有长爪，果发育近球形，橙黄色，干时变黑。花期春季，果期夏秋。

【生长环境】各地寺庙、庭院和村边常见栽培。

【采　　制】采集成熟果实，除去果肉，取种子，晒干。

【性味功效】涩，平。益精，消炎。

【应　　用】用于白喉症，精囊病，淋浊尿频。

【选　　方】①治哮喘：无患子煅灰，开水冲服，小儿每次六分，成人每次二钱，每日一次，连服数天。(《岭南草药志》)

②治虫积食滞：无患子五至七粒，煨熟吃，每日一次，可连服数日。(《广西民间常用草药》)

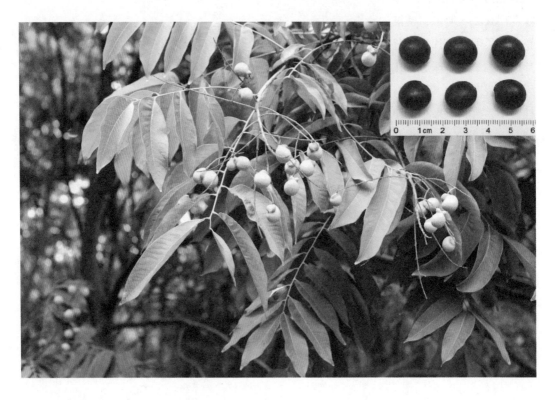

五月茶

【别名】五味叶、酸味树、五味菜。

【来源】为大戟科植物五月茶 *Antidesma bunius*（L.）Spreng. 的根、叶或果。

【植物形态】乔木。叶纸质，长椭圆形、倒卵形或长倒卵形，先端尖或圆，有短尖头，基部宽楔形或楔形，上面深绿色，常有光泽，侧脉7~11对；托叶线形，早落。雄花序为顶生穗状花序，花萼杯状，顶端3~4裂，裂片卵状三角形；雄蕊3~4，着生花盘内面；花盘杯状，全缘或不规则分裂；退化雌蕊棒状；雌花序为顶生总状花序；雌花花萼和花盘与雄花同。核果近球形或椭圆形，熟时红色。

【生长环境】山地疏林中。

【采　　制】根、叶，全年均可采；果，夏、秋季采收。采后洗净，晒干。

【性味功效】酸，平。归肺，肾经。健脾；生津；活血；解毒。

【应　　用】用于食少泄泻；津伤口渴；跌打损伤；痈肿疮毒。

【选　　方】①治疮毒：叶适量，煎煮后洗于患处或身体即可。（《450种中草药野外识别手册4》）

②治咳嗽、口渴：根30g，煎服。（《450种中草药野外识别手册4》）

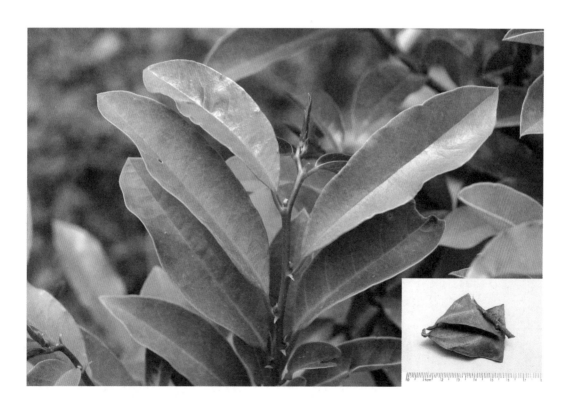

五指毛桃

【别名】五指牛奶、土黄芪、土五加皮。

【来源】为桑科植物粗叶榕 *Ficus hirta* Vahl 的干燥根。

【植物形态】小乔木或灌木。叶互生，纸质，长椭圆状卵形或宽卵形，具细锯齿，沿主脉和侧脉被刚毛，托叶卵状披针形，膜质，红色，被柔毛；榕果成对腋生或生于落叶枝上，球形或椭圆状球形，被刚毛。雄花生于榕果内壁近口部，具梗，花被片4，披针形，红色，雄蕊2~3，花药长于花丝；瘿花花被片4，花柱短，侧生，柱头漏斗形；雌花生雌株榕果内，花被片4；瘦果椭圆状球形，光滑。

【生长环境】生于山林中或山谷灌木丛中，以及村寨沟旁。

【采　　制】全年均可采挖，除去细根，泥沙，洗净，趁鲜切段或块片，晒干。

【性味功效】甘，微温。归肺、脾、胃、大肠、肝经。益气健脾，祛痰化湿，舒筋活络。

【应　　用】用于肺虚痰喘，脾胃气虚，肢倦无力，食少腹胀，水肿，带下，风湿痹痛，腰腿痛。

【选　　方】治急性黄疸性肝炎、较重的慢性肝炎：穿破石二市斤，五指毛桃半市斤，葫芦茶三两，加水浸煮两次，浓缩至1500毫升，加白糖300克，入防腐剂，静置，过滤。较重者每天服90毫升，分两次服；轻者，每天服45毫升，一次服完.以一个月为一疗程。（广州市卫生管理局《新医药通讯》(2)）

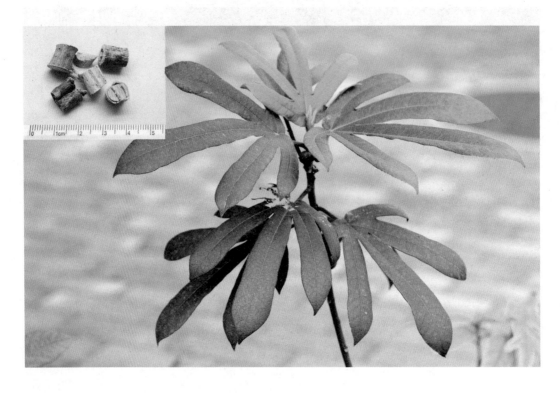

云实

【别名】天豆、水皂角、马豆、铁场豆。

【来源】为豆科植物云实 *Caesalpinia decapetala*（*Roxb.*）Alston 的干燥根、茎和果实。

【植物形态】藤本；树皮暗红色；枝、叶轴和花序均被柔毛和钩刺。二回羽状复叶羽片 3~10 对，对生，具柄，基部有刺 1 对；小叶 8~12 对，膜质，长圆形，两面均被短柔毛，老时渐无毛。总状花序顶生，花瓣黄色，膜质，荚果长圆状舌形，脆革质，栗褐色，无毛，有光泽，沿腹缝线膨胀成狭翅，成熟时沿腹缝线开裂，先端具尖喙；种子 6~9 颗，椭圆状，种皮棕色。花果期 4~10 月。

【生长环境】生于山坡灌丛中及平原、丘陵、河旁等地。

【采　　制】全年均可采挖，除去泥沙，切片或剥取根皮、果皮，晒干。

【性味功效】味苦、涩，温，无毒，发表散寒、活血通经、解毒杀虫。

【应　　用】用于筋骨疼痛、跌打损伤。

【选　　方】① 治疟疾：云实三钱，水煎服。（江西《草药手册》）

② 治痢疾：阎王刺种子三钱炒焦，红糖五钱。水煎服。（《贵州草药》）

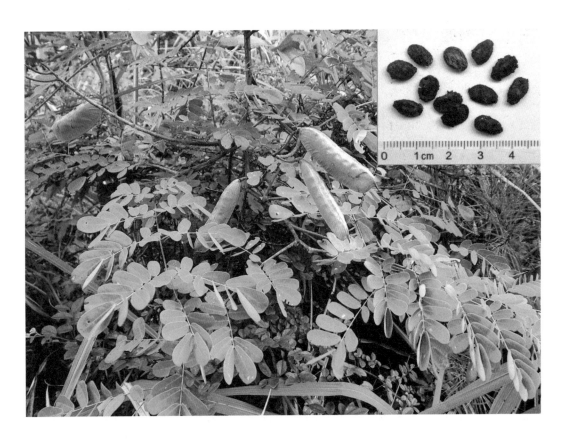

云芝

【别名】杂色云芝、彩绒革盖菌。

【来源】为多孔菌科真菌彩绒革盖菌 *Coriolus versicolor*（*L.ex Fr.*）*Quel* 的干燥子实体。

【植物形态】腐生真菌。子实体半圆伞状，硬木质，深灰褐色，外缘有白色或浅褐色边。菌盖长有短毛。无柄，有环状棱纹和辐射状皱纹。盖下色浅，有细密管状孔洞，内生孢子，管口面白色、淡黄色，管口每毫米 3~5 个。孢子圆柱形，无色，云芝覆瓦状排列，相互连接，长 1~10cm。

【生长环境】生于在海拔 3000m 以上的云杉树上。

【采　　制】全年均可采收，除去杂质，晒干。

【性味功效】甘，平。归心、脾、肝、肾经。健脾利湿，清热解毒。

【应　　用】用于湿热黄疸，胁痛，纳差，倦怠乏力。

【选　　方】治慢性活动性肝炎：云芝多糖（以粗提物的多糖含量折算）74g，蔗糖适量。取云芝多糖及蔗糖，混合，加水适量，制粒，50~60℃干燥，整粒，分装，制成 1000g，每袋 5g，含云芝多糖 0.37g。温开水送服，每次 1 袋，每日 2~3 次。（《吉林省药品标准》）

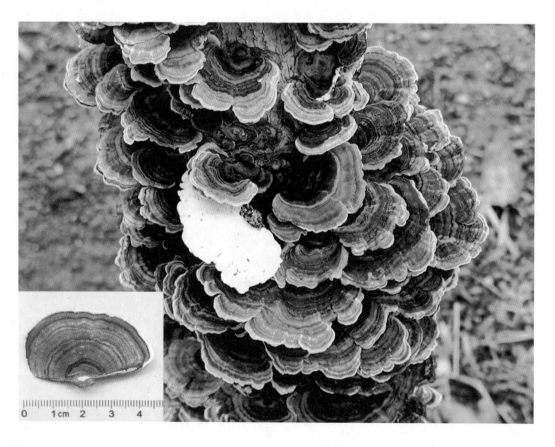

长春花

【别名】雁来红、日日草、日日新、三万花。

【来源】为夹竹桃科植物长春花 *Catharanthus roseus*（L.）G. Don 的全草。

【植物形态】半灌木；茎近方形。叶膜质，倒卵状长圆形，先端浑圆，有短尖头，基部广楔形至楔形，渐狭而成叶柄。聚伞花序腋生或顶生；萼片披针形或钻状渐尖；花冠红色，高脚碟状，花冠筒圆筒状；花冠裂片宽倒卵形；雄蕊着生于花冠筒的上半部，但花药隐藏于花喉之内，与柱头离生。蓇葖双生，直立，平行或略叉开；外果皮厚纸质，有条纹，被柔毛；种子黑色，长圆状圆筒形。

【生长环境】生于林边、路边、海滩及园地草丛中。

【采　　制】全年可采。洗净、切段，晒干备用或鲜用。

【性味功效】苦，寒，有毒。归肝、肾经。解毒抗癌，清热平肝。

【应　　用】用于多种肿瘤，高血压，痈肿疮毒，烫伤。

【选　　方】①治急性淋巴细胞白血病：长春花 15g。水煎服。（《抗癌本草》）
②治高血压：长春花全草 6~9g。煎服。（《广西本草选编》）

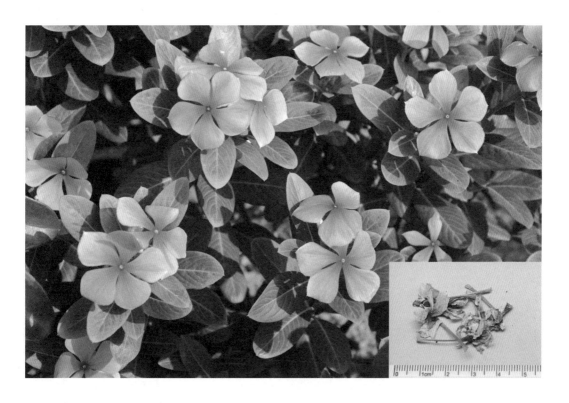

艾

【别名】艾蒿、白蒿、灸草、蕲艾。

【来源】为菊科植物艾 *Artemisia argyi* H. Lév. & Vaniot. 的干燥叶。

【植物形态】多年生草本或略成亚灌木状，植株有浓香。茎、枝被灰色蛛丝状柔毛。叶上面被灰白色柔毛，兼有白色腺点与小凹点，下面密被白色蛛丝状绵毛；基生叶具长柄；茎下部叶近圆形或宽卵形，羽状深裂，每侧裂片 2~3，裂片有 2~3 小裂齿。上部叶与苞片叶羽状分裂或不裂。头状花序椭圆形，排成穗状花序或复穗状花序，总苞片背面密被灰白色蛛丝状绵毛。瘦果长卵圆形或长圆形。

【生长环境】生于低海拔至中海拔地区的荒地、路旁河边及山坡等地。

【采　制】夏季花未开时采摘，除去杂质，晒干。

【性味功效】辛、苦，温；有小毒。归肝、脾、肾经。温经止血，散寒止痛；外用祛湿止痒。

【应　用】用于吐血，衄血，崩漏，月经过多，胎漏下血，少腹冷痛，经寒不调，宫冷不孕；外治皮肤瘙痒。醋艾炭温经止血，用于虚寒性出血。外用适量，供灸治或熏洗用。

【选　方】①治疗寒湿腿痛：艾叶四两，川椒一钱，透骨草一两，煎汤熏洗。(《疡医大全》)
②治鼻血不止：艾灰吹之，亦可以艾叶煎服。(《太平圣惠方》)

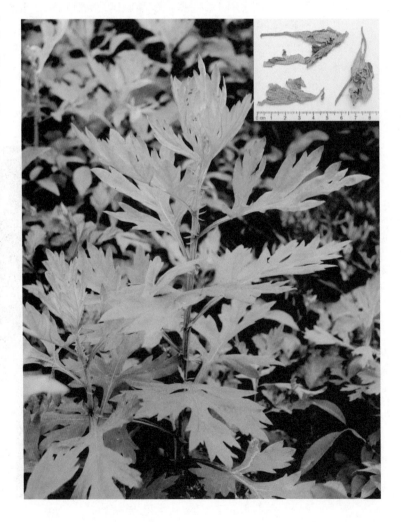

白背枫

【别名】驳骨丹、独叶埔姜、白鱼号、白花洋泡。

【来源】为马钱科植物狭叶醉鱼草 *Buddleja asiatica* Lour 的全株。

【植物形态】直立灌木或小乔木，高 1~8m。嫩枝条四棱形，老枝条圆柱形。叶对生，叶片膜质至纸质，狭椭圆形、披针形或长披针形，长 6~30cm，宽 1~7cm。总状花序窄而长，单生或者 3 至数个聚生于枝顶或上部叶腋内，再排列成圆锥花序；花冠白色，有时淡绿色，花冠管圆筒状。蒴果椭圆状；种子灰褐色，椭圆形，两端具短翅。花期 1~10 月，果期 3~12 月。

【生长环境】生于海拔 200~3000m 向阳山坡灌木丛中或疏林缘。

【采　　制】全年可采，鲜用或晒干。

【性味功效】辛、苦，温。有小毒。祛风利湿，行气活血。

【应　　用】用于妇女产后头风痛、胃寒作痛，风湿关节痛，跌打损伤，骨折；外用治皮肤湿痒、阴囊湿疹、无名肿毒。

【选　　方】治皮肤湿痒、阴囊湿疹、无名肿毒：白背枫适量煎水洗患处。（《全国中草药汇编》）

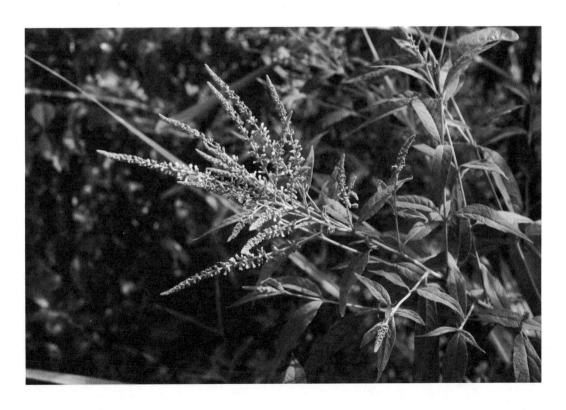

白背叶

【别名】野桐、叶下白、白帽顶。

【来源】为大戟科植物白背叶 *Mallotus apelta*（Lour.）Muell. Arg 的叶。

【植物形态】直立灌木或小乔木，高 1.5~3m。单叶互生；叶阔卵形，长 4.5~23cm，宽 3.5~16cm，先端渐尖，基部近截平或短截形或略呈心形，上面绿色，背面灰白色，密被星状绒毛；掌状脉 3 条。花单性异株；雄花序为不分枝或分枝的穗状花序，雄蕊多数，花丝分离，花药 2 室；雌穗状花序不分枝，雌花单生；花萼钟状；子房有软刺。蒴果近球形，种子近球形，黑色，光亮。花期 4~7 月，果期 8~11 月。

【生长环境】生于山坡路旁灌丛中或林缘。

【采　　制】全年均可采，鲜用或晒干。

【性味功效】苦，寒。清热，解毒，祛湿，止血。

【应　　用】用于化脓性中耳炎，鹅口疮，湿疹，跌打损伤，外伤出血。

【选　　方】①治鹅口疮：白背叶适量蒸水，用消毒棉卷蘸水拭抹患处，一日三次，连抹两日。（《岭南草药志》）②治外伤出血，溃疡：白背叶晒干，擦成棉绒样收贮，出血时取适量贴上，外加绷带固定。（《岭南草药志》）

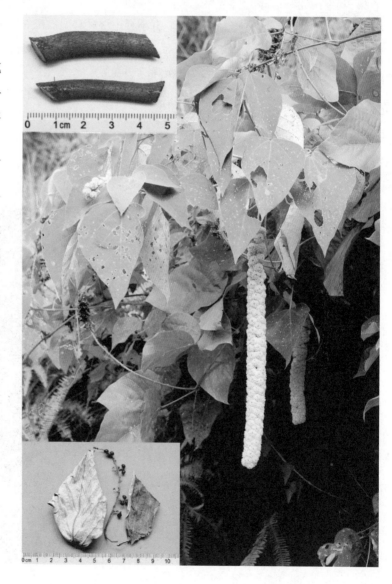

白粉藤

【别名】独脚乌桕、夜牵牛、青龙跌打、飞龙接骨。

【来源】为葡萄科植物白粉藤 *Cissus repens* Lamk. Encyc 的根、藤、叶或全草。

【生长环境】生于山谷疏林或山坡灌丛，海拔 100~1800m。

【采　　制】四季可采，鲜用或晒干。

【性味功效】根：微辛，平。藤、叶：苦，寒；有小毒。根：化痰散结，消肿解毒，祛风活络。藤、叶：拔毒消肿。

【应　　用】根：用于颈淋巴结结核，扭伤骨折，腰肌劳损，风湿骨痛，坐骨神经痛，疮疡肿毒，毒蛇咬伤。
藤、叶：用于疮疡肿毒，小儿湿疹。

【选　　方】①治黄疸，腹痛：白粉藤根 10~15g，鲜品倍量，煎汤或绞汁饮。(《贵州民间药物》)
②治疟疾：白粉藤全草 10~15g，煎汤服。(《贵州民间药物》)

【植物形态】草质藤本。小枝圆柱形，有纵棱纹，常被白粉，无毛。卷须 2 叉分枝，相隔 2 节间断与叶对生。叶心状卵圆形，顶端急尖或渐尖，基部心形，边缘每侧有 9~12 个细锐锯齿，上面绿色，下面浅绿色，两面均无毛；花序顶生或与叶对生；花瓣 4；雄蕊 4；子房下部与花盘合生。果实倒卵圆形，有种子 1 颗，种子倒卵圆形。花期 7~10 月，果期 11 月至翌年 5 月。

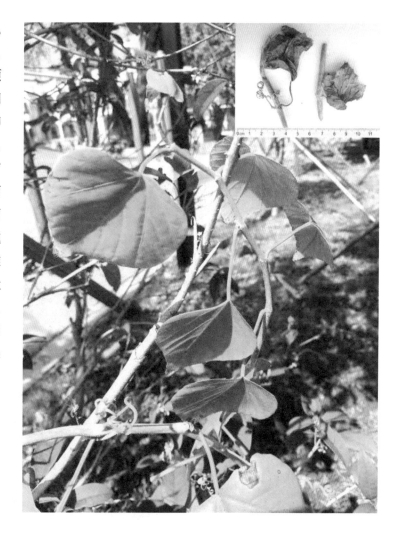

白花丹

【别名】照药、白花皂药、猛老虎、白花九股牛。

【来源】为白花丹科植物白花丹 Plumbago zeylanica L 的全草或根。

【植物形态】多年生亚灌木，高 2~3m。茎细弱，多分枝，节上带红色，除具腺外无毛。单叶互生；叶柄基部扩大而抱茎；叶片纸质，卵圆形至卵状椭圆形，长 4~10cm，宽 1.5~5cm，先端尖，基部阔楔形，全缘。穗状花序顶生或腋生，长 5~25cm；花萼管状，绿色；花冠白色或略带蓝色，高脚碟状；雄蕊 5，子房上位，1 室，柱头 5 裂。蒴果膜质。花期 10 月至翌年 3 月，果期 2 月至翌年 4 月。

【生长环境】生于气候炎热的地区，常见于阴湿的沟边或村边路旁的旷地。

【采　　制】全年均可采，切段晒干或鲜用。

【性味功效】辛、苦、涩，温，有毒。祛风除湿，行气活血，解毒消肿。

【应　　用】用于风湿痹痛，血瘀经闭，跌打扭伤，痈肿瘰疬，疥癣瘙痒，毒蛇咬伤。

【选　　方】治血瘀经闭：白花丹干根 30g，或加瘦猪肉 60g。水煎服。(《福建中草药》)

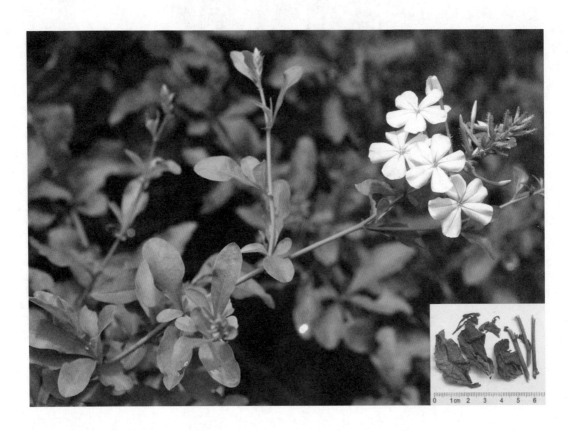

白花灯笼

【别名】毛赪桐、苦灯笼、鬼灯笼、灯笼草。

【来源】为马鞭草科植物白花灯笼 *Clerodendrum fortunatum* L. 的根或全株。

【植物形态】小乔木，高约 1m。叶对生，纸质，具短柄；叶片长椭圆形，长 5~16cm，宽 2~4cm，先端渐尖，基部宽楔形，全缘、微波状或具疏齿。夏季腋生聚伞花序，通常具 5~9 朵花；花萼蓝紫色，具 5 棱，膨大形似灯笼，外面有短毛；花冠白色，稍带紫色，筒内被疏毛；雄蕊 4，二强，不整齐着生，伸出花冠外；花柱比雄蕊短，柱头 2 裂。核果球形，熟时蓝绿色，包藏在宿萼内。

【生长环境】生于山地、路旁及村边灌木丛中。

【采　　制】全年可采，洗净，切片晒干。

【性味功效】微苦，凉。清热解毒，止咳镇痛。

【应　　用】用于感冒发热，咽喉炎，支气管炎，肺结核潮热，胃痛，疝痛，跌打损伤，疔疮疖肿。

【选　　方】①治肺结核咯血：毛赪桐 15~30g，煎汤内服。（《全国中草药汇编》）

②治咳嗽、感冒高热：毛赪桐 15~30g，水煎服。（《香港中草药》）

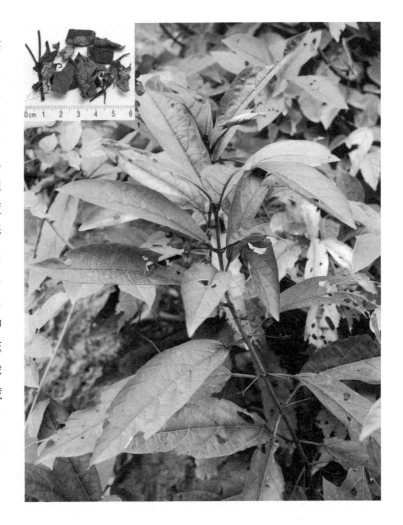

白花蛇舌草

【别名】蛇舌草、蛇总管、蛇舌癀、二叶葎。

【来源】为茜草科植物白花蛇舌草 *Scleromitrion diffusum*（Willd.）R. J. Wang 的全草。

【植物形态】一年生披散草本，高 15~50cm。茎略带方形或扁圆柱形，从基部发出多分枝。叶对生；叶片线形至线状披针形，先端急尖；托叶膜质，基部合生成鞘状。花单生或成对生于叶腋；萼筒球形，4 裂，裂片长圆状披针形；花冠白色，漏斗形，雄蕊 4，着生于冠筒喉部；子房下位，2 室；柱头 2 浅裂呈半球形。果扁球形。种子棕黄色，细小，具 3 个棱角。花期 7~9 月，果期 8~10 月。

【生长环境】生于潮湿的田边、沟边、路旁和草地。

【采　制】8~10 月采收，鲜用或晒干。

【性味功效】苦、甘，寒。清热解毒，活血消肿，利湿退黄。

【应　用】用于肺热喘嗽，肺痈，咽喉肿痛，肠痈，疔肿疮疡，毒蛇咬伤，热淋涩痛，水肿，痢疾肠炎，湿热黄疸，癌肿。

【选　方】①治阑尾炎：白花蛇舌草 120g 捣烂，榨汁半茶杯，配以同等分量淘米水或同样分量的蜜糖冲服。（《广东中药》）

②治疗疮痈肿，疮疖肿毒：（白花蛇舌草）鲜全草 30~60g，水煎服；另取鲜全草和冷饭捣烂，敷患处。（《福建中草药》）

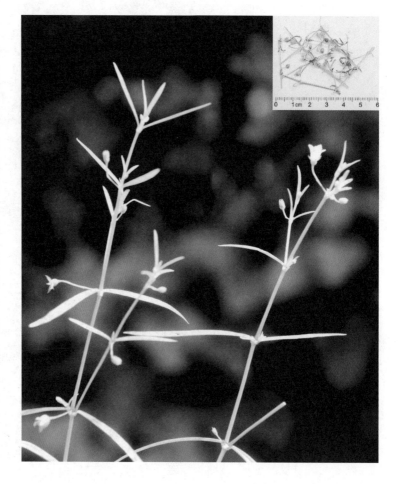

白花油麻藤

【别名】禾雀花、血枫藤、鸡血藤、大兰布麻。

【来源】为豆科植物白花油麻藤 *Mucuna birdwoodiana* Tutch. 的藤茎。

【植物形态】藤本，长达 10m。三出复叶，互生，小叶 3~5，革质；托叶卵形；叶片卵状椭圆形或椭圆形，长 8~13cm，宽 4~6cm，先端长渐尖或短尾状渐尖，基部广楔形或近圆形，侧生小叶基部斜形。总状花序腋生，长 30~38cm，有花 20~30 朵；蝶形花冠，淡绿白色，花长 7.5~8.5cm；雄蕊 10，二体。荚果木质，长条形，沿背腹线有锐翅。种子 5~10 颗，肾形，黑色。花期 4~9 月，果期 5~10 月。

【生长环境】生于海拔 800~2500m 的山地阴处及路旁、溪边，常攀援在乔木、灌木上。

【采　　制】夏、秋季采割茎藤，切段，晒干。

【性味功效】苦、甘，性平。补血活血，通经活络。

【应　　用】用于贫血，白细胞减少症，月经不调，麻木瘫痪，腰腿酸痛。

【选　　方】治闭经、小腹冷痛，得温则舒：白花油麻藤 12g，研末，用温酒送服，1 日 1 次。(《中国民间小单方》)

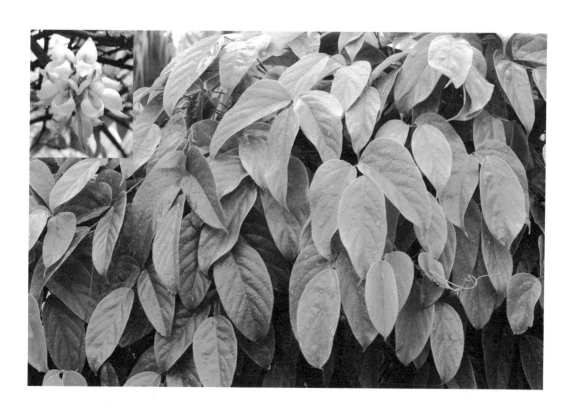

白及

【别名】连及草、地螺丝、白鸡儿。

【来源】为兰科植物白及 *Bletilla striata*（Thunb. ex Murray）Rchb. F. 的干燥块茎。

【植物形态】多年生草本，高 15~70cm。块茎肉质，肥厚，富黏性，三角状扁球形或不规则菱形，常数个相连，其上显有多个同心环形叶痕，形似"鸡眼"，又像"螺丝"。茎直立。叶片3~5，披针形或宽披针形。总状花序顶生，苞片长圆状披针形，花紫红或淡红色；萼片和花瓣近等长，唇瓣倒卵状椭圆形，白色带紫红色；雄蕊与雌蕊合为蕊柱。蒴果圆柱形。花期4~5月，果期7~9月。

【生长环境】生于山野、山谷较潮湿处。

【采　制】将块茎浸水中约1小时，经蒸煮至内面无白心时取出，晒或炕至表面干硬不黏结时，用硫黄熏1夜后，晒干或炕干，然后撞去残须，使表面呈光洁淡黄白色，晒去杂质。

【性味功效】苦、甘、涩，微寒。收敛止血，消肿生肌。

【应　用】用于咯血，吐血，外伤出血，疮疡肿毒，皮肤皲裂。

【选　方】①治支气管扩张咯血，肺结核咯血：白及、海螵蛸、三七各180g，共研细粉，每服9g，每日3次。（《全国中草药汇编》）

②治烫火伤灼：白及末，油调敷。（《济急仙方》）

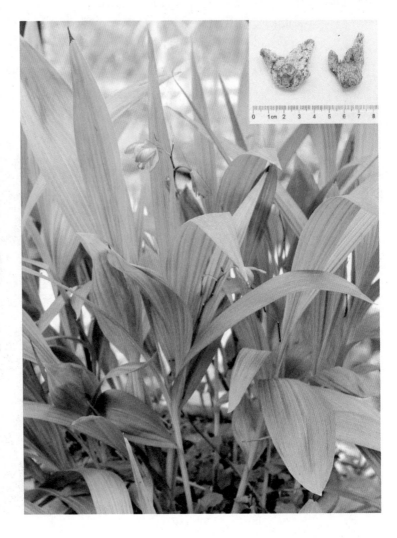

白蔹

【别名】白根、昆仑、猫儿卵、鹅抱蛋。

【来源】为葡萄科植物白蔹 Ampelopsis japonica（Thunb.）Makino 的块根。

【植物形态】藤本，以卷须攀援他物上升。块根纺锤形或块状，深棕红色，根皮栓化，易剥落。小枝光滑，棕褐色，具纵纹。叶互生，掌状复叶；小叶片通常 5 枚。聚伞花序与叶对生，常缠绕，花小，淡黄色；花瓣 5 片，卵圆形，后脱落；雄蕊 5 枚；花盘杯状，明显；子房着生花盘中央，2 室，花柱 1 枚，甚短。浆果球形，蓝色或蓝紫色。花期 6~7 月，果期 8~9 月。

【生长环境】生长于荒山的灌木丛中。

【采　　制】春、秋二季采挖，除去泥沙和细根，切成纵瓣或斜片，晒干。

【性味功效】苦，微寒。清热解毒，消痈散结，敛疮生肌。

【应　　用】用于痈疽发背，疔疮，瘰疬，烧烫伤。

【选　　方】①治痈肿：白蔹、乌头（炮）、黄芩各等分。捣末筛，和鸡子白敷上。（《普济方》）

②治瘰疬生于颈腋，结肿寒热：白蔹、甘草、玄参、木香、赤芍药、川大黄各半两。上药捣细罗为散，以醋调为膏，贴于患上，干即易之。（《太平圣惠方》）

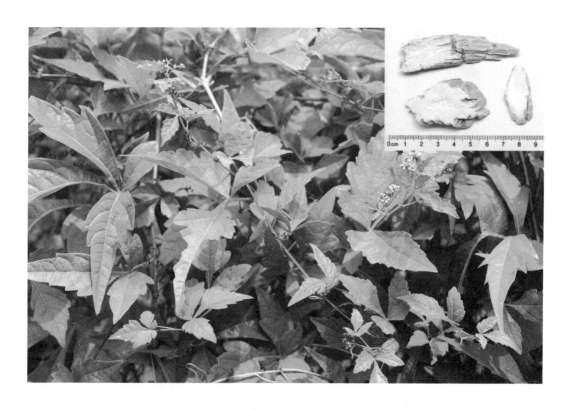

白马骨

【别名】路边金、路边姜、六月冷、曲节草。

【来源】为茜草科植物白马骨 *Serissa serissoides*（DC.）Druce 的全株。

【植物形态】落叶小灌木，高 30~100cm；枝粗壮。叶对生，有短柄，常聚生于小枝上部；托叶膜质；倒卵形或倒披针形，长 1.5~3cm，宽 0.5~1.5cm，先端短尖，基部渐狭，全缘。花无梗，生于小枝顶部，有苞片，斜方状椭圆形；萼 5 裂，裂片三角状锥尖，有睫毛；花冠管状，白色；雄蕊 5；雌蕊 1，子房下位。核果近球形。花期 4~6 月，果期 9~11 月。

【生长环境】生于山坡、路边、溪旁及灌木丛中。

【采　　制】4~6 月采收茎叶，9~10 月挖根，鲜用或晒干。

【性味功效】淡、苦、微辛，凉。祛风利湿，清热解毒。

【应　　用】用于感冒头痛，咽喉肿痛，目赤，牙痛，利湿黄疸，水肿，泄泻痢疾，腰腿疼痛，咯血，吐血，尿血，妇人白带，小儿疳积，惊风，痈疽肿毒，跌打损伤。

【选　　方】① 治水痢：白马骨茎叶煮汁服。（《本草拾遗》）

② 治湿热黄疸：白马骨根 30g，小金钱草（天胡荽）30g。水煎，2 次分服。（《江西民间草药》）

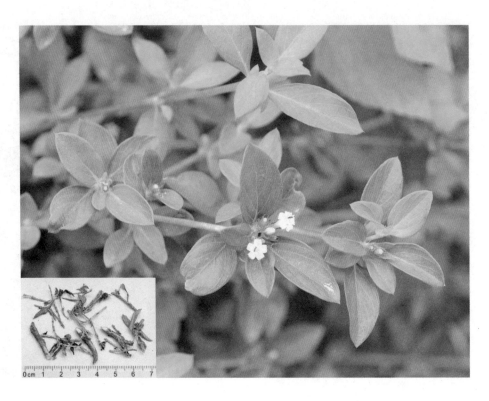

白茅根

【别名】茅根、茅草、白茅草、丝毛草根。

【来源】为禾本科植物白茅 *Imperata cylindrica*（L.）Beauv 的根茎。

【植物形态】多年生草本，高 20~100cm。根茎白色，匍匐横走，密被鳞片。秆丛生，直立，光滑无毛。叶线形或线状披针形；茎生叶较短；叶鞘褐色，无毛。圆锥花序紧缩呈穗状，顶生，圆筒状，长 5~20cm，宽 1~2.5cm；雄蕊 2，花药黄色；雌蕊 1，具较长的花柱，柱头羽毛状。颖果椭圆形，暗褐色，成熟的果序被白色长柔毛。花期 5~6 月，果期 6~7 月。

【生长环境】生于路旁向阳干草地或山坡上。

【采　制】春、秋季采挖，除去地上部分和鳞片状的叶鞘，鲜用或扎把晒干。

【性味功效】甘，寒。清热生津，凉血止血，利尿通淋。

【应　用】用于热病烦渴，肺热喘咳，胃热呕逆，血热出血，小便淋沥涩痛，水肿，黄疸。

【选　方】①治热渴、头痛、壮热及妇人血气上冲：茅根（切）二升。三捣取汁令尽，渴即服之。（《备急千金要方》）

②治胃反上气，食即吐出：芦根、茅根各二两。细切，以水四升，煮取二升，顿服之，得下，良。（《备急千金要方》）

【附　注】①白茅花为本植物的花穗。性甘，温。止血，定痛。用于吐血，衄血，刀伤。

②白茅针为本植物的初生未放花序。性甘，平。止血，解毒。用于衄血，尿血，大便下血，外伤出血，疮痈肿毒。

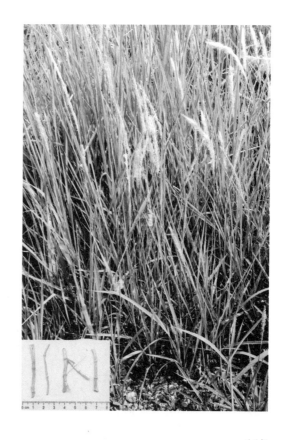

白前

【别名】石蓝、嗽药、柳叶白前、芫花叶白前。

【来源】为萝藦科植物柳叶白前 *Cynanchum stauntonii* (Decne.) C. Y. Wu et D. Z. Li 的根茎。

【植物形态】柳叶白前：根茎呈细长圆柱形，有分枝，稍弯曲。表面黄白色或黄棕色，节明显，顶端有残茎。质脆，断面中空。节处簇生纤细弯曲的根，有多次分枝呈毛须状，常盘曲成团。

【生长环境】生长于溪滩、江边沙碛之上或山谷中阴湿处。

【采　　制】秋季采挖，洗净，晒干。

【性味功效】辛、苦，微温。降气，消痰，止咳。

【应　　用】用于肺气壅实，咳嗽痰多，胸满喘急。

【选　　方】治久患咳嗽，喉中作声，不得眠：白前，捣为末，温酒调二钱匕，服。(《梅师集验方》)

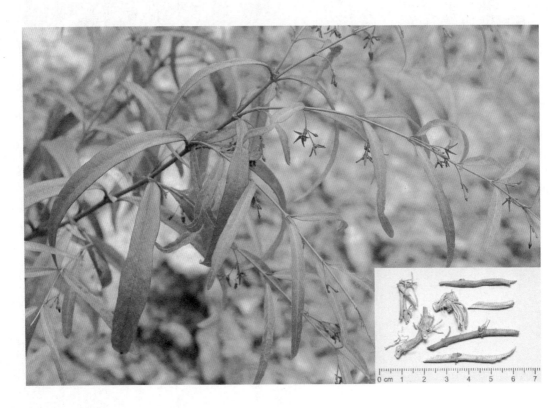

白屈菜

【别名】山黄连、土黄连、牛金花、断肠草。

【来源】为罂粟科植物白屈菜 *Chelidonium majus* L 的全草。

【植物形态】多年生草本。主根呈圆锥状，多有分枝，密生须根。茎干瘪中空，表面黄绿色或绿褐色，有的可见白粉。叶互生，多皱缩、破碎，完整者为1~2回羽状分裂，裂片近对生，先端钝，边缘具不整齐的缺刻；上表面黄绿色，下表面绿灰色，具白色柔毛，脉上尤多。花瓣4片，卵圆形，黄色，雄蕊多数，雌蕊1。蒴果细圆柱形；种子多数，卵形，细小，黑色。花果期4~9月。

【生长环境】生于山坡或山谷林边草地。

【采　　制】5~7月开花时采收地上部分，置通风处干燥。

【性味功效】苦，凉；有毒。解痉止痛，止咳平喘。

【应　　用】用于胃脘挛痛，咳嗽气喘，百日咳。

【选　　方】治胃痛，泻痢腹痛，咳嗽：白屈菜五分至二钱，水煎服。（《东北常用中草药手册》）

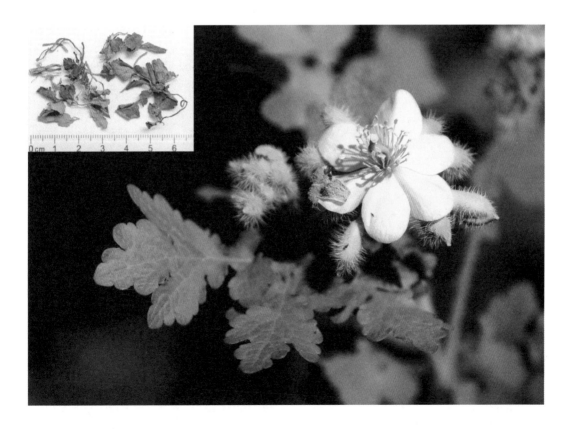

白薇

【别名】白马尾、直立白薇、白花牛皮消。

【来源】为萝藦科植物白薇 *Vincetoxicum atratum*（Bunge）Morren et Decne. 的根和根茎。

【植物形态】多年生草本，高 40~70cm。植物体具白色乳汁。根茎短，簇生多数细长的条状根。茎直立，通常不分枝，密被灰白色短柔毛。叶对生；叶片卵形或卵状长圆形，全缘，两面均被白色绒毛，尤以叶背及脉上为密。花多数，在茎梢叶腋密集成伞形聚伞花序；花深紫色；花冠幅状，5 深裂。蓇葖果单生。种子多数，卵圆形，有狭翼。花期 5~7 月，果期 8~10 月。

【生长环境】生于山坡、树林边缘或灌木丛中。

【采　　制】春、秋二季采挖，洗净，干燥。

【性味功效】苦、咸，寒。清热凉血，利尿通淋，解毒疗疮。

【应　　用】用于温邪伤营发热，阴虚发热，骨蒸劳热，产后血虚发热，热淋，血淋，痈疽肿毒。

【选　　方】治妇人遗尿，不知出时：白薇、芍药各一两。上二味，治下筛。酒服方寸匕，日三。（《备急千金要方》）

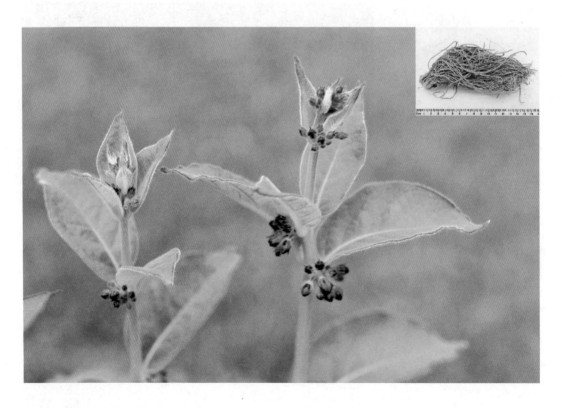

白英

【别名】蔓茄、白毛藤、葫芦草、金线绿毛龟。

【来源】为茄科植物白英 *Solanum lyratum* Thunberg 的全草或根。

【植物形态】多年生蔓性草本，长达 4m。茎基部有时木化，有纵的棱线和圆形皮孔。叶互生，有长柄；叶片长卵形或卵状长圆形，长 3~10cm，常在基部 3~5 裂，略呈琴状，两面都密生白色长柔毛，故称"白毛藤"。夏季开花，疏松聚伞花序与叶对生，有柔毛；小花白色；雄蕊 5 个，花药向上孔裂；雌蕊 1 个，子房上位。浆果球形，熟时红色，基部有宿萼。

【生长环境】生于路边、山野草丛或灌丛中。

【采　　制】夏、秋季采收。洗净，晒干或鲜用。

【性味功效】苦，平；有小毒。清热利湿，解毒消肿，抗癌。

【应　　用】全草：用于感冒发热，黄疸型肝炎，胆囊炎，胆石病，癌症，子宫颈糜烂，白带，肾炎水肿；外用治痈疖肿毒。根：用于风湿性关节炎。

【选　　方】①治急性黄疸性肝炎：白英、天胡荽各 30g，虎刺根 15g，水煎服，每日 1 剂。(《中华本草》)

②治肺癌：白英、狗牙半支（垂盆草）各 30g，水煎服，每日 1 剂。(《中华本草》)

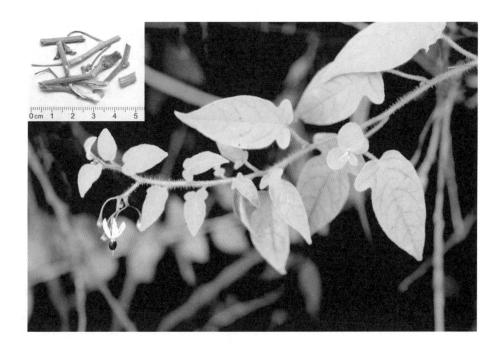

半边莲

【别名】急解索、细米草、水仙花草。

【来源】为桔梗科植物半边莲 *Lobelia chinensis* Lour 的全草。

【植物形态】多年生草本。茎细弱，节上生根，分枝直立。叶互生，椭圆状披针形至条形。花通常 1 朵，生分枝的上部叶腋；花梗细，花萼筒倒长锥状；花冠粉红色或白色。种子椭圆状，稍扁压，近肉色。

【生长环境】潮湿的溪边、沟边。

【采　　制】夏季可采，洗净晒干。

【性味功效】辛，平。清热解毒，利尿消肿。

【应　　用】用于痈肿疔疮，蛇虫咬伤，膨胀水肿，湿热黄疸，湿疹湿疮。

【选　　方】①治无名肿毒：半边莲叶捣烂加酒敷患处。（《岭南草药志》）

②治黄疸，水肿，小便不利：半边莲一两，白茅根一两。水煎，分二次用白糖调服。（《江西民间草药验方》）

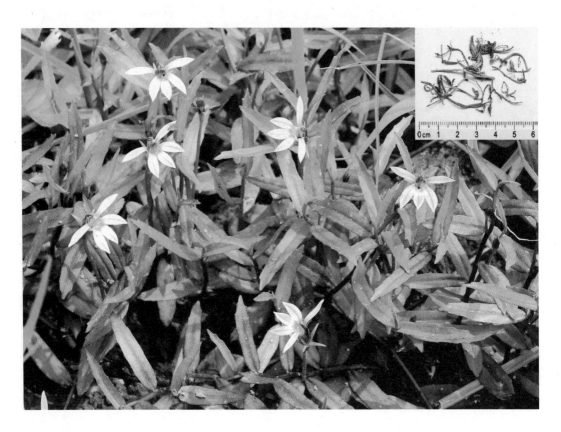

半边旗

【别名】甘草蕨、半边蕨。

【来源】为凤尾蕨科半边旗 *Pteris semipinnata* L. 的全草。

【植物形态】多年生草本。根茎长而横走。叶簇生，近一型；叶片长圆披针形，顶生羽片阔披针形至长三角形，先端尾状，裂片对生，镰刀状阔披针形，向上渐短，羽轴下面隆起，下部栗色，侧脉明显，叶干后草质，灰绿色，无毛。

【生长环境】林下、溪边或岩石旁的酸性土壤。

【采　　制】四季可采，洗净晒干或鲜用。

【性味功效】辛，凉。止血，生肌，解毒，消肿。

【应　　用】用于吐血，外伤出血，发背，疔疮，跌打损伤，目赤肿痛。

【选　　方】①治马口疔：半边旗嫩叶二份，黄糖一份，捣烂敷。(《广西药植图志》)

②治卒中：半边风药、石菖蒲、马蹄决明各三钱，煎水服。(《贵州民间药物》)

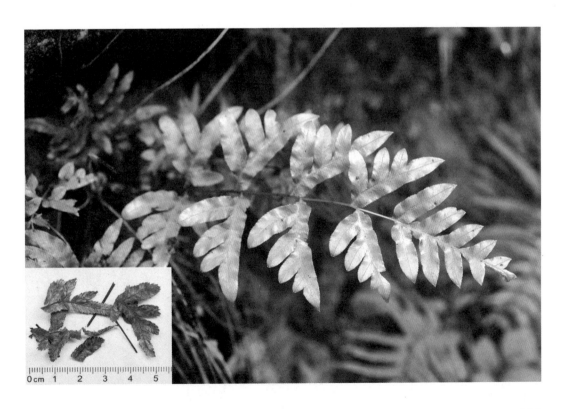

半夏

【别名】地文、守田、三叶半夏、三步跳。

【来源】为天南星科植物半夏 *Pinellia ternata*（Thunb.）Breit. 的干燥块茎。

【植物形态】块茎圆球形，具须根。叶2~5枚。叶柄基部具鞘，鞘内、鞘部以上有珠芽，珠芽在母株上萌发或落地后萌发；幼苗叶片卵状心形至戟形，为全缘单叶；老株叶片3全裂，裂片绿色，背淡，长圆状椭圆形或披针形。花序柄长于叶柄。佛焰苞绿色或绿白色，管部狭圆柱形；檐部长圆形，绿色，有时边缘青紫色。浆果卵圆形，黄绿色。

【生长环境】草坡、荒地、玉米地、田边或疏林下的旱地。

【采　制】夏、秋季可采，除去外皮和须根，洗净晒干。

【性味功效】辛，温。燥湿化痰，降逆止呕，消痞散结。

【应　用】用于湿痰寒痰，咳喘痰多，痰饮眩悸，风痰眩晕，痰厥头痛，呕吐反胃，胸脘痞闷，梅核气；外治痈肿痰核。

【选　方】①治湿痰喘急，止心痛：半夏不拘多少，香油炒，为末，粥丸梧子大。每服三五十丸，姜汤下。（《丹溪心法》）

②治诸呕吐，谷不得下者：半夏一升，生姜半斤。上二味，以水七升，煮取一升半，分温再服。（《金匮要略》）

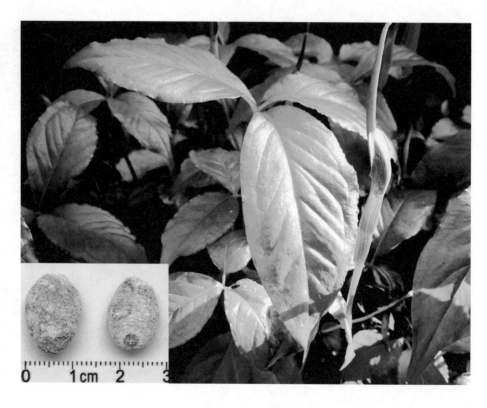

半枝莲

【别名】赶山鞭、瘦黄芩、紫连草、水黄芩。

【来源】为唇形科植物半枝莲 Scutellaria barbata D.Don 的干燥全草。

【植物形态】多年生草本。茎四棱形，无毛或在花序轴上部疏被紧贴小毛，不分枝或具或多或少的分枝。叶对生；叶片卵形、三角状卵形或披针形。花对生，偏向一侧，排列成4~10的顶生或腋生的总状花序。花冠蓝紫色，内在喉部疏被疏柔毛；上唇盔大，下唇较宽，中裂片梯形，侧裂片三角状卵形，冠筒基部囊大。小坚果褐色，扁球形，具小疣状突起。

【生长环境】溪沟边、田边或湿润草地上。

【采　　制】夏、秋季可采，洗净晒干。

【性味功效】辛、苦，寒。清热解毒，化瘀利尿。

【应　　用】用于疔疮肿毒，咽喉肿痛，跌扑伤痛，水肿，黄疸，蛇虫咬伤。

【选　　方】①治癌症：半枝莲，蛇葡萄根各一两，藤梨根四两，水杨梅根二两，白茅根，凤尾草，半边莲各五钱。水煎服。(《浙江民间常用中药》)

②治咽喉肿痛：鲜半枝莲八钱，鲜马鞭草八钱，食盐少许，水煎服。(《福建中草药》)

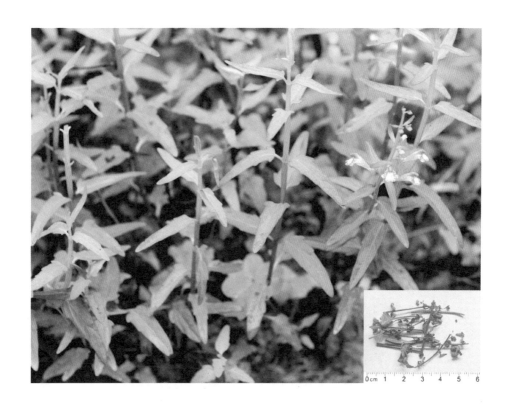

布渣叶

【别名】蓑衣子、破布叶、麻布叶、烂布渣。

【来源】为椴树科植物破布叶 *Microcos paniculata* L. 的干燥叶。

【植物形态】常绿灌木或小乔木，高 3~10m；树皮灰黑色。幼嫩部分被星状柔毛。叶粗糙，单叶互生，圆锥花序顶生，花序和花梗均密被灰黄色星状柔毛，核果近球形。

【生长环境】生于丘陵、山坡、林缘等处灌丛中或平地路旁或疏林下，少有栽培。

【采　　制】夏、秋二季采收，除去枝梗和杂质，阴干或晒干。

【性味功效】微酸，凉。消食化滞，清热利湿。

【应　　用】用于饮食积滞，感冒发热，湿热黄疸。

【选　　方】①治黄疸：破布叶二两，煎水服，一日一次，连服六日。（《岭南草药志》）

②治蜈蚣咬伤：布渣叶五钱至一两。水煎服。（广州《常用中草药手册》）

③治热滞腹痛：破布叶、鸭脚木皮、黄牛木叶、路兜簕根、岗梅根，各药等量。每用 120~320g，水煎作茶饮。一般因湿热盛而身体不舒者也可服用。（《岭南草药志》）

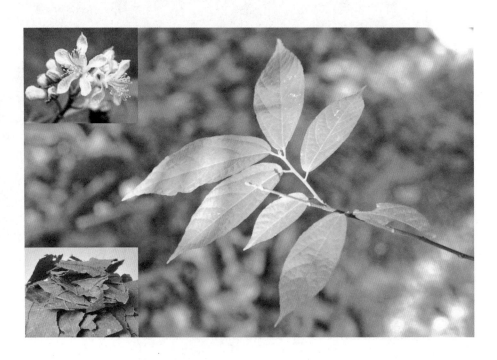

瓜蒌

【别名】地楼、吊瓜、鸭屎瓜、药瓜。

【来源】为葫芦科植物栝楼 *Trichosanthes kirilowii* Maxim. 的果实。

【植物形态】多年生草质藤本。块根肥厚。茎攀援，多分枝，表面有浅纵沟；卷须腋生，细长。叶互生，叶片近圆形或近心形。花单性，雌雄异株；雄花多排列成总状花序；花萼筒状；花冠白色，裂片5；雌花单生，花柱长，柱头3深裂，呈丝状。瓠果卵圆形至广椭圆形，熟时橙黄色，光滑。种子多数，扁平，长方卵形或圆卵形，边缘有线纹状形成窄边。

【生长环境】山坡草丛、林边、阴湿山谷中。

【采　　制】秋季果实成熟时，连果梗剪下，置通风处阴干。

【性味功效】甘、微苦，寒。归肺、胃、大肠经。清热涤痰，宽胸散结，润燥滑肠。

【应　　用】用于肺热咳嗽，痰浊黄稠，胸痹心痛，结胸痞满，乳痈，肺痈，肠痈，大便秘结。

【选　　方】①治喘：栝楼二个，明矾一块，如枣子大，入栝楼内，烧煅存性，为末。将萝卜煮烂，蘸药末服之，汁过口。（《普济方》）

②治胸痹，喘息咳嗽，胸背痛，短气，寸口脉沉而迟，关上小紧数：栝楼实一枚（捣），薤白半斤，白酒七升。上三味，同煮取二升，分温再服。（《金匮要略》）

③治小结胸病，正在心下，按之则痛，脉浮滑者：黄连一两，半夏（洗）半升，栝楼实大者一枚。上三味，以水六升，先煮栝楼，取三升，去滓，内诸药，煮取二升，去滓，分温三服。（《伤寒论》）

④治肺燥热渴，大肠便秘：九月、十月间熟栝楼取瓤，以干葛粉拌，焙干，慢火炒熟，为末。食后、夜卧，以沸汤点三钱服。（《本草衍义》）

【附　　注】天花粉为本植物的根。性甘、微苦，微寒。归肺、胃经。清热泻火，生津止渴，消肿排脓。用于热病烦渴，肺热燥咳，内热消渴，疮疡肿毒。

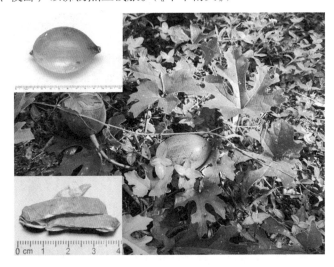

瓜子金

【别名】辰砂草、金锁匙、卵叶远志、小金不换。

【来源】为远志科植物瓜子金 Polygala japonica Houtt. 的全草。

【植物形态】多年生草本，高15~20cm。根呈圆柱形，表面黄褐色，有纵皱纹。茎少分枝，长10~30cm，淡棕色，被细柔毛。叶互生，展平后呈卵形或卵状披针形，长1~3cm，宽0.5~1cm；侧脉明显，先端短尖，基部圆形或楔形，全缘，灰绿色；叶柄短，有柔毛。总状花序腋生，最上的花序低于茎的顶端，花蝶形。蒴果圆而扁。种子扁卵形，褐色，密被柔毛。花期4~5月，果期5~6月。

【生长环境】生长于山坡或荒野。

【采　制】春末花开时采挖，除去泥沙，晒干。

【性味功效】辛、苦，平。祛痰止咳，活血消肿，解毒止痛。

【应　用】用于咳嗽痰多，咽喉肿痛；外治跌打损伤，疔疮疖肿，蛇虫咬伤。

【选　方】①治痰咳：瓜子金根二两，酌加水煎，顿服。（《福建民间草药》）

②治毒蛇咬伤：鲜瓜子金一至二两。切碎捣烂，加泉水搅汁服，并以渣外敷于肿处。（《江西民间草药验方》）

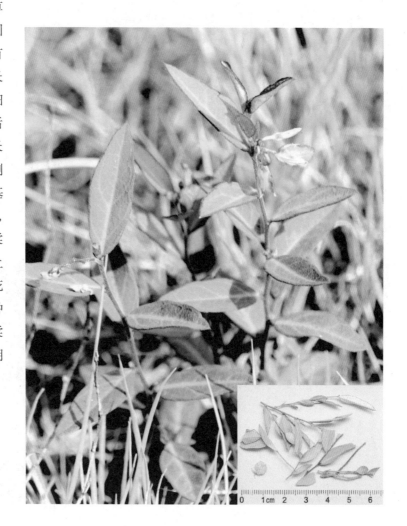

节节草

【别名】节节木贼、竹节菜、竹节花。

【来源】为木贼科植物节节草 *Equisetum ramosissimum* Desf. 的全草。

【植物形态】中小型蕨类；根茎直立、横走或斜升，黑棕色，节和根疏生，黄棕色长毛或无毛。地上枝多年生；侧枝较硬，圆柱状，有脊5~8，脊平滑或有1行小瘤或有浅色小横纹，鞘齿5~8，披针形，革质，边缘膜质，上部棕色，宿存。孢子囊穗短棒状或椭圆形，顶端有小尖突，无柄。

【生长环境】喜近水，生于路边、山坡草丛、河滩潮湿地和溪边沼泽旁。

【采　　制】四季可采，洗净晒干或鲜用。

【性味功效】清热，利尿，明目退翳，祛痰止咳。

【应　　用】用于目赤肿痛、肝炎、咳嗽、支气管炎、泌尿系统感染、淋证、痢疾、疮疖，外用外伤出血等。

【选　　方】①治急淋：节节草一两，冰糖半两。加水煎服。(《福建民间草药》)
②治肾盂肾炎：节节草、一包针、车前草，马蹄金各五钱，黄毛耳草、活血丹各一两。水煎服。(《浙江民间常用草药》)

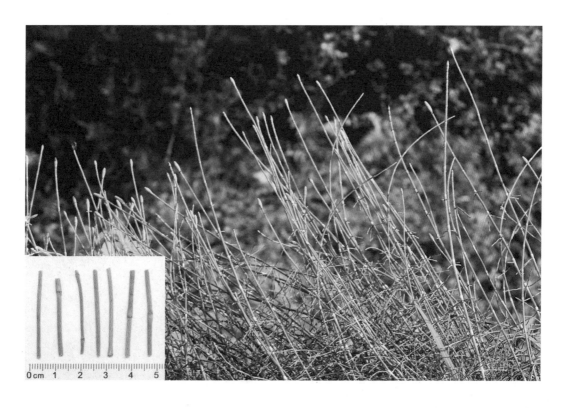

龙船花

【别名】蒋英木、山丹、卖子木。

【来源】为茜草科植物龙船花 *Ixora chinensis* Lam. 的茎叶。

【植物形态】灌木。叶对生，几成 4 枚轮生，披针形、长圆状披针形至长圆状倒披针形；侧脉每边 7~8 条；托叶基部阔，合生成鞘形。花序顶生，多花，具短总花梗；总花梗与分枝均呈红色，基部常有小型叶 2 枚；萼管长 1.5~2mm，萼檐 4 裂；花冠红色或红黄色，顶部 4 裂，裂片倒卵形或近圆形，扩展或外反。花果近球形，双生，中间有 1 沟，成熟时红黑色；种子上面凸，下面凹。

【生长环境】生于海拔 200~800m 山地灌丛中和疏林下。

【采　　制】全年可采，洗净，晒干。

【性味功效】酸、甘，凉。清热利湿，凉血解毒，明目退翳。

【应　　用】用于跌打损伤，疮疖肿痛。

【选　　方】治诸毒疮及湿疥，去死肉，生新肉：龙船花叶二三十块做一叠，用银簪刺数十孔，好醋一钵，将叶放醋内同蒸，俟冷后，取一叶贴毒上，将干即换。（《岭南采药录》）

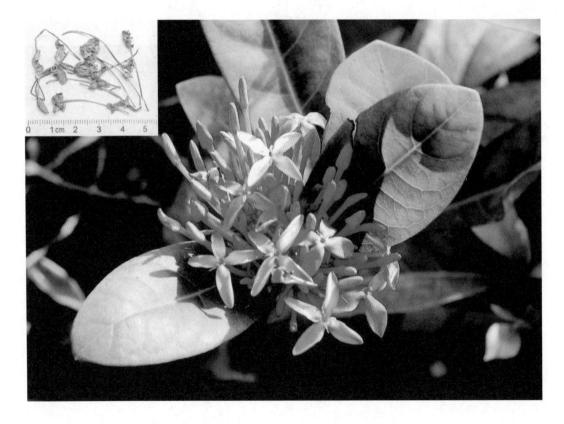

龙脷叶

【别名】龙舌叶、龙味叶、牛耳叶。

【来源】为大戟科植物龙脷叶 *Sauropus spatulifolius* Beille 的叶。

【植物形态】常绿小灌木，高可达 40cm。幼枝被腺状柔毛，老渐无毛。叶片鲜时近肉质，匙形、倒卵状长圆形或卵形，叶脉处呈灰白色，侧脉 6~9 对，侧脉下面稍凸起；叶柄初时被腺状短柔毛，托叶三角状耳形，着生于叶柄基部两侧。花红色或紫红色，雌雄同枝，具披针形苞片；雄花花梗丝状，萼片 6，2 轮，倒卵形；雄蕊 3，花丝合生；子房 3 室，花柱 3，顶端 2 裂；2~10 月开花。

【生长环境】生于山谷、山坡湿润肥沃的丛林中。

【采　　制】夏、秋二季采收，晒干或鲜用。

【性味功效】甘、淡，平。润肺止咳，通便。

【应　　用】用于肺热咳喘痰多，口干，便秘。

【选　　方】①治痰火咳嗽：以龙脷叶和猪肉煎汤服之。（《岭南采药集》）

②治急性支气管炎、上呼吸道炎、支气管哮喘：龙脷叶 6~12g（鲜者 9~30g），水煎服。（广州空军《常用中草药手册》）

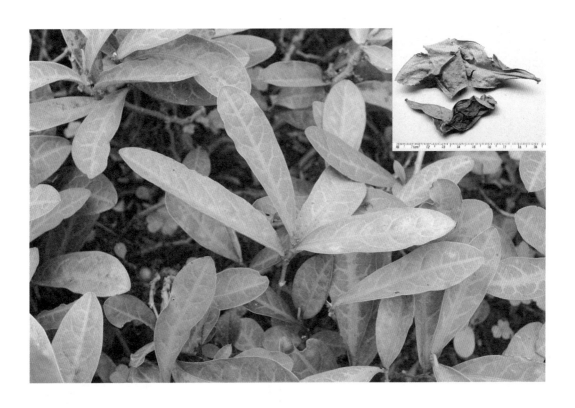

龙吐珠

【别名】九龙吐珠、麒麟吐珠、白萼赪桐。

【来源】为马鞭草科龙吐珠 *Clerodendrum thomsoniae* Balf. 的叶或全株。

【植物形态】攀援状灌木，髓部疏松，干后中空。单叶对生；叶片纸质，卵状长圆形或狭卵形，全缘，表面被小疣毛，背面近无毛，叶脉由基部三出，侧脉明显。花萼五角形，花冠上部深红色，花开时红色的花冠从白色的萼片中伸出，宛如龙吐珠。核果近球形，棕黑色。

【生长环境】我国庭园及温室栽培。原产西非。

【采　　制】全年均可采，洗净，切段，晒干。叶，鲜用。

【性味功效】淡，平。解毒。

【应　　用】用于慢性中耳炎，跌打损伤。

【选　　方】①治产后下血腹痛：鲜龙吐珠二两，放锅内喷酒炒制，再喷再炒至微焦为度，合食米一把煎汤服。（《泉州本草》）
②治蛇虫咬伤：干龙吐珠四两，浸酒二十两（两周可用）。（《泉州本草》）

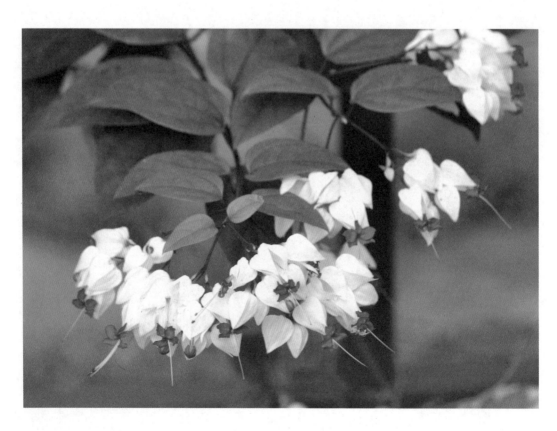

龙须藤

【别名】圆过岗龙、羊蹄藤、九龙藤、五花血藤。

【来源】为豆科植物龙须藤 *Phanera championii* Benth. 的藤。

【植物形态】藤本，有卷须。叶卵形或心形，长3~10cm，先端锐渐尖，圆钝，微凹或2浅裂，裂片不等，基部截形、微凹或心形，上面无毛，下面初时被紧贴短柔毛，渐变无毛，被白粉，基出脉5~7；叶柄疏被毛。嫩枝和花序疏被紧贴的柔毛。荚果倒卵状长圆形或带状，扁平。种子2~5，圆形，扁平。

【生长环境】生于湿地与野外草地。

【采　　制】全年可采，割取藤茎，趁鲜切片，晒干。

【性味功效】苦、微苦，温。归肝、大肠经。祛风除湿，行气活血。

【应　　用】用于风湿痹痛，中风偏瘫，胃脘疼痛，跌打损伤，小儿疳积，痢疾。

【选　　方】治偏瘫：根一两，与黄酒，猪肉共煮熟，吃猪肉喝汤。（《浙江民间常用草药》）

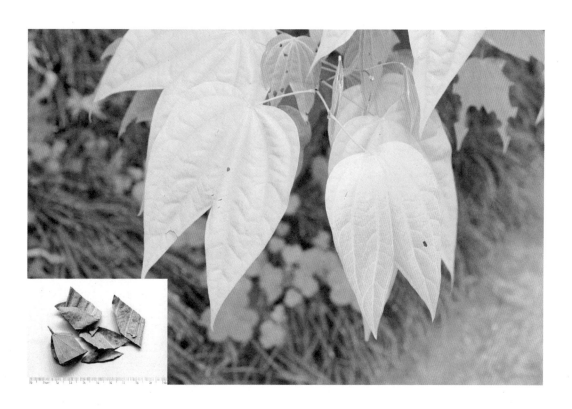

龙眼

【别名】圆眼、桂圆、羊眼果树。

【来源】为无患子科植物龙眼 *Dimocarpus longan* Lour. 的假种皮。

【植物形态】常绿乔木。小枝被微柔毛，散生皮孔。小叶（3）4~5（6）对，长圆状椭圆形或长圆状披针形，两侧常不对称，先端短钝尖，基部极不对称，下面粉绿色，两面无毛，侧脉 12~15 对；小叶柄长不及 5mm。花序密被星状毛；花梗短；花瓣乳白色，披针形，与萼片近等长，外面被微柔毛；果近球形，常黄褐或灰黄色，稍粗糙，稀有微凸小瘤体；种子全为肉质假种皮包被。

【生长环境】我国西南部至东南部栽培很广，亦见野生或半野生于疏林中。

【采　制】夏、秋二季采收成熟果实，干燥，除去壳、核，晒至干爽不黏。

【性味功效】甘，温。归心、脾经。补益心脾，养血安神。

【应　用】用于气血不足，心悸怔忡，健忘失眠，血虚萎黄。

【选　方】①治脾虚泄泻：龙眼干 14 枚，生姜 3 片，水煎服。（《中药大辞典》）

②治贫血体弱，心悸失眠，精神不振：龙眼肉 10g，莲子 15g，糯米 60g，煮粥每日早晚食。（《中药大辞典》）

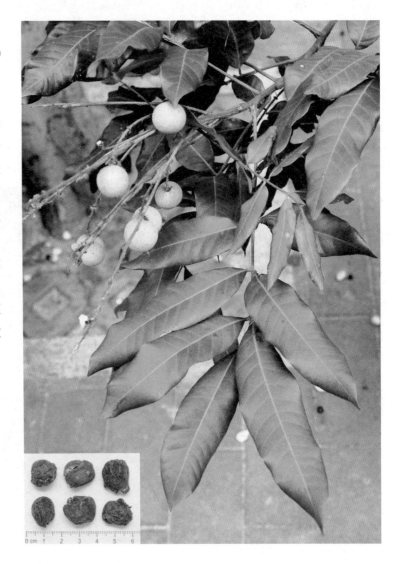

母草

【别名】四方拳草、蛇通管、气痛草、铺地莲。

【来源】为玄参科植物母草 *Lindernia crustacea*（L.）F. Muell 的全草。

【植物形态】一年生草本。根须状。茎常铺散成密丛，多分枝，枝弯曲上升，微方形，有深沟纹，无毛。叶对生；具短柄或近无柄；叶片三角状卵形，先端钝或短尖，基部宽楔形，边缘浅钝锯齿。花单生于叶腋或于枝顶成极短的总状花序；花梗细弱，有沟纹；花萼 5 裂，绿色或淡紫色，裂片三角状卵形，膜质；花冠紫色，花冠筒圆筒状，上唇直立，卵形，钝头，2 浅裂，下唇 3 裂，中间裂片较大；蒴果椭圆形，与宿存萼近等长。种子近球形，浅黄褐色，有明显的蜂窝状瘤突。

【生长环境】生于稻田及低湿处。

【采　　制】夏、秋季可采，鲜用。

【性味功效】微苦，淡，性凉。清热利湿，活血止痛。

【应　　用】用于风热感冒，湿热泻痢，肾炎水肿，白带，月经不调，痈疖肿毒，毒蛇咬伤，跌打损伤。

【选　　方】①治慢性痢疾：鲜母草 60~90g，鲜凤尾草、鲜野苋菜各 30g。水煎分 2 次服。（江西《草药手册》）

②治风热感冒、急性肝炎、急性肾炎：母草全草 30~60g。水煎服。（《湖南药物志》）

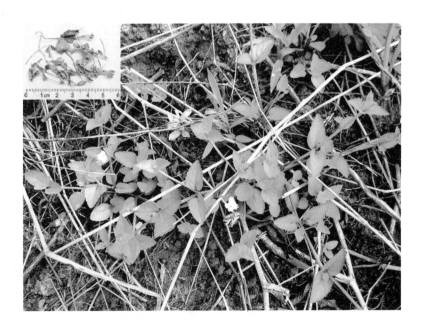

石菖蒲

【别名】大菖蒲、剑菖蒲、家菖蒲。

【来源】为天南星科植物石菖蒲 *Acorus gramineus* Soland. 的干燥根茎。

【植物形态】多年生草本。根茎横走，稍扁，分枝，外皮黄褐色，芳香，肉质根多数，具毛发状须根。叶基生，基部两侧有膜质叶鞘宽 4~5mm，向上渐狭，至叶长 1/3 处渐行消失、脱落。叶片剑状线形，基部宽、对褶，中部以上渐狭，草质，绿色，光亮。叶状佛焰苞剑状线形，肉穗花序斜向上或近直立，狭锥状圆柱形，花黄绿色。浆果长圆形。

【生长环境】生于海拔 2600m 以下的水边、沼泽湿地或湖泊浮岛上，也常有栽培。

【采　制】秋、冬二季采挖，除去须根和泥沙，晒干。

【性味功效】辛、苦，温。归心、胃经。开窍化痰，醒神益智，化湿开胃。

【应　用】用于神昏癫痫，健忘失眠，耳鸣耳聋，脘痞不饥，噤口下痢。

【选　方】①治湿痰蒙窍，意识不清。石菖蒲、远志、郁金、半夏、茯苓各 9g，胆南星 6g，水煎服。（《全国中草药汇编》上册）

②胸腹胀闷，食欲不振：石菖蒲 9g，陈皮、香附、炒豆蔻各 6g，水煎服。（《全国中草药汇编》上册）

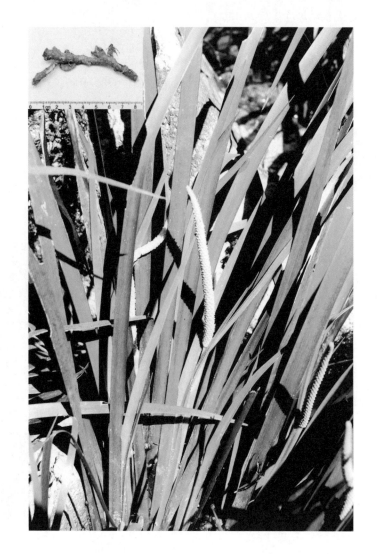

石柑子

【别名】藤橘、石蒲藤、蜈蚣藤、葫芦钻、爬山虎。

【来源】为天南星科植物石柑子 *Pothos chinensis*（Raf.）Merr. 的全草。

【植物形态】附生藤本。茎亚木质，近圆柱形，具纵纹，分枝，枝下部常具 1 鳞叶，鳞叶线形，平行脉多数；枝圆柱形，具棱，有细条纹。叶椭圆形、披针状卵形或披针状长圆形，先端常有芒状尖头，侧脉 4 对，最下 1 对基出，细脉多数，近平行；叶柄倒卵状长圆形或楔形。花序腋生，佛焰苞宽卵状，绿色，锐尖；肉穗花序椭圆形或近球形，淡绿或淡黄色。浆果黄绿至淡红色，卵圆形或长圆形。

【生长环境】常匍匐于岩石上或附生于树干上。

【采　制】四季可采，洗净晒干或鲜用。

【性味功效】辛、苦，平；小毒。行气消积，祛风除湿。

【应　用】用于气滞胃痛，疝气，小儿疳积，风湿痹痛，脚气，跌打损伤，鼻炎，中耳炎。

【选　方】①治小儿食滞成疳：石柑子、桐寄生。蒸鸡肝或猪肝服。（《四川中药志》）

②治风湿疼痛：石柑子 15g，见血飞 15g，大血藤 15g，常春藤 15g，水煎服。（《四川中药志》）

③治晚期血吸虫病肝脾肿大：石柑子 30g，水煎服。（每日一剂，10 剂为一个疗程）（《全国中草药汇编》）

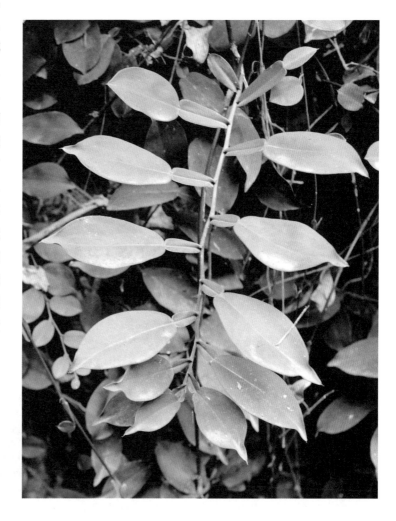

石蒜

【别名】老鸦蒜、蟑螂花、彼岸花、两生花。

【来源】为石蒜科植物石蒜 Lycoris radiata（L'Her.）Herb 的鳞茎。

【植物形态】多年生草本。鳞茎近球形。叶深绿色，秋季出叶，窄带状，先端钝，中脉具粉绿色带。花茎高约30cm，顶生伞形花序有4~7花；总苞片2，披针形，长约3.5mm，宽约5mm；花两侧对称，鲜红色，花被筒绿色，长约5mm；花被裂片窄倒披针形，长约3cm，宽约5mm，外弯，边缘皱波状；雄蕊伸出花被，比花被长约1倍。

【生长环境】野生于阴湿山坡和溪沟边；庭院也栽培。

【采　　制】秋季挖出鳞茎，选大者洗净晒干入药，小者做种。野生品四季均可采挖，鲜用或洗净晒干备用。

【性味功效】辛、甘，温；有毒。祛痰催吐；解毒散结。

【应　　用】用于喉风；单双乳蛾；咽喉肿痛；痰涎壅塞；食物中毒；胸腹积水，恶疮肿毒；痰核瘰疬；痔漏；跌打损伤；风湿关节痛；顽癣；烫火伤；蛇咬伤。内服：煎汤，1.5~3g；或捣汁。外用：适量，捣敷；或绞汁涂；或煎水熏洗。体虚、无实邪及孕妇禁服；皮肤破损者禁敷。

【选　　方】①治双单蛾：老鸦蒜捣汁，生白酒调服，呕吐而愈。（《神医十全镜》）

②治痰火气急：蟑螂花根，洗，焙干为末，糖调，酒下一钱。（《本草纲目拾遗》）

③治食物中毒，痰涎壅塞：鲜石蒜五分至一钱，煎服催吐。（《上海常用中草药手册》）

④治水肿：鲜石蒜八个，蓖麻子（去皮）七十至八十粒。共捣烂罨涌泉穴一昼夜，如未愈，再罨一次。（《浙江民间草药》《中药大辞典》）

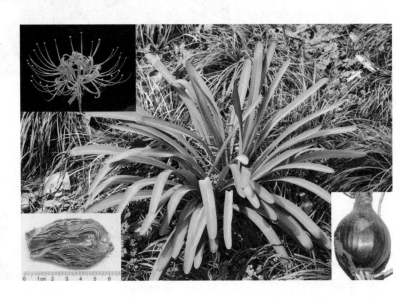

石韦

【别名】石皮、金星草、尾头石韦。

【来源】为水龙骨科植物石韦 *Pyrrosia lingua*（Thunb.）Farwell 的干燥叶。

【植物形态】根状茎长而横走，密被鳞片；鳞片披针形，长渐尖头，淡棕色，边缘有睫毛。叶远生，近二型；能育叶通常远比不育叶长得高而较狭窄；不育叶片近长圆形，或长圆披针形，全缘，上面灰绿色，近光滑无毛，下面淡棕色或砖红色，被星状毛；能育叶约长过不育叶 1/3；孢子囊群近椭圆形，在侧脉间整齐成多行排列，初时为星状毛覆盖而呈淡棕色，成熟后孢子囊开裂外露而呈砖红色。

【生长环境】附生于低海拔林下树干上，或稍干的岩石上，海拔 100~1800m。

【采　　制】全年均可采收，除去根茎和根，晒干或阴干。

【性味功效】甘、苦，微寒。归肺、膀胱经。利尿通淋，清肺止咳，凉血止血。

【应　　用】用于热淋，血淋，石淋，小便不通，淋沥涩痛，肺热喘咳，吐血，衄血，尿血，崩漏。

【选　　方】①治血淋：石韦、当归、蒲黄、芍药各等分，煎煮，酒服方寸匕，日三服。(《备急千金要方》)

②治崩中漏下：石韦为末，每服 15 克，温酒服。(《本草纲目》)

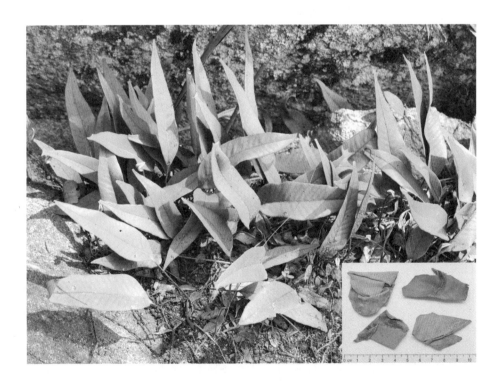

田皂角

【别名】合萌、合明草、野皂角、野含羞草。

【来源】为豆科植物田皂角 *Aeschynomene indica* L. 的地上部分。

【植物形态】一年生亚灌木状草本；茎直立，高30~100cm，多分枝，无毛。偶数羽状复叶，互生；托叶膜质，披针形。总状花序腋生，花萼二唇形，上唇2裂，下唇3裂；花冠黄色，具紫色条纹，旗瓣无爪，翼瓣有爪，短于旗瓣，龙骨瓣较翼瓣短；雄蕊10枚合生，上部分裂为2组，每组有5枚，花药肾形。荚果线状长圆形，直或微弯。花期夏秋季，果期10~11月。

【生长环境】喜温暖气候，常生于低山区的湿润地、水田边或溪河边。

【采　制】9~10月采收，齐地割取地上部分，鲜用或晒干。

【性味功效】甘、苦，微寒。清热利湿，明目，消肿。

【应　用】用于热淋、血淋，黄疸，痢疾，小儿疳积，夜盲，肿毒，湿疹。

【选　方】①治血淋：田皂角、鲜车前草各30g。水煎服。(《浙江药用植物志》)

②治夜盲：田皂角30g。水煎服；或加猪（羊）肝60~90g，同煎服。(《浙江药用植物志》)

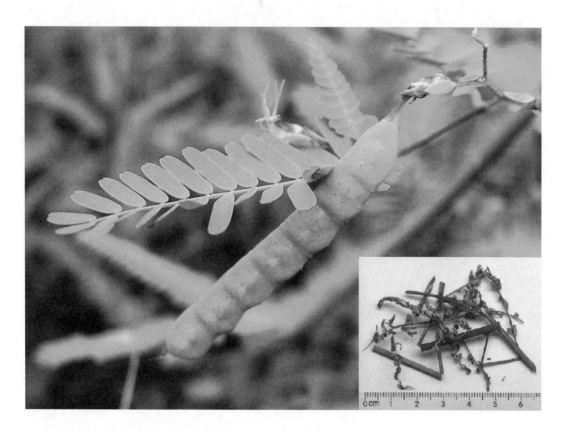

仙鹤草

【别名】龙牙草、龙芽草、老鹤嘴、毛脚茵。

【来源】为蔷薇科植物龙芽草 *Agrimonia pilosa* Ledeb. 的全草。

【植物形态】多年生草本，高 30~120cm。根状茎短，被疏柔毛及短柔毛，基部常有 1 至数个地下芽。叶为奇数羽状复叶，互生，皱缩卷曲；质脆，易碎；常有 3~4 对小叶，杂有小型小叶；小叶倒卵形至倒卵状披针形，具锯齿。穗状总状花序，花瓣黄色，长圆形；雄蕊 5 至多枚，花柱 2。瘦果倒卵状圆锥形，顶端有数层钩刺。花果期 5~12 月。

【生长环境】生于溪边、路旁、草地。

【采　　制】夏秋采收，割取地上部分切段，晒干或鲜用。

【性味功效】苦、涩，平。收敛止血，截疟，止痢，解毒，补虚。

【应　　用】用于咯血，吐血，崩漏下血，疟疾，血痢，痈肿疮毒，阴痒带下，脱力劳伤。

【选　　方】治赤白痢及咯血、吐血：龙芽草三钱至六钱。水煎服。（《岭南采药录》）

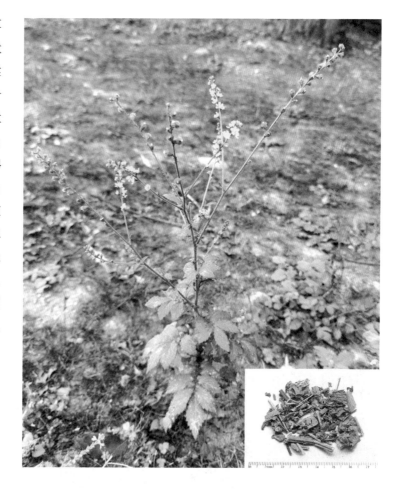

叶下珠

【别名】珍珠草、叶下珍珠、叶后珠、夜合珍珠。

【来源】为大戟科植物叶下珠 *Phyllanthus urinaria* L. 的全草。

【植物形态】一年生草本植物，高可达60cm。茎通常直立，基部多分枝。叶片纸质，因叶柄扭转而呈羽状排列，长圆形或倒卵形，下面灰绿色，侧脉4~5对；叶柄极短；托叶卵状披针形。花雌雄同株，雄花簇生于叶腋；萼片6，倒卵形，雄蕊3，花丝合生成柱。蒴果圆球状，红色，表面具小凸刺，有宿存的花柱和萼片，种子橙黄色。4~6月开花，7~11月结果。

【生长环境】生长在温暖湿润，土壤疏松的地域，稍耐阴。

【采　　制】夏秋采集全草，去杂质，晒干。

【性味功效】微苦、甘，凉。清热，利尿，明目，消积。

【应　　用】用于痢疾，泄泻，黄疸，水肿，热淋，石淋，目赤，夜盲，疳积，痈肿，毒蛇咬伤。

【选　　方】治痢疾，肠炎腹泻：叶下珠、铁苋菜各30g。煎汤，加糖适量冲服，或配老鹳草水煎服。（南药《中草药学》）

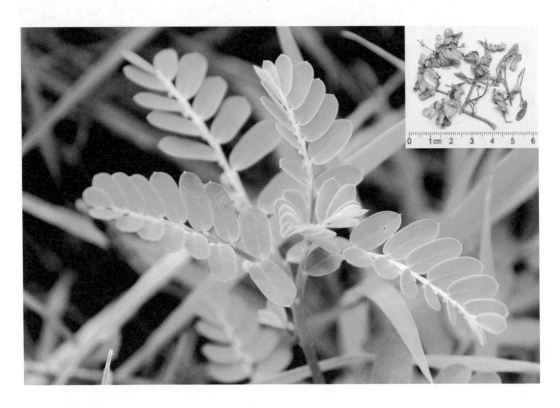

玉竹

【别名】铃铛菜、尾参、地管子、葳蕤。

【来源】为百合科植物玉竹 *Polygonatum odoratum*（Mill.）Druce 的干燥根茎。

【植物形态】根状茎圆柱形。茎高 20~50cm，具 7~12 叶。叶互生，椭圆形至卵状矩圆形，先端尖，下面带灰白色，下面脉上平滑至呈乳头状粗糙。花序具 1~4 花（在栽培情况下，可多至 8 朵）；花被黄绿色至白色。浆果蓝黑色，具 7~9 颗种子。

【生长环境】生林下或山野阴坡，海拔 500~3000m。

【采　　制】秋季采挖，除去须根，洗净，晒至柔软后，反复揉搓、晾晒至无硬心，晒干；或蒸透后，揉至半透明，晒干。

【性味功效】甘，微寒。归肺、胃经。养阴润燥，生津止渴。

【应　　用】用于肺胃阴伤，燥热咳嗽，咽干口渴，内热消渴。

【选　　方】①治发热口干，小便涩：玉竹五两，煮汁饮之。（《外台秘要方》）
②治虚咳：玉竹五钱至一两，与猪肉同煮服。（《湖南药物志》）

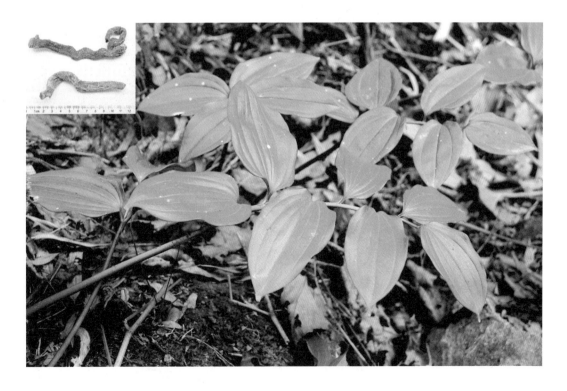

百部

【别名】百条根、百部草、闹虱药、药虱药。

【来源】为百部科植物直立百部 *Stemona sessilifolia*（Miq.）Miq 的干燥块根。

【植物形态】多年生缠绕性草本植物，块根肉质，成簇，常长圆状纺锤形，常有少数分枝，下部直立，上部攀援状。叶纸质或薄革质，卵形；主脉通常5条，两面均隆起，横脉细密而平行；叶柄细。花序柄贴生于叶片中脉上，花朵排成聚伞状花序，花柄纤细；花被片淡绿色，披针形，开放后反卷；蒴果卵形、扁平，赤褐色，顶端锐尖，种子椭圆形，稍扁平，深紫褐色，表面具纵槽纹。

【生长环境】海拔 300~400m 的山坡草丛、路旁和林下。

【采　　制】春、秋季可采，除去须根，洗净，置沸水中略烫或蒸至无白心，取出，晒干。

【性味功效】甘、苦，性微温。润肺止咳、杀虫灭虱。

【应　　用】用于新久咳嗽，肺痨咳嗽，顿咳，头虱，体虱，蛲虫病，阴痒。

【选　　方】治肺寒壅嗽，微有痰：百部150g（炒），麻黄，杏仁四十个。上为末，炼蜜丸如芡实大，热水化下，加松子仁肉五十粒，糖丸之，含化大妙。（《小儿药证直诀》）

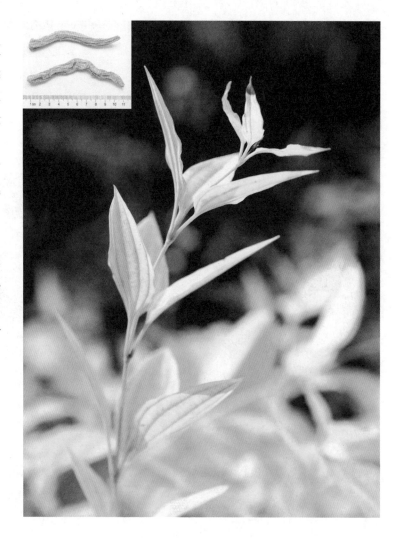

百足藤

【别名】神仙对坐草、石上蜈蚣、飞天蜈蚣、百足草。

【来源】为天南星科植物百足藤 Pothos repens Lour. 的全草。

【植物形态】附生藤本。分枝较细，营养枝具棱，常曲折，贴附于树上；花枝圆柱形，具纵条纹，一般没有气生根，多披散或下垂。叶柄长楔形，先端微凹；叶片披针形，向上渐狭，与叶柄皆具平行纵脉。总花序柄腋生和顶生；苞片披针形，覆瓦状排列或较远离；肉穗花序黄绿色，雄蕊黄色，雌蕊淡绿，细圆柱形；花密，花被片6，黄绿色雄蕊和柱头稍超出花被，花药黄色。浆果成熟时焰红色，卵形。

【生长环境】海拔 900m 以下的林内石上或树干上附生。

【采　　制】全年均可采，洗净，鲜用或切段晒干。

【性味功效】辛；性温。散瘀接骨，消肿止痛。

【应　　用】用于跌打肿痛；骨折；疮毒。

【选　　方】治劳伤、跌打、骨折：用适量，捣敷；或酒炒敷。(《中华本草》)

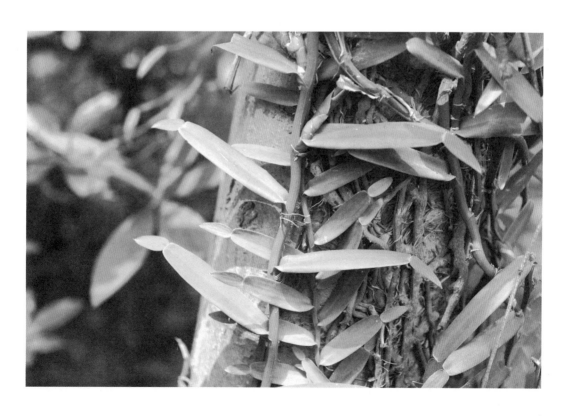

闭鞘姜

【别名】樟柳头、广东商陆、白石笋、山冬笋。

【来源】为姜科植物闭鞘姜 *Costus speciosus*（Koenig）Smith 的根状茎。

【植物形态】多年生草本。根状茎块状，味如樟脑而不辣。茎圆柱形；叶互生，叶柄短，成筒状鞘包茎，叶片椭圆披针形。花白色带淡红，穗状花序；苞片卵形，革质，红色；花萼管状；花冠管宽漏斗状。蒴果近球形，熟时红色。种子黑色。

【生长环境】生于疏林下、山谷荫湿地、路边草丛、荒坡、水沟边等处。

【采　　制】四季可采，以秋末为宜，洗净切片，蒸熟晒干。

【性味功效】辛、酸，微寒；有小毒；利水消肿，解毒止痒。

【应　　用】用于肾炎水肿，尿路感染，肝硬化腹水，小便不利；外用治荨麻疹，疮疖肿毒，中耳炎。

【选　　方】①治急性肾炎水肿：闭鞘姜、白茅根、玉米须15g，篱党根、仙鹤草、车前草各9g。水煎服，每日一剂。（《全国中草药汇编》）

②治中耳炎：鲜闭鞘姜适量，捣烂取汁，拭净耳内污。每日滴2~3次。（《全国中草药汇编》）

③服过量或用鲜品内服，容易中毒，出现头晕、呕吐、下泻等症状，可给冷粥服，或用甘草2~5钱，水煎服。（《全国中草药汇编》）

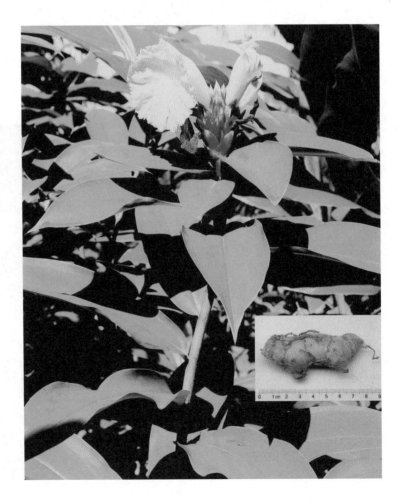

冰片

【别名】大风艾、牛耳艾、大枫草、冰片草。

【来源】为菊科植物艾纳香 *Blumea balsamifera* (L.) DC 的嫩枝叶或根。

【植物形态】多年生亚灌木状草本，茎粗壮，灰褐色，具纵棱。中、下部叶宽椭圆形或披针形，叶面被柔毛，背面淡褐色绢质柔毛，上部叶披针形，具细锯齿或羽状齿裂。头状花序多数，总苞钟形，花托蜂窝状。花冠黄色。瘦果圆柱形，具5棱。

【生长环境】生于林缘、林下、河床谷地或草地上。

【采 制】从龙脑香树干的裂缝处，采取干燥的树脂，进行加工。或砍下树干及树枝，切成碎片，经水蒸气蒸馏升华，冷却后即成结晶。

【性味功效】辛、苦，温。祛风除湿，温中止泻，活血解毒。

【选 方】①治跌打损伤，疮疖痈肿，皮肤瘙痒：大风艾鲜叶捣烂外敷或煎水洗患处。(《常用中草药手册》)

②治肿胀，风湿性关节炎：大风艾、蓖麻叶、石菖蒲。煮水洗。(《广东中药》)

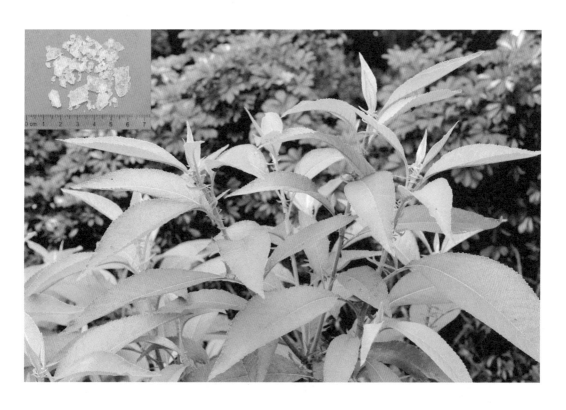

地胆草

【别名】地胆头、草鞋根、草鞋底、磨地胆。

【来源】为菊科植物地胆草 *Elephantopus scaber* L. 的全草。

【植物形态】多年生草本。全株被白色粗毛。根茎短，着生多数须状根，新鲜时黄白色，干燥后灰黄色。叶多基生，匙形或矩圆状倒披针形，长3~16cm，宽1~3.5cm，边缘稍具钝锯齿，两面均被灰白色粗毛。夏、秋开花，花葶略粗壮，头状花序着生长梗上，呈稀疏单歧聚伞排列，分枝处有叶状苞片；头状花序有2列总苞片，外层紫色，全为管状花；花冠淡紫色。瘦果有棱，顶端通常有6枚长而硬的刺毛。

【生长环境】丘陵、坡地和路边。

【采　制】夏、秋季可采，洗净晒干或鲜用。

【性味功效】苦、辛，性寒。清热，凉血，解毒，利湿。

【应　用】用于感冒，扁桃体炎，咽喉炎，百日咳，结膜炎，黄疸，肾炎水肿，月经不调，白带，湿疹，疮疖，虫蛇咬伤。

【选　方】①治疳痢不止：地胆草50g，九节菖蒲50g，漏芦50g，胡黄连25g，地榆25g（罗末），鸡肝50g，猪肝（盐少许，同药煮熟）50g。（《幼幼新书》）
②治脾肾阳虚，血瘀气滞，水湿内停：党参15g，白术10g，猪苓10g，茯苓10g，附子10g，肉桂3g（分冲），丹参15g，鸡血藤20g，当归10g，车前子10g，泽泻10g，地胆草15g。（《戴锦成方》）

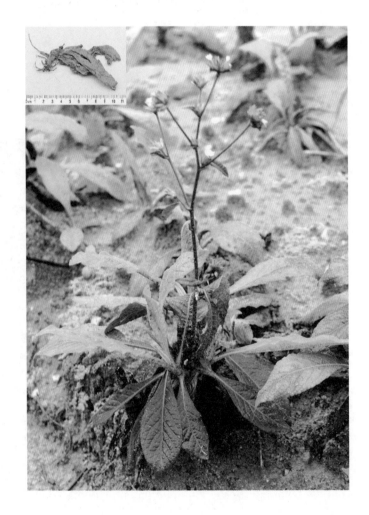

地耳草

【别名】田基黄、田基王、小田基黄、黄花草。

【来源】为金丝桃科植物地耳草 Hypericum japonicum Thunb. 的全草。

【植物形态】为一年生或多年生草本。茎单一或多少簇生，直立或外倾或匍地，在基部生根。叶无柄，叶片通常卵形或卵状三角形至长圆形或椭圆形。花序具1~30花，两歧状或多少呈单歧状，有或无侧生的小花枝。萼片狭长圆形或披针形至椭圆形，先端锐尖至钝形，全缘，无边缘生的腺点，蒴果短圆柱形至圆球形，无腺条纹。种子淡黄色，圆柱形，两端锐尖，无龙骨状突起和顶端的附属物，全面有细蜂窝纹。

【生长环境】田边、沟边、草地以及荒地上。

【采　　制】春夏采收全草，鲜用或洗净，晒干，切碎用。

【性味功效】甘、微苦，凉。清热解毒，止血消肿。

【应　　用】治湿热黄疸，泄泻，痢疾，肠痈，肺痈，痈疖肿毒，乳蛾，口疮，目赤肿痛，毒蛇咬伤，跌打损伤。

【选　　方】①治传染性肝炎：地耳草二至三两，水煎服，每天一剂。(《浙江民间常用草药》)

②治痧症吐泻：地耳草一钱，水煎服。(《湖南药物志》)

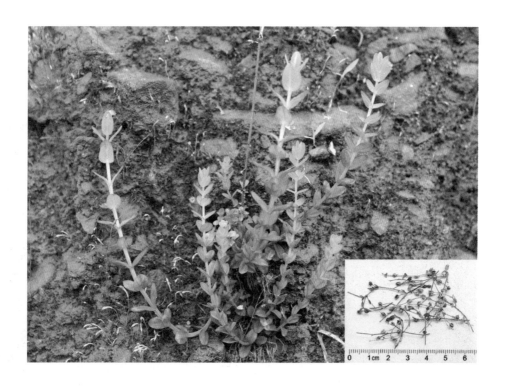

地稔

【别名】山地菍、地茄、铺地锦、地吉桃。

【来源】为野牡丹科植物地稔 *Melastoma dodecandrum* Lour. 的地上部分。

【植物形态】多年生小灌木。茎匍匐上升，逐节生根，分枝多，叶片坚纸质，卵形或椭圆形，顶端急尖，基部广楔形，全缘或具密浅细锯齿，侧脉互相平行。聚伞花序，顶生，有花，基部有叶状总苞2，通常较叶小；花瓣淡紫红色至紫红色，菱状倒卵形；雄蕊长者药隔基部延伸，弯曲，末端具2小瘤，花丝较伸延的药隔略短，短者药隔不伸延，药隔基部具2小瘤；子房下位，顶端具刺毛。

【生长环境】生于海拔1250m以下的山坡矮草丛中

【采　　制】5~6月采收，洗净，除去杂质，晒干或烘干。

【性味功效】甘、涩，性凉。清热解毒，活血止血。

【应　　用】用于高热，肺痈，咽肿，牙痛，赤白痢疾，黄疸，水肿，痛经，崩漏，带下，产后腹痛，瘰疬，痈肿，疔疮，痔疮，毒蛇咬伤。

【选　　方】①治胃痛：干山地稔30~75g，樟木皮30g，水煎服。（《新会草药》）
②治肝炎，肝大：干地稔全草60g，兔子1只，分别水炖，两液混匀，即呈白色块状，用瓷匙装服。（《常用青草药手册》）

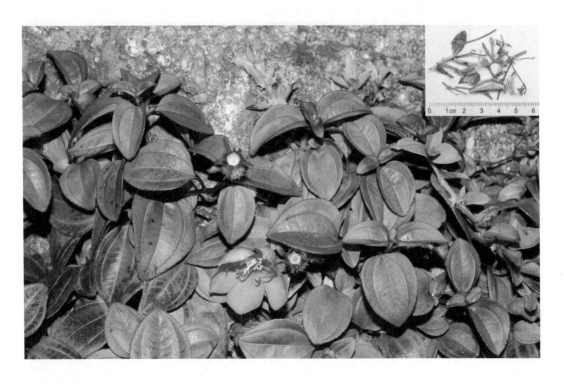

灯心草

【别名】秧草、水灯心、龙须草、灯草。

【来源】为灯心草科植物灯心草 *Juncus effuses* L. 的干燥茎髓。

【植物形态】多年生草本；根状茎粗壮横走；茎丛生，直立，内具白色髓心；叶全部为低出叶，呈鞘状或鳞片状，包围在茎的基部，叶片退化为刺芒状；聚伞花序假侧生；蒴果长圆形或卵形，黄褐色；种子卵状长圆形，黄褐色。

【生长环境】生于河边、池旁、水沟、稻田旁、草地及沼泽湿处。

【采　　制】夏末至秋季割取茎，晒干，取出茎髓，理直，扎成小把。

【性味功效】甘、淡，微寒；归心、肺、小肠经。清心火，利小便。

【应　　用】用于心烦失眠，尿少涩痛，口舌生疮。

【选　　方】① 治疗心热烦躁、小儿夜啼，可单味煎服或与清心安神药同用。

② 治喉痹，用灯心草烧灰吹喉。（《中华人民共和国药典》2020 年版）

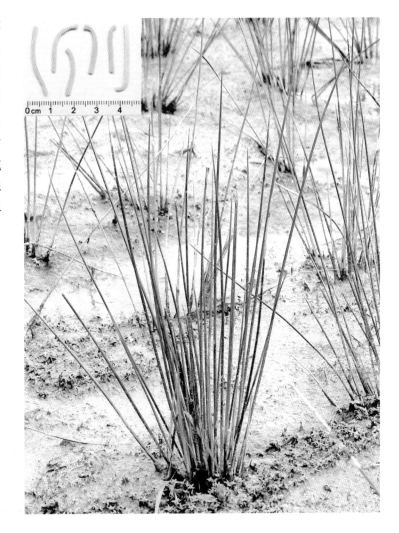

多花勾儿茶

【生长环境】生于山坡、沟谷、林缘、林下或灌丛中。

【采　　制】四季可采，洗净晒干或鲜用。

【性味功效】味微涩，性平。祛风除湿，散瘀消肿、止痛。

【应　　用】用于风湿关节痛，痛经，产后腹痛；外用治骨折肿痛。

【选　　方】治小儿疳积：黄鳝藤根 15~30g，水煎服。(《福建中草药》)

【别名】勾儿茶、扁担藤、金刚藤、牛鼻圈、黄鳝藤根。

【来源】为鼠李科植物多花勾儿茶 *Berchemia floribunda* BrongnBrongn. 的根。

【植物形态】藤状或直立灌木；叶纸质，上部叶卵形、卵状椭圆形或卵状披针形，先端尖，下部叶椭圆形，先端钝或圆，稀短渐尖，基部圆，稀心形，托叶窄披针形，宿存；花常数朵簇生，排成顶生宽聚伞圆锥花序，雄蕊与花瓣等长；核果圆柱状椭圆形，果柄无毛。

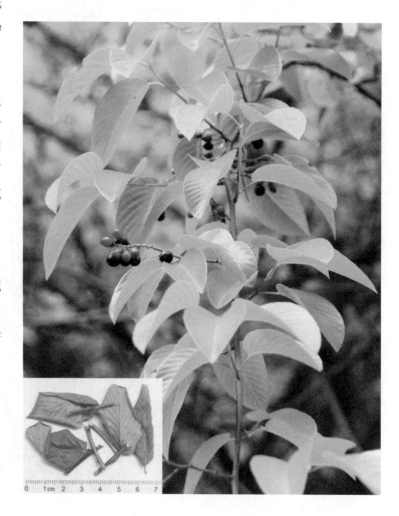

多花黄精

【别名】黄精、长叶黄精、白芨黄精。

【来源】为百合科植物多花黄精 *Polygonatum cyrtonema* Hua 的根茎。

【植物形态】多年生草本；根状茎肥厚，常连珠状或结节成块；叶互生，椭圆形、卵状披针形或长圆状披针形，稍镰状弯曲，先端尖或渐尖；花序伞形；花被黄绿色；花丝两侧扁或稍扁，具乳头状突起或短绵毛，顶端稍膨大或囊状突起；浆果成熟时黑色。

【生长环境】生于林下、灌丛或山坡阴处。

【采　　制】秋末或春初刨出根茎，洗净泥土，除去须根和病疤。蒸至透心后，晒干或烘干。

【性味功效】味甘，平。补气养阴，健脾，润肺，益肾。

【应　　用】用于脾虚胃弱，体倦乏力，口干食少，肺虚燥咳，精血不足，内热消渴。

【选　　方】治体虚：用黄精二斤、蔓菁子一斤，共同九蒸九晒，研为细末。每服二钱，米汤送下。(《本草纲目》)

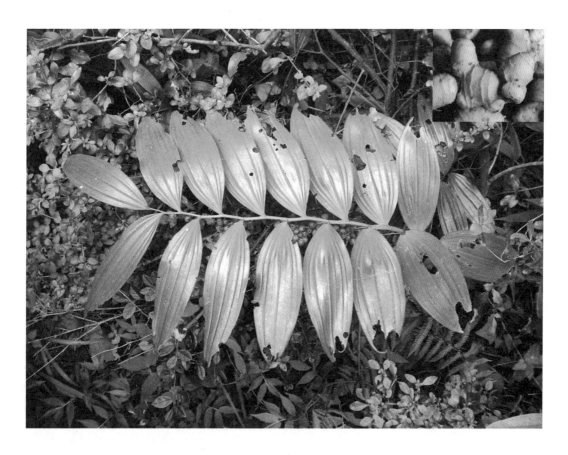

伏石蕨

【别名】金龟藤、飞连草、上树蜈蚣。

【来源】为水龙骨科小型附生蕨类植物 *Lemmaphyllum microphyllum* C. Presl 的全草。

【植物形态】根状茎细长横走，淡绿色，疏生鳞片粗筛孔，两侧不规则分叉。叶远生，二型；叶片近球圆形或卵圆形，基部圆形或阔楔形，全缘；能育叶狭缩成舌状或狭披针形，叶脉网状，内藏小脉单一。孢子囊群线形，位于主脉与叶边之间。

【生长环境】林中树干上或岩石上。

【采　　制】全年可采，洗净，鲜用或晒干。

【性味功效】甘、微苦，寒。清热解毒，凉血止血，润肺止咳。

【应　　用】用于肺热咳嗽，肺脓肿，肺结核咯血，咽喉肿痛，腮腺炎，痢疾，淋巴结结核、衄血，尿血，便血，崩漏，疔疮肿毒，皮肤湿痒、中耳炎。

【选　　方】①治创伤出血：伏石蕨捣匀后外敷。（《福建民间草药》）
②治风湿疼痛：伏石蕨一两，煎服。（《贵州民间草药》）

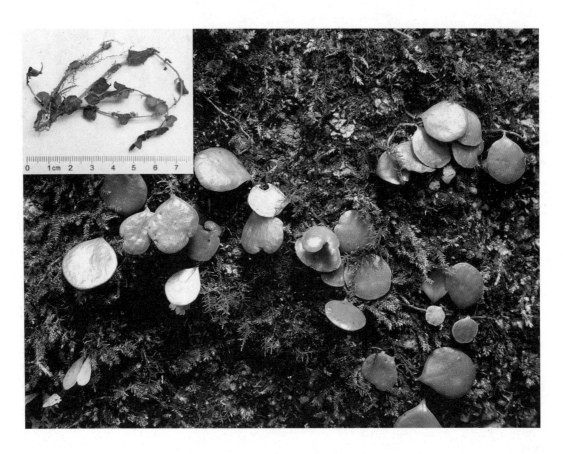

合欢

【别名】马缨花、绒花树。

【来源】为豆科植物合欢 *Albizia julibrissin* Durazz. 的干燥树皮。

【植物形态】落叶乔木；高达 16 米；托叶线状披针形，较小叶小，早落；二回羽状复叶，羽片 4~12 对，小叶 10~30 对。头状花序于枝顶排成圆锥花序，花粉红色，花萼管状，花冠裂片三角形，花萼、花冠外均被短柔毛。荚果带状，嫩荚有柔毛，老荚无毛。

【生长环境】生于山坡或栽培园内。

【采　　制】皮：夏、秋二季剥取，晒干。

【性味功效】甘，平。皮：解郁安神，活血消肿。花：解郁安神。

【应　　用】用于心神不安，忧郁失眠，肺痈，疮肿，跌扑伤痛。

【选　　方】①治肺痈：取合欢皮一掌大，加水三升，煮成一半，分二次服。（《本草纲目》）

②跌打损伤：用合欢皮，把粗皮去掉，炒成黑色，取四两，与芥菜子（炒）一两，共研为末，每服二钱，卧时服，温酒送下，另以药末敷伤处，能助接骨。（《本草纲目》）

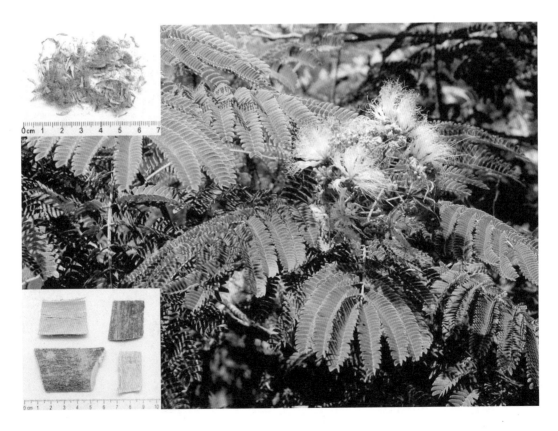

红背山麻秆

【别名】红北山麻秆、红背叶。

【来源】为大戟科植物红背山麻秆 *Alchornea trewioides*（Benth.）Muell. Arg. 的根和叶。

【植物形态】灌木或小乔木。雌雄异株；幼枝被短柔毛；单叶互生，卵状圆形或阔三角状卵形或阔心形，叶基有红色腺体和2条线状附属物，嫩叶紫红色，边缘有不规则的细锯齿；雄花序腋生，总状，雌花序顶生，花密集；蒴果近球形，被灰白色毛。

【生长环境】生于沿海平原、内陆山地矮灌丛、疏林下或石灰岩山灌丛中。

【采　　制】根四季可采，夏秋采叶，晒干。

【性味功效】甘、凉。清热利湿，散瘀止血。

【应　　用】用于痢疾，小便不利，血尿，尿路结石，白带，腰腿痛，跌打肿痛；外用治外伤出血，荨麻疹，湿疹。

【选　　方】治赤痢、崩带、尿路结石或炎症：红背叶 30g，煎水兑白糖服或配人苋等量。（《湖南药物志》）

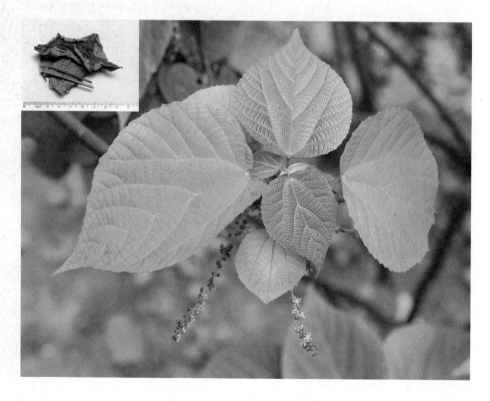

红豆蔻

【别名】大良姜、红蔻、山姜。

【来源】为姜科植物大高良姜 *Alpinia galanga* (L.) Willd. 的干燥成熟果实。

【植物形态】多年生草本。根茎块状，淡棕红色，有多数环节，稍有香气。叶片长圆形或长披针形；圆锥花序顶生；小苞片披针形，花绿白色稍带淡红色条纹，子房外露。果短圆形，橙红色，花萼宿存。种子多数，黑色，有香辣味。

【生长环境】生于山野沟谷阴湿林下、灌木丛中和草丛中。

【采　制】秋季果实变红时采收，除去杂质，阴干。

【性味功效】辛，温。归脾、肺经。温中散寒，行气止痛。

【应　用】用于脘腹冷痛，食积胀满，呕吐泄泻，饮酒过多。

【选　方】① 治腹痛体冷，呕沫，不欲食：红豆蔻（去皮），荜茇、桂心、白术、当归（研，微炒）、人参（去芦头）各半两，附子一两（炮裂，去皮、脐），白豆蔻三分（去皮），干姜半两（炮裂，锉），陈橘皮三分（汤浸，去白瓤，焙），川椒（去目及闭口者，微炒去汗）三分。上药捣罗为末，炼蜜和捣二三百杵，丸如梧桐子大。不计时候，以生姜汤下三十丸。（《太平圣惠方》）

② 治风寒牙痛：红豆蔻为末，随左右以少许搐鼻中，并掺牙取涎，或加麝香。（《卫生家宝方》）

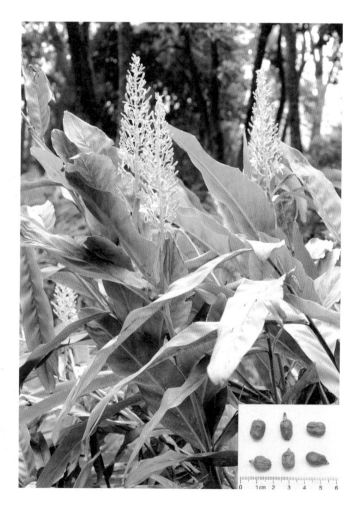

华南紫萁

【别名】贯众、大凤尾蕨。

【来源】为紫萁科植物华南紫萁 *Osmunda vachellii* Hook 的根茎及叶柄残基。

【植物形态】陆生蕨类，植株高 1~2m。具粗壮而直立的圆柱形根茎。叶簇生，具二型羽片；叶柄腹面扁平，有浅纵沟；叶片狭长椭圆形，革质，光滑，一回羽状；羽片线形或线状披针形，先端渐尖，全缘，基部楔形，中羽片较大，近对生而略向上；叶脉羽状。孢子叶羽片位于叶下部，紧缩成线形，深羽裂，裂片排列于羽轴两侧，两面沿叶脉密生孢子囊，并形成圆形小穗。

【生长环境】生于草坡或溪边阴处。

【采　制】全年均可采收，去须根及绒毛，晒干或鲜用。

【性味功效】味微苦、涩，微寒。清热解毒，祛湿舒筋，驱虫。

【应　用】用于流感，疟腮，痈肿疮疖，妇女带下，筋脉拘挛，胃痛，肠道寄生虫病。

【选　方】治钩虫病：紫萁贯众，川楝子各 9g，紫苏 6g，水煎服。(《中草药大典》)

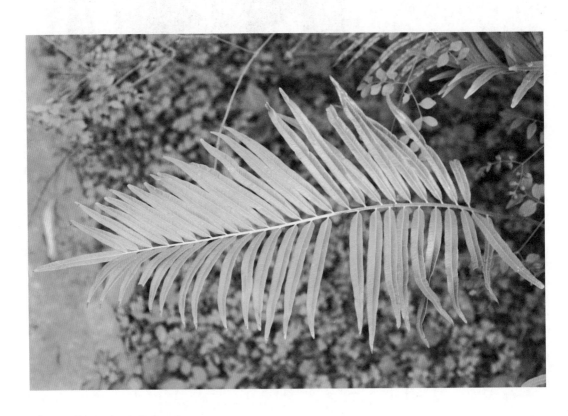

华山姜

【别名】箭杆风、华良姜。

【来源】为姜科华山姜 *Alpinia chinensis*（Retz.）Rosc. 的根茎。

【植物形态】多年生草本。根茎匍匐，肉质。叶互生；叶柄鞘状抱茎；叶舌膜质，2 裂，具缘毛；叶片披针形或卵状披针形，先端渐尖或尾状渐尖，基部渐狭，两面均无毛；总状圆锥花序顶生，分枝短，其上有花 2~4 朵；花时脱落；花白色萼管状，先端具 3 齿；花冠管略超出，花冠裂片长圆形，后方的一枚较大，兜状；唇瓣卵形，先端微凹，侧生退化雄蕊 2，钻状；子房无毛。果球形，直径 5~8m。

【生长环境】生长于山谷、溪边、疏林下等潮湿的地方。

【采　　制】全年可采，洗净，鲜用或晒干。

【性味功效】辛，温。健胃散寒，平喘止痛。

【应　　用】用于胃痛；风寒咳喘；风湿关节痛；月经不调；跌打损伤。

【选　　方】治风湿关节冷痛：山姜、石南藤、香樟根、红禾麻各一两。煨水服。（《贵州草药》）

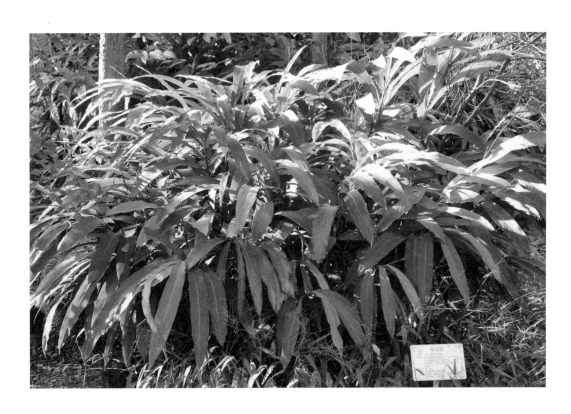

灰毛大青

【别名】毛赪桐、狮子球。

【来源】为马鞭草科植物灰毛大青 Clerodendrum canescens Wall. 的叶。

【植物形态】多年木本植物。小枝略四棱形、具不明显的纵沟，全体密被平展或倒向灰褐色长柔毛，髓疏松，干后不中空。叶片心形或宽卵形，顶端渐尖，基部心形至近截形，两面都有柔毛。聚伞花序密集成头状，花序梗较粗壮；苞片叶状，卵形或椭圆形，具短柄或近无柄；花萼由绿变红色，钟状，裂片卵形或宽卵形，渐尖，花冠白色或淡红色，外有腺毛或柔毛。核果近球形，绿色，成熟时深蓝色或黑色。

【生长环境】生长于海拔 220~880m 的山坡路边或疏林中。

【采　　制】春、夏季可采，鲜用。

【性味功效】甘、淡，性凉。养阴清热，宣肺祛痰，凉血止血。

【应　　用】用于治肺结核咯血，感冒高热，红白痢。

【选　　方】①治肺结核，咯血：毛赪桐 15~30g，煎汤内服。(《全国中草药汇编》)

②治咳嗽，感冒高热：毛赪桐 15~30g，水煎服。(《香港中草药》)

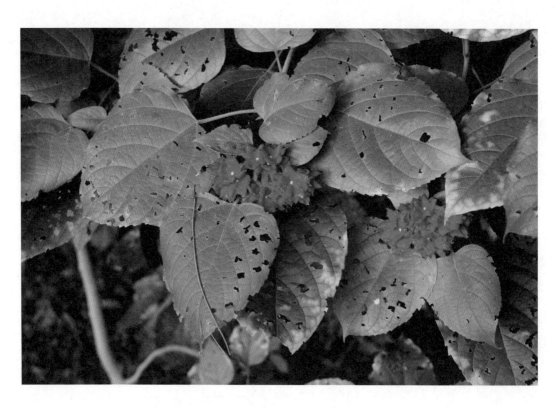

夹竹桃

【别名】拘那夷、拘孥儿，棋那卫、柳叶桃。

【来源】为夹竹桃科植物夹竹桃 *Nerium oleander* L. 的叶或茎皮。

【植物形态】常绿直立大灌木。枝条灰绿色，含水液；嫩枝条具棱，被微毛，老时毛脱落。叶 3 片轮生，稀对生，革质，窄椭圆状披针形，先端渐尖或尖，基部楔形或下延。聚伞花序组成伞房状顶生；花芳香，花萼裂片窄三角形或窄卵形；花冠漏斗状，裂片向右覆盖，花冠喉部宽大；种子长圆形，基部较窄，顶端钝、褐色，种皮被锈色短柔毛。

【生长环境】湿润、温暖的低海拔地区。

【采　　制】四季可采，晒干或鲜用。

【性味功效】苦，寒，有毒。强心利尿，祛痰定喘，镇痛，去瘀。

【应　　用】用于心脏病，心力衰竭，喘息咳嗽，癫痫，跌打损伤肿痛，经闭。

【选　　方】治哮喘：夹竹桃叶七片，黏米一小杯。同捣烂，加片糖煮粥食之，但不宜多服。（《岭南采药录》）

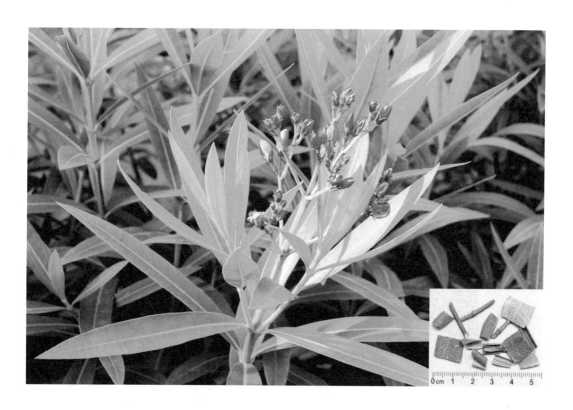

161

尖尾芋

【别名】滴水观音、佛手芋、钩状矮象耳、台湾姑婆芋。

【来源】为天南星科植物尖尾芋 *Alocasia cucullata*（Lour.）Schott 的根茎。

【植物形态】多年生直立草本植物。地上茎圆柱形，黑褐色，环形叶痕，叶柄绿色，叶片膜质，深绿色，宽卵状心形，先端凸尖，基部圆形；花序柄圆柱形，稍粗壮，佛焰苞近肉质，管部长圆状卵形，淡绿至深绿色，肉穗花序比佛焰苞短，雄花序近纺锤形，苍黄色，浆果近球形，种子1枚。5月开花。

【生长环境】耐旱、耐阴，性喜高温多湿。

【采　　制】全年可采根茎。

【性味功效】辛、苦，寒，有大毒。清热解毒，消肿散结，止痛。

【应　　用】用于流感、高热、肺结核、急性胃炎、胃溃疡、慢性胃病、肠伤寒，外用治毒蛇咬伤、蜂窝组织炎、疮疖、风湿等。本品有毒，内服久煎6小时以上方可避免中毒。

【选　　方】①治肺结核，咳喘：尖尾芋10~15g。去皮，开水煎煮6小时，汤色变红内服。（《西双版纳傣药志》）

②治毒虫咬伤，疔疮痈疖脓肿：尖尾芋、旱莲草、含羞草鲜品各适量。捣烂，包敷患处。（西双版纳州傣医院傣医康郎香验方）

③治风寒湿痹证，肢体关节酸痛，屈伸不利：尖尾芋、旱莲草、含羞草、重楼鲜品各适量。捣烂，包敷患处。（西双版纳州傣医院傣医康郎香验方）

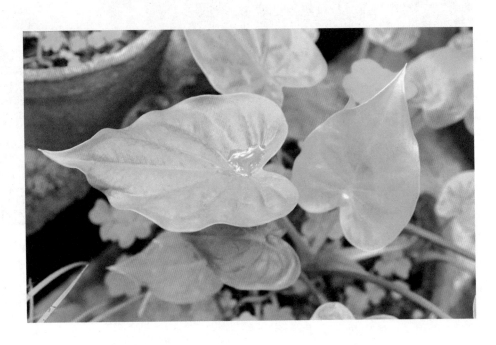

决明

【别名】草决明、假花生、假绿豆、马蹄决明。

【来源】为豆科植物决明 *Cassia tora* L. 的干燥成熟种子。

【植物形态】一年生亚灌木状草本。小叶间有棒状的腺体 1 枚；小叶 3 对，膜质，倒形卵或长椭圆形；托叶线状，被柔毛、花腋生；萼片卵形或卵状长圆形，膜质，外面被柔毛；花瓣黄色。荚果纤细，近四棱形，两端渐尖，膜质；种子菱形，光亮。

【生长环境】生于山坡、旷野及河滩沙地上。

【采　　制】当年 9~10 月果实成熟，荚果变成黑褐色时，将全株割下，运回晒场，晒干，打出种子，除净杂质，再将种子晒至全干。

【性味功效】甘、苦、咸，微寒。归肝、大肠经。清肝明目，利水通便。

【应　　用】用于目赤涩痛，羞明多泪，头痛眩晕，目暗不明，大便秘结。

【选　　方】①用于止泪明目：主肝经热、风赤眼。取 1 匙捣令净，空心水吞下。(《奇效良方》)

②治急性结膜炎：决明子、菊花各三钱，蔓荆子、木贼各二线，水煎服。(《河北中药手册》)

③治高血压：决明子五钱，炒黄、水煎代茶饮。(《江西草药》)

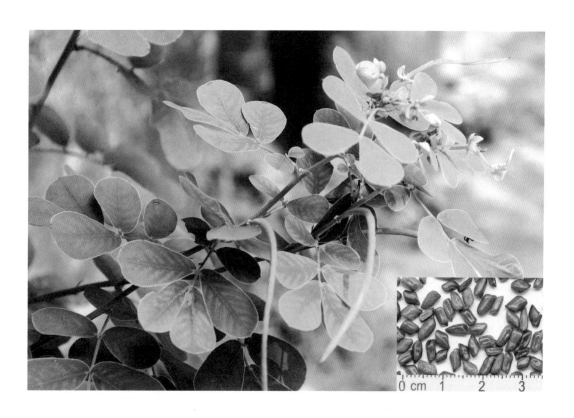

肉豆蔻

【别名】迦拘勒、豆蔻、肉果、顶头肉。

【来源】为肉豆蔻科植物肉豆蔻 *Myristica fragrans* Houtt. 的干燥种仁。

【植物形态】多年生木本。幼枝细长。叶近革质，椭圆形或椭圆状披针形，先端短渐尖，基部宽楔形或近圆形，两面无毛；花被三角状卵形，外面密被灰褐色绒毛；花药线形，长约雄蕊柱的一半；雌花序较雄花序为长；花梗长于雌花；小苞片着生在花被基部，脱落后残存通常为环形的瘢痕；子房椭圆形，外面密被锈色绒毛，花柱极短，柱头先端 2 裂。果通常单生，具短柄；种子卵珠形；子叶短，蜷曲，基部连合。

【生长环境】亚热带地。

【采　　制】春、冬季可采，除去杂质，洗净，干燥。

【性味功效】辛，性温。温中行气，涩肠止泻。

【应　　用】用于脾胃虚寒，久泻不止，脘腹胀痛，食少呕吐。

【选　　方】治小儿脾胃气逆，呕吐不止：肉豆蔻 30g（去壳），附子 60g（炮裂，去皮、脐），白石脂 60g。（《太平圣惠方》）

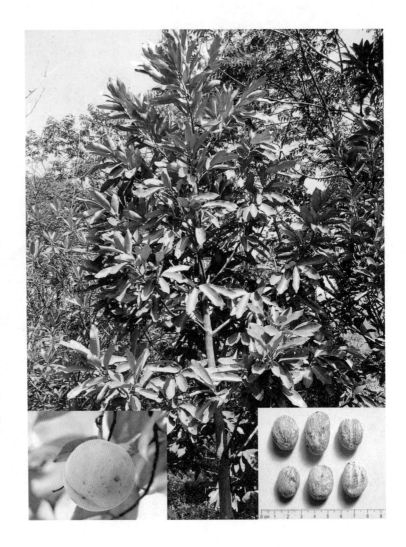

肉桂

【别名】牡桂、紫桂、大桂。

【来源】为樟科植物肉桂 *Cinnamomum cass iPresl* 的干燥树皮。

【植物形态】一年生木本植物。树皮灰褐色。叶互生或近对生，长椭圆形至近披针形，革质，边缘软骨质，内卷，绿色，有光泽，无毛，叶柄粗壮。圆锥花序腋生或近顶生。花白色，花被裂片，花丝被柔毛，扁平，花药卵圆状长圆形，子房卵球形。果椭圆形，成熟时黑紫色，无毛，果托浅杯状。花期6~8月，果期10~12月。

【生长环境】质地疏松、排水良好、通透性强的砂壤土或壤土。

【采　　制】秋季可采，除去杂质及粗皮。

【性味功效】辛、甘，性大热。补火助阳，引火归元，散寒止痛，温通经脉。

【应　　用】阳痿宫冷，腰膝冷痛，肾虚作喘，虚阳上浮，眩晕目赤，心腹冷痛，虚寒吐泻，寒疝腹痛，痛经闭经。

【选　　方】主治湿热痢：芍药30g，当归15g，黄连15g，黄芩15g，槟榔、木香、炙甘草各6g，大黄9g，肉桂5g。(《素问·病机气宜保命集》)

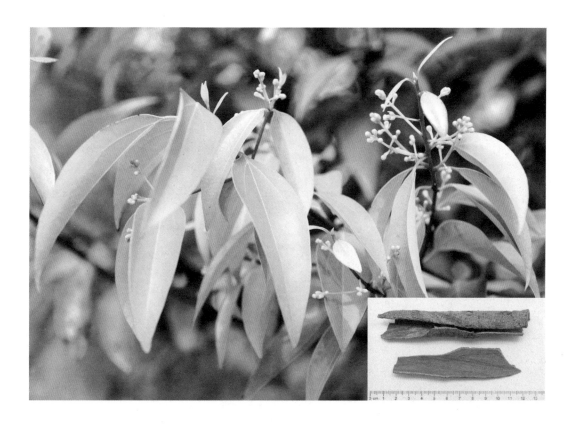

西河柳

【别名】三春柳、西湖杨、观音柳、红筋条。

【来源】为柽柳科植物柽柳 *Tamarix chinensis* Lour 的嫩枝叶。

【植物形态】灌木或小乔木，幼枝柔弱，开展而下垂，红紫色或暗紫色。叶鳞片状，钻形或卵状披针形，半贴生，背面有龙骨状柱。夏、秋季在当年生幼枝顶端形成总状花序组成顶生大型圆锥花序，常下弯，花略小而密生，每朵花具1线状钻形的绿色小苞片；花5，粉红色；萼片卵形；花瓣椭圆状倒卵形，雄蕊着生于花盘裂片之间，长于花瓣；子房圆锥状瓶形，花柱3，棍棒状。蒴果。

【生长环境】河流冲积平原，海滨、滩头、潮湿盐碱地和沙荒地。

【采　　制】春季花枝，洗净晒干。

【性味功效】甘、咸，平。疏风散寒，解表止咳，升散透疹，祛风除湿，消痞解酒。

【应　　用】用于治麻疹难透，风疹身痒，感冒，咳喘，风湿骨痛。

【选　　方】①治普通感冒：西河柳9g，薄荷、荆芥各6g，生姜3g，水煎服。（《全国中草药汇编》）

②治麻疹不透：西河柳、芫荽、浮萍、樱桃核各6g，水煎服。（《全国中草药汇编》）

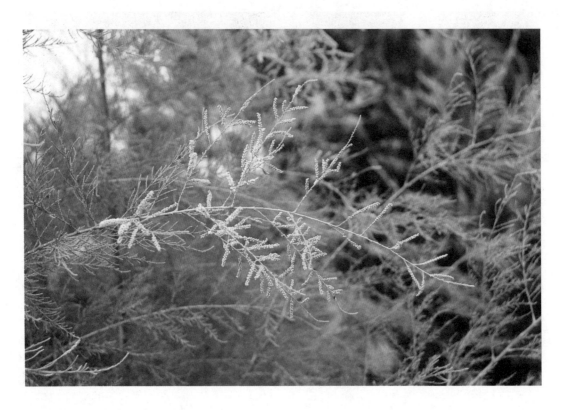

羊乳

【别名】轮叶党参、羊奶参、四叶参、山海螺。

【来源】为桔梗科植物羊乳 *Codonopsis lanceolata*（Siebold & Zucc.）Trautv. 的根。

【植物形态】多年生缠绕藤本，根常肥大呈纺锤状。茎缠绕，常有多数短细分枝，黄绿而微带紫色；叶在主茎上的互生，披针形或菱状窄卵形、菱状卵形、窄卵形或椭圆形；花单生，花萼管贴生于子房中部裂片卵状披针形，花冠钟状，裂片三角形，外面乳白色，内面紫色。蒴果圆锥形，上部有喙，种子有翼。

【生长环境】生于山地灌木林下沟边阴湿地区或阔叶林内。

【采　　制】四季可采，洗净，晒干，切片用。

【性味功效】甘，平。养阴润肺，祛痰排脓，清热解毒。

【应　　用】用于病后体虚、肺痈、乳痈、疮疡肿毒等症。

【选　　方】①治病后体虚：可配合熟地、当归等同用。（《中药学》）

②治疗肺痈胸痛、咳吐脓血等症：可配合冬瓜子、薏苡仁、芦根、桔梗、野菊花、金银花、生甘草等同用。（《中药学》）

③治疗蛇虫咬伤：可用鲜根切碎，煎服；也可洗净、捣烂外敷。（《中药学》）

④治肺痈：羊乳 30g，忍冬叶 30g。水煎服。（《江西民间草药》）

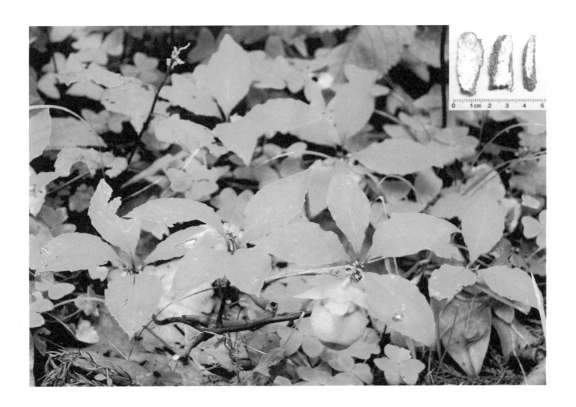

羊蹄

【别名】土大黄、羊蹄叶、牛舌菜。

【来源】为蓼科植物羊蹄 *Rumex japonicus* Houtt. 的根和全草。

【植物形态】多年生草本；茎直立，高达1m；基生叶长圆形或披针状长圆形，基部圆或心形，边缘微波状；茎上部叶窄长圆形，叶柄较短；总状花序顶生，呈狭长圆锥状；花两性，卵状心形，边缘有不规则的细刺；瘦果宽卵形，具3棱，黑褐色，有光泽。

【生长环境】生于田边路旁、河滩、沟边湿地。

【采　　制】春、秋挖根，洗净，切片，晒干；全草全年可采，或秋季采割，晒干。

【性味功效】苦、酸，寒。有小毒。清热通便，凉血止血，杀虫止痒。

【应　　用】用于鼻出血，功能性子宫出血，血小板减少性紫癜，慢性肝炎，肛门周围炎，大便秘结；外用治外痔，急性乳腺炎，黄水疮，疖肿，皮癣。

【选　　方】①治大便卒涩结不通：羊蹄根一两（锉）。以水一大盏，煎取六分，去滓，温温顿服之。(《太平圣惠方》)
②治内痔便血：羊蹄根八钱至一两，较肥的猪肉四两。放瓦罐内，加入清水，煮至肉极烂时，去药饮汤。(《江西民间草药》)

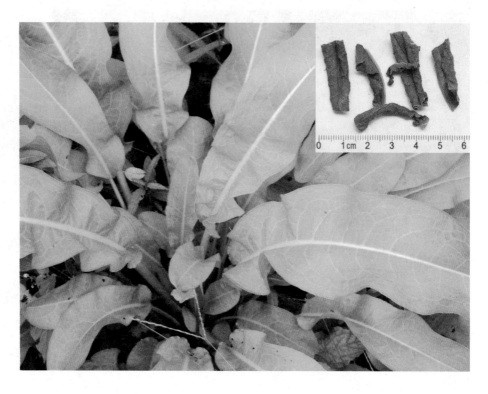

阴香

【别名】山玉桂、桂树、八角、山桂枝。

【来源】为樟科植物阴香 *Cinnamomum burmanni*（Nees & T. Nees）Blume 的树皮、根皮、叶、枝。

【植物形态】乔木高达 14 米；树皮内皮红色，味似肉桂。叶互生或近对生，卵圆形、长圆形至披针形，革质，上面绿色，光亮，下面粉绿色，晦暗，两面无毛，离基三出脉；圆锥花序腋生或近顶生，密被灰白微柔毛，花绿白色；果卵球形。

【生长环境】生于肥沃、疏松、湿润而不积水的地方。

【采　制】夏秋采收，阴干。

【性味功效】辛、微甘，温。祛风散寒，温中止痛。

【应　用】用于虚寒胃痛，腹泻，风湿关节痛；外用治跌打肿痛，疮疖肿毒，外伤出血。

【选　方】①取叶煎水，妇人洗头，能祛风；洗身，能消散皮肤风热；根煎服，止心气痛，皮三、四钱煎水，能健胃祛风；皮为末，用酒调敷，治恶毒大疮飞蛇疮等。（《岭南采药录》）

②治疗寒性胃痛：阴香树皮 9g。水煎服。（《香港中草药》）

③治风湿关节炎：阴香树皮 6g，粗叶榕根 30g。水煎服。（《福建药物志》）

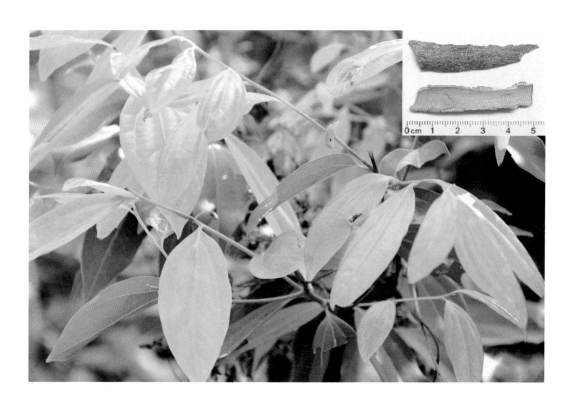

朱槿

【别名】赤槿、佛桑、红木槿、桑槿。

【来源】为锦葵科植物 *Hibiscus rosa-sinensis* Linn. 的花朵。

【植物形态】多年生木本植物。叶互生；阔卵形或狭卵形，先端突尖或渐尖，边缘有粗齿或缺刻，或除近先端外几乎全缘。花单生于上部叶腋；小苞片6~7枚，线形，分离，比萼短；萼绿色，5裂，裂片卵形或披针形，尖锐；花冠通常玫瑰红，但亦有淡红、淡黄或其他颜色的，有时重瓣；雄蕊多数，花丝结合成圆筒；子房5室，花柱5裂，柱头头状，雄蕊筒及柱头甚长，超出花冠外。蒴果卵形，有喙，光滑。

【生长环境】微酸性土壤。

【采　　制】全年可采。

【性味功效】甘，寒。清肺，化痰，凉血，解毒。

【应　　用】治痰火咳嗽，鼻衄，痢疾，赤白浊，痈肿，毒疮。

【选　　方】治痈疽，腮肿：扶桑叶或花，同白芙蓉叶、牛蒡叶、白蜜研膏敷之。(《本草纲目》)

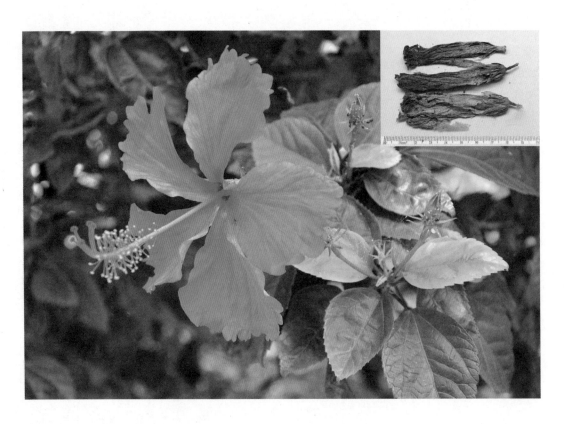

朱砂根

【别名】大罗伞、红铜盘、八角金龙、金玉满堂。

【来源】为紫金牛科植物朱砂根 Ardisia crenata Sims 的干燥根。

【植物形态】多年生木本植物。茎粗壮，无毛。叶片革质或坚纸质，椭圆形至倒披针形，顶端急尖或渐尖，基部楔形边缘具皱波状或波状齿，具明显的边缘腺点，两面无毛。伞形花序，着生于侧生特殊花枝顶端；花萼仅基部连合，萼片长圆状卵形，顶端圆形或钝，全缘，两面无毛，具腺点；花瓣白色，稀略带粉红色，花药三角状披针形，背面常具腺点；雌蕊与花瓣近等长或略长，子房卵珠形，无毛，具腺点。

【生长环境】疏、密林下阴湿的灌木丛中。

【采　　制】春、冬季采收，除去杂质，洗净，润透，切段，干燥。

【性味功效】苦、辛，平。解毒消肿，活血止痛，祛风除湿。

【应　　用】用于咽喉肿痛，风湿痹痛，跌打损伤。

【选　　方】治风湿骨节痛：小郎伞五钱，木通二两，虎骨三钱，鸡骨香三钱，大血藤四钱，桑寄生三钱。浸酒二斤，每服五钱至一两，一日二次。（《广西中药志》）

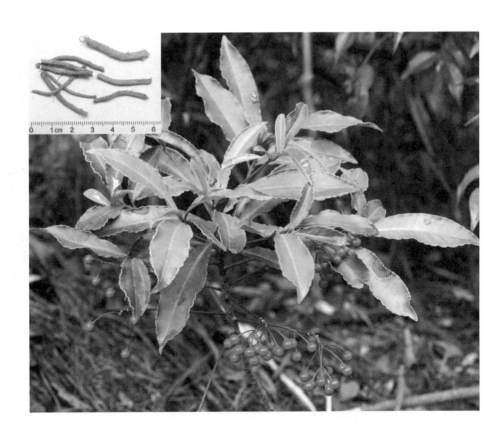

竹柏

【别名】八大金刚、竹叶青、竹叶柏身。

【来源】为罗汉松科植物竹柏 *Podocarpusnagi*（Thunb.）Zoll. 的叶。

【植物形态】多年生木本。树皮近于平滑，红褐色或暗紫红色，成小块薄片脱落；枝条开展或伸展，树冠广圆锥形。叶对生，革质，有光泽，基部楔形或宽楔形，向下窄成柄状。雄球花穗状圆柱形，单生叶腋，常呈分枝状，基部有少数三角状苞片；种子圆球形，成熟时假种皮暗紫色，有白粉，其上有苞片脱落的痕迹；骨质外种皮黄褐色，顶端圆，基部尖，其上密被细小的凹点，内种皮膜质。

【生长环境】低海拔常绿阔叶林中。

【采　　制】全年可采，洗净，鲜用或晒干。

【性味功效】淡、涩，性平。止血，接骨。

【应　　用】用于外伤出血，骨折。

【选　　方】治外伤出血，骨折：取竹柏叶鲜品捣敷；或干品研末调敷。(《中华本草》)

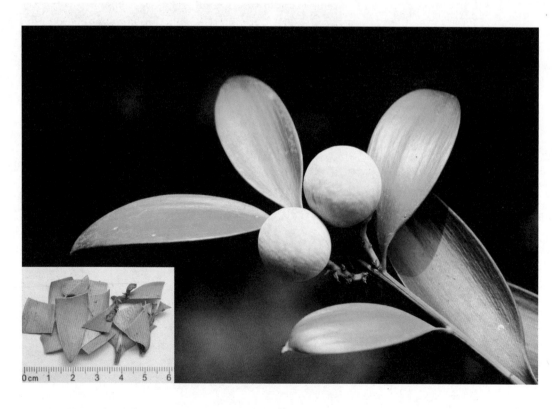

竹节蓼

【别名】观音竹、铁扭边、上石百竹、飞天蜈蚣。

【来源】为蓼科植物竹节蓼 *Homalocladium platycladum* L. 的全草。

【植物形态】多年生草本。茎基部圆柱形，木质化，上部枝扁平，呈带状，深绿色，具光泽，有明显的细线条。叶互生，多生于新枝上；无柄；托叶鞘退化成线状，分枝基部较宽，先端锐尖；叶片菱状卵形，先端渐尖，基部楔形，全缘或在近基部有一对锯齿。花小，两性，簇生于节上，具纤细柄；苞片膜质，淡黄棕色；花被5深裂，淡绿色，后变红。瘦果三角形，平滑，包于肉质紫红色或淡紫色的花被内，呈浆果状。

【生长环境】砂质土壤。

【采　　制】全年均可采收，晒干或鲜用。

【性味功效】味甘、淡，性平。清热解毒，去瘀消肿。

【应　　用】用于痈疽肿毒，跌打损伤，蛇、虫咬伤。

【选　　方】①治跌打损伤：鲜竹节蓼60g，以酒代水煎服，并以渣敷患处。（《泉州本草》）

②治蜈蚣咬伤：竹节蓼捣烂，搽伤口周围。（《广西中药志》）

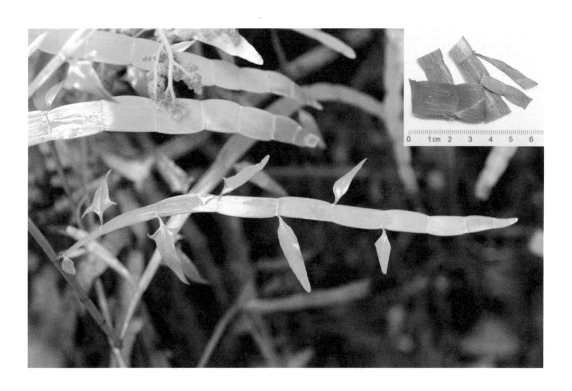

补骨脂

【别名】破故纸、婆固脂、补骨鸱、黑故子。

【来源】为豆科植物补骨脂 *Psoralea corylifolia* L. 的干燥成熟果实。

【植物形态】一年生直立草本，疏被白色绒毛，有腺点。单叶，宽卵形，两面有黑色腺点。花序腋生，组成密集的总状或小头状花序，被白色柔毛和斑点，花冠黄色或蓝色。荚果卵形，黑色，表面具不规则网纹，果皮与种子不易分离；种子扁。

【生长环境】山坡、溪边或田边。

【采　制】秋季果实成熟时采收果序，晒干，搓出果实，除去杂质。

【性味功效】辛、苦，温。归肾、脾经。温肾助阳，纳气平喘，温脾止泻；外用消风祛斑。

【应　用】用于肾阳不足，阳痿遗精，遗尿尿频，腰腹冷痛，肾虚作喘，五更泄泻；外用治白癜风，斑秃。

【选　方】①治腰疼：破故纸为末，温酒下三钱匕。（《经验后方》）

②治牙痛日久，肾虚也：补骨脂二两、青盐半两，炒，研，擦之。（《御药院方》）

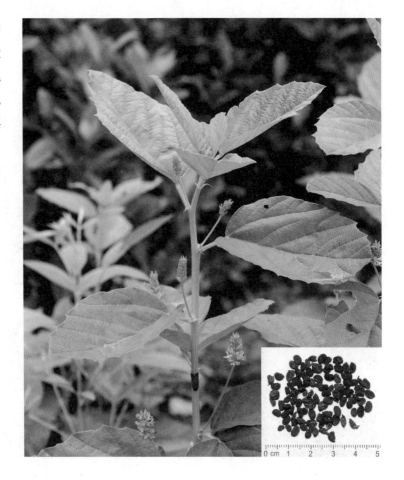

苍耳

【别名】粘头婆、虱马头、苍耳子、卷耳。

【来源】为菊科植物苍耳 *Xanthium strumarium* L. 的全草和带总苞的果实。

【植物形态】一年生草本。根纺锤形。茎直立，上部有纵沟，被灰白色粗糙毛。叶互生，三角状卵形或心形。头状花序聚生，单性同株，雄花序球形，小花管状，雌花序卵形，外面有倒刺毛。瘦果倒卵形，包藏在有刺的总苞内。

【生长环境】生于干旱山坡或砂质荒地。

【采　　制】夏季割取全草，去泥晒干。秋季果实成熟时采收，干燥，除去梗、叶等杂质。

【性味功效】辛、苦，微寒；有小毒。归肺经。散风寒，通鼻窍，祛风湿。

【应　　用】用于风寒头痛，鼻塞流涕，鼻渊，风疹瘙痒，湿痹拘挛。

【选　　方】①治风疹和遍身湿痒：苍耳全草煎汤外洗。(《闽东本草》)
②治中耳炎：鲜苍耳全草五钱（干的三钱）。冲开水半碗服。(《福建民间草药》)

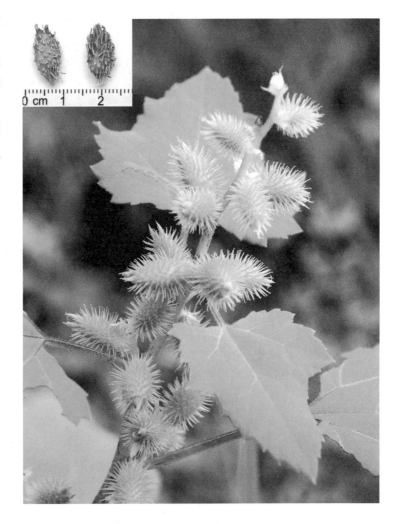

豆蔻

【别名】白豆蔻、圆豆蔻、原豆蔻、扣米。

【来源】为姜科植物白豆蔻 *Amomum kravanh* Pierre ex Gagnep. 的成熟果实。

【植物形态】茎丛生，株高3m。叶片卵状披针形，长约60cm，两面光滑无毛，近无柄；叶舌圆形；叶鞘口及叶舌密被长粗毛。穗状花序自近茎基处的根茎上发出，圆柱形，稀为圆锥形，密被覆瓦状排列的苞片；苞片三角形。蒴果近球形，略具钝三棱，易开裂为三瓣；种子为不规则的多面体，暗棕色，有芳香味。

【生长环境】山沟阴湿处。

【采　制】秋季果实成熟时采收，阴干，称"原豆蔻"。

【性味功效】辛，温。归肺、脾、胃经。化湿行气，温中止呕，开胃消食。

【应　用】用于湿浊中阻，不思饮食，湿温初起，胸闷不饥，寒湿呕逆，胸腹胀痛，食积不消。

【选　方】①治胃气冷，吃饭即欲得吐：白豆蔻子三枚，捣，筛，更研细，好酒一盏，微温调之，并饮三、两盏。(《随身备急方》)
②治妊娠呕吐：白豆蔻一钱，竹茹三钱，大枣三枚，鲜姜一钱。将生姜捣碎取汁，前三药煎取一茶杯(约50~60毫升)过滤，冲姜汁服。(《武汉医药卫生》)

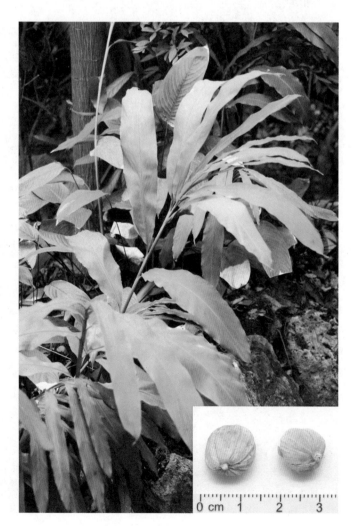

杜仲

【别名】扯丝皮、思仲、丝棉皮、玉丝皮。

【来源】为杜仲科植物杜仲 *Eucommia ulmoides* Oliv. 的树皮。

【植物形态】落叶乔木；树皮灰褐色，粗糙，内含橡胶，折断拉开有多数细丝。叶椭圆形、卵形或矩圆形，薄革质；基部圆形或阔楔形，先端渐尖；上面暗绿色，下面淡绿，脉上有毛；侧脉6~9对；边缘有锯齿；叶柄长1~2cm，上面有槽，被散生长毛。花生于当年枝基部，雄花无花被；雌花单生。翅果扁平，长椭圆形；坚果位于中央，稍突起。种子扁平，线形。

【生长环境】低山，谷地或低坡的疏林里。

【采　　制】4~6月剥取，刮去粗皮，堆置"发汗"至内皮呈紫褐色，晒干。

【性味功效】甘，温。归肝、肾经。补肝肾，强筋骨，安胎。

【应　　用】用于肝肾不足，腰膝酸痛，筋骨无力，头晕目眩，妊娠漏血，胎动不安。

【选　　方】①治腰痛：川木香一钱，八角茴香三钱，杜仲（炒去丝）三钱。水一钟，酒半钟，煎服，渣再煎。（《活人心统》）

②治高血压：杜仲、黄芩、夏枯草各五钱。水煎服。（《陕西中草药》）

【附　　注】杜仲叶为本植物的叶。微辛，性温。归肝、肾经。补肝肾，强筋骨。用于肝肾不足，头晕目眩，腰膝酸痛，筋骨痿软。

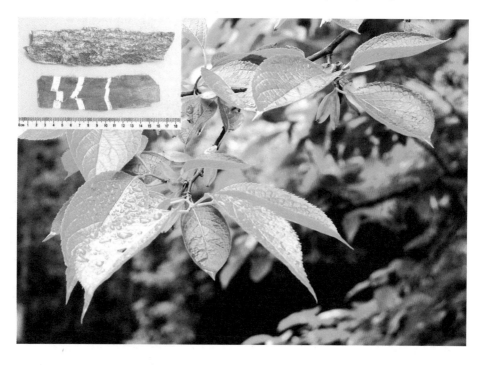

芙蓉菊

【别名】香菊、白艾、玉芙蓉、千年艾。

【来源】为菊科植物芙蓉菊 *Crossostephium chinense*（L.）Makino 的全草。

【植物形态】亚灌木，枝、叶密被灰色柔毛。叶互生，聚生枝顶，质厚，窄匙形或窄倒披针形，先端钝，基部渐窄，两面密被灰色柔毛。头状花序盘状，生于枝端叶腋，排成总状花序；总苞半球形，边花雌性，盘花两性，花冠均为管状。瘦果矩圆形，被腺点，冠状冠毛撕裂状。

【生长环境】生于温暖潮湿野外草地。

【采　　制】全年均可采，洗净，切，鲜用或晒干。

【性味功效】辛、苦，微温。祛风除湿，温中止痛。

【应　　用】用于风湿痹痛；脘腹冷痛。

【选　　方】内服：煎汤，15~30g，鲜品 30~60g。祛风湿。治风湿关节痛，胃脘冷痛。（《福建中草药》）

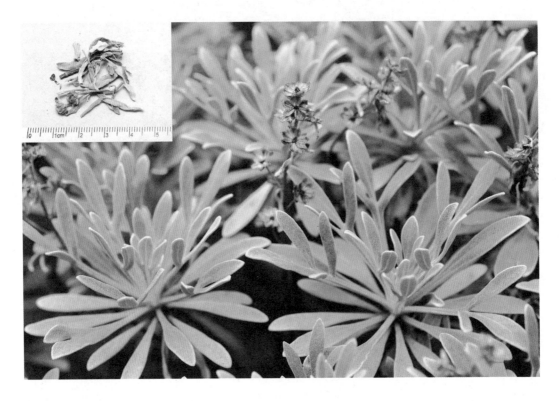

佛肚竹

【别名】佛竹、罗汉竹、密节竹、大肚竹。

【别名】佛竹、罗汉竹、密节竹、大肚竹。

【来源】为竹亚科佛肚竹 *Bambusa ventricosa* McClure 的嫩叶入药。

【植物形态】幼秆深绿色，稍被白粉，老时转榄黄色。秆二型：正常圆筒形，高 7~10m，节间 30~35cm；畸形秆通常 25~50cm，节间较正常短。箨叶卵状披针形；箨鞘无毛；箨耳发达，圆形或卵形至镰刀形；箨舌极短。

【生长环境】佛肚竹喜温暖、湿润、不耐寒。宜在肥沃、疏松、湿润、排水良好的砂质壤土中生长。

【采　　制】摘取嫩叶。

【性味功效】味甘、微苦，性平。清热除烦。

【应　　用】治感冒发热。

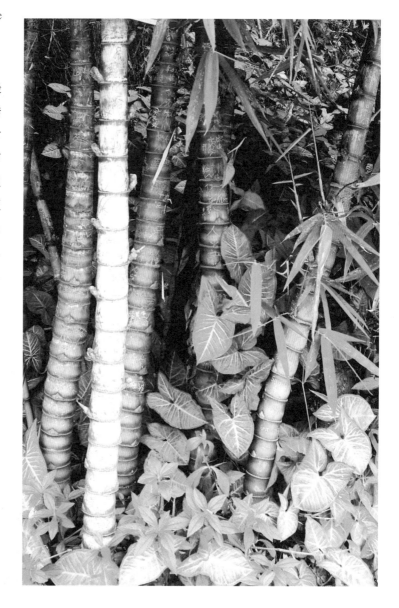

佛甲草

【别名】佛指甲、铁指甲、万年草、回生草。

【来源】为景天科植物佛甲草 *Sedum lineare* Thunb. 的干燥全草。

【植物形态】多年生草本，无毛。3 叶轮生，叶线形，先端钝尖，茎部无柄，有短距。花序聚伞状，顶生，疏生花，中央有一朵短梗花，另有 2~3 分枝，分枝常有再 2 分枝，着生花无梗；萼片 5，线状披针形，花瓣 5。菁葖果略叉开，种子小。

【生长环境】生于低山或平地草坡上。

【采　　制】夏、秋季收割全草，洗净，在沸水中烫一下，捞起，晒干或随采随用。

【性味功效】甘、淡，寒。归心、肺、肝、脾经。清热解毒、利湿、止血。

【应　　用】用于咽喉肿痛、目赤肿痛、热毒痈肿、疔疮、丹毒、烫火伤、毒蛇咬伤、黄疸、痢疾、便血、崩漏、外伤出血。

【选　　方】治咽喉肿痛：鲜佛甲草二两，捣绞汁，加米醋少许，开水一大杯冲漱喉，一日数次。(《闽东本草》)

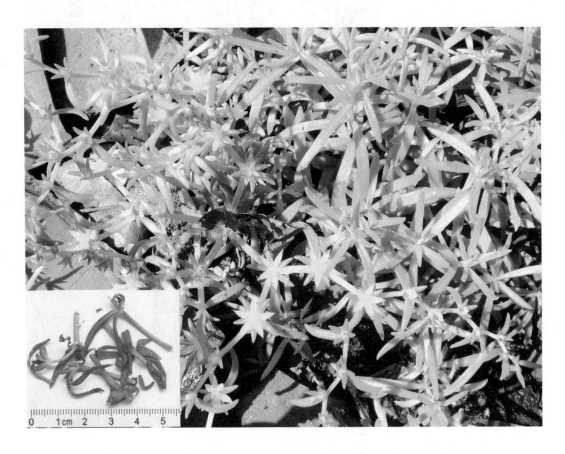

佛手

【别名】佛手柑、手柑。

【来源】为芸香科植物佛手 *Citrus medica* L.var.*sarcodactylis* Swingle 的干燥果实。

【植物形态】小乔木或灌木。枝有刺，幼枝微带紫红色。单叶互生，叶片矩圆形或倒卵状矩圆形，叶缘具波状钝锯齿。花单生、簇生或为总状花序。果大，卵形、长圆形或矩圆形，顶端裂瓣如指，故称"佛手"，橙黄色，皮粗糙，果肉淡黄色。

【采　制】秋季果实尚未变黄或变黄时采收，纵切成薄片，晒干或低温干燥。

【性味功效】辛、苦、酸，温。归肝、脾、胃、肺经。疏肝理气，和胃止痛，燥湿化痰。

【应　用】用于肝胃气滞，胸胁胀痛，胃脘痞满，食少呕吐，咳嗽痰多。

【选　方】①治慢性胃炎，胃神经痛等：鲜佛手 12~15g（干品 6g），开水冲泡，代茶饮；或佛手、延胡索各 6g，水煎服，治胃气痛有效。(《全国中草药汇编》)

②治食欲不振：佛手、枳壳、生姜各 3g，黄连 0.9g，水煎服，每日 1 剂。(《全国中草药汇编》)

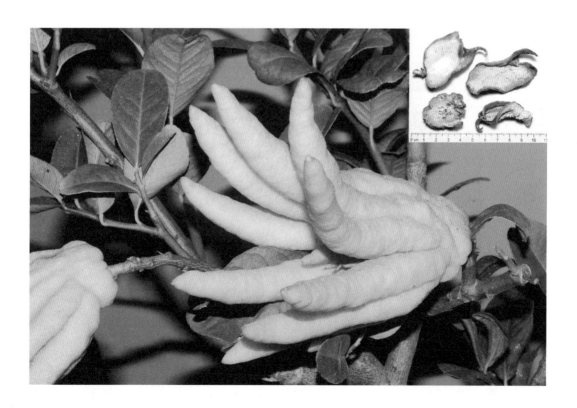

岗梅

【别名】秤星树、梅叶冬青、假青梅、苦梅根。

【来源】为冬青科植物秤星树 *Ilex asprella*（Hook. et Arn.）Champ. ex Benth. 的根。

【植物形态】落叶灌木。具长枝和宿短枝，长枝纤细，栗褐色，无毛，具淡色皮孔，短枝多皱，具宿存的鳞片和叶痕，形如秤星。叶膜质，在长枝上互生，在缩短枝上，1~4枚簇生枝顶，卵形或卵状椭圆形。雄花序：2~3花呈束状或单生于叶腋或鳞片腋内，位于腋芽与叶柄之间。雌花序：单生于叶腋或鳞片腋内，花萼4~6深裂，裂片边缘具缘毛，花冠辐状，花瓣近圆形，基部合生。

【生长环境】山地、疏林中或路旁灌丛。

【采　　制】四季可采，洗净晒干或鲜用。

【性味功效】苦、甘、凉。归肺、肝、大肠经。清热解毒，生津止渴。

【应　　用】用于感冒，高热烦渴，扁桃体炎，咽喉炎，气管炎，百日咳，肠炎，痢疾，传染性肝炎，野蕈、砒霜中毒。为广东凉茶主要原料。

【选　　方】①治痔疮出血：岗梅根八两。去皮切碎，煮猪肉食。（《岭南草药志》）

②治双单喉蛾：岗梅根一两，竹蜂四只，陈皮二钱，细辛一钱。水煎服。（《岭南草药志》）

③治流感，感冒高热，急性扁桃体炎，咽喉炎：岗梅干根五钱至一两，或鲜根一至二两。水煎服。（《广州部队常用中草药手册》）

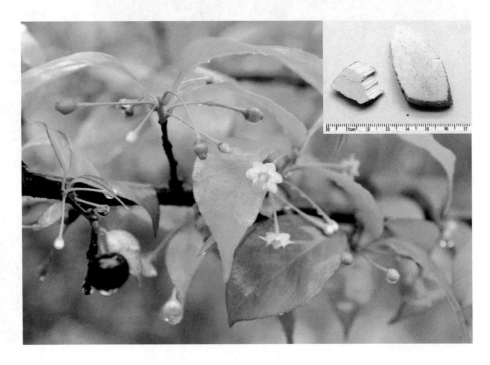

岗松

【别名】扫把枝、铁扫把、鸡儿松。

【来源】为桃金娘科植物岗松 *Baeckea frutescens* L. 的枝叶。

【植物形态】灌木，嫩枝纤细，多分枝。叶小，无柄，或有短柄，叶片狭线形或线形，长5~10mm，宽1mm，先端尖，有透明油腺点，中脉1条，无侧脉。花小，白色，单生于叶腋内；苞片早落；花梗长1~1.5mm；萼管钟状，长约1.5mm，萼齿5，细小三角形，先端急尖；花瓣圆形，分离，长约1.5mm，基部狭窄成短柄；雄蕊10枚或稍少，成对与萼齿对生。蒴果小；种子扁平，有角。

【生长环境】低丘及荒山草坡与灌丛中。

【采　　制】全年可采，洗净，鲜用或晒干。

【性味功效】苦，辛。化瘀止痛，清热解毒，利尿通淋，杀虫止痒。

【应　　用】用于跌打损伤，肝硬化，热淋，小便不利，阴痒，脚气，湿疹，皮肤瘙痒，疥癣，水火烫伤，虫蛇咬伤。

【选　　方】①治肝硬化：岗松、地耳草、娃儿藤、葫芦茶各三钱。水煎服，每日一剂。（江西《草药手册》）

②治跌打暗伤瘀血：岗松叶六钱。捣烂冲开水绞汁，过滤，加白糖四两顿服。（《陆川本草》）

【附　　注】岗松根为本植物的根，苦，辛。祛风除湿，解毒利尿。用于感冒发热，风湿痹痛，胃痛，肠炎，黄疸，小便淋痛，脚气，湿疹，虫蛇咬伤。

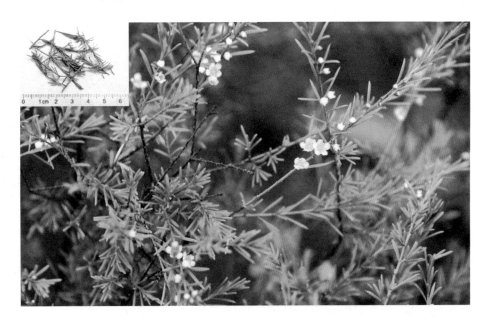

杠板归

【别名】扛板归、刺犁头、蛇倒退、贯叶蓼。

【来源】蓼科植物杠板归 *Persicaria perfoliata*（L.）H. Gross 的地上部分。

【植物形态】一年生草本。茎攀援，多分枝，长1~2m，具纵棱，沿棱具稀疏的倒生皮刺。叶三角形，长 3~7cm，宽 2~5cm，顶端钝或微尖，基部截形或微心形，薄纸质，上面无毛，下面沿叶脉疏生皮刺；叶柄与叶片近等长，具倒生皮刺，盾状着生于叶片的近基部；托叶鞘叶状，草质，绿色，圆形或近圆形，穿叶，直径 1.5~3cm。总状花序呈短穗状。瘦果球形，黑色，包于宿存花被内。

【生长环境】野外湿润半湿润地。

【采　制】夏季开花时采割，晒干。

【性味功效】酸，微寒。归肺、膀胱经。清热解毒，利水消肿，止咳。

【应　用】用于咽喉肿痛，肺热咳嗽，小儿顿咳，水肿尿少，湿热泻痢，湿疹，疖肿，蛇虫咬伤。

【选　方】①治缠腰火丹（带状疱疹）：鲜扛板归叶，捣烂绞汁，调雄黄末适量，涂患处，一日数次。（《江西民间草药》）

②治蛇咬伤：扛板归叶不拘多少，捣汁酒调，随量服之，用渣搭伤处。（《万病回春》）

③痔漏：扛板归七钱至一两，猪大肠不拘量，同炖汤服。（《江西民间草药》）

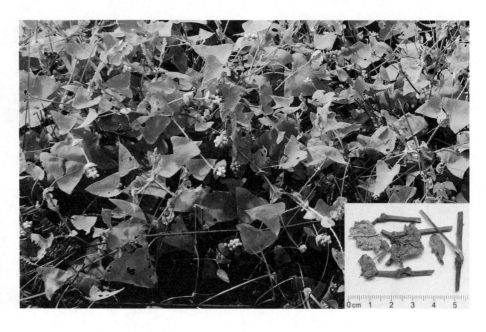

谷精草

【别名】 耳朵刷子、挖耳朵草、珍珠草。

【来源】 为谷精草科植物谷精草 *Eriocaulon buergerianum* Koern. 的干燥带花茎的头状花序。

【植物形态】 一年生草本。须根细软稠密。叶基生，线形，半透明，具横格。头状花序呈半球形，底部有苞片层层紧密排列，苞片淡黄绿色，上部边缘密生白色短毛，花序顶部灰白色。蒴果3裂。种子矩圆状，表面具横格及T字形突起。

【生长环境】 生于湖沼地、溪沟、田边潮湿处。

【采　　制】 秋季采收，将花序连同花茎拔出，晒干。

【性味功效】 辛、甘、平。归肝、肺经。疏散风热，明目退翳。

【应　　用】 用于风热目赤，肿痛羞明，眼生翳膜，风热头痛。

【选　　方】 治小儿中暑吐泻：谷精草全草30~60g、鱼首石9~15g，水煎内服，一日服二次。(《本草拾遗》)

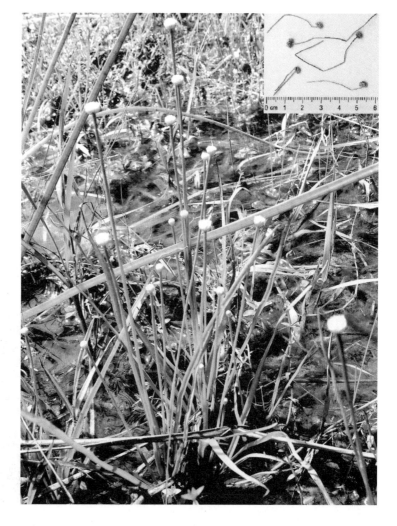

含羞草

【别名】知羞草、怕丑草、感应草。

【来源】为豆科含羞草属植物含羞草 *Mimosa pudica* L. 的全草。

【植物形态】多年生直立或蔓生或攀援半灌木。茎多分枝，有散生利刺及多数倒生刺毛。二回双数羽状复叶，羽片1~2对，掌状排列于长柄顶端，柄具刺；小叶7~24对，羽状排列，触之即闭合下垂。圆头状花序具长柄，生于叶腋，花淡紫红色；萼钟状，短齿裂；雄蕊4，花丝极长，子房有短柄，花柱丝状，柱头顶生。荚果扁平，稍外弯，每节荚有种子1粒，熟时节荚断裂。

【生长环境】生于山坡丛林中、路旁、潮湿地等。

【采　　制】夏秋季采收。

【性味功效】甘、涩，凉。有小毒。清热利尿，清肝消积，解毒消肿，安神止痛。

【应　　用】用于小儿高热、急性结膜炎、肝热之目赤肿痛、支气管炎、胃炎、肠炎、泌尿系结石、疟疾、神经衰弱失眠；外用治跌打肿痛、疮疡肿毒。

【选　　方】①治神经衰弱，失眠：含羞草一至二两（干品），水煎服。（广州部队《常用中草药手册》）

②治带状疱疹：含羞草鲜叶捣烂外敷。（广州部队《常用中草药手册》）

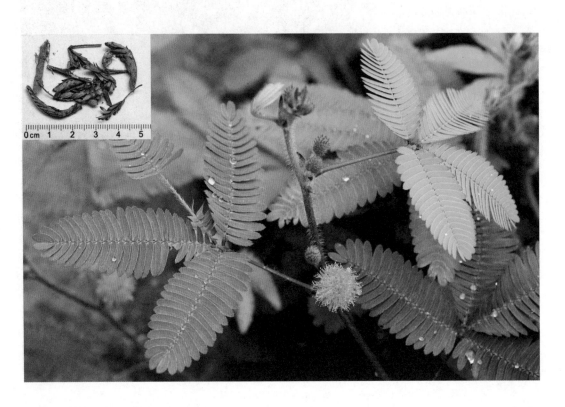

旱莲草

【别名】墨汁草、墨旱莲、墨菜。

【来源】为菊科植物鳢肠 *Eclipta prostrata*（L.）L. 的地上部分。

【植物形态】一年生草本。茎直立，高达 60cm，被贴生糙毛。叶长圆状披针形或披针形，无柄或有极短的柄，长 3~10cm，宽 0.5~2.5cm，顶端尖或渐尖，边缘有细锯齿或有时仅波状，两面被密硬糙毛。头状花序，有细花序梗；总苞球状钟形，5~6 个排成 2 层；外围的雌花 2 层，舌状，中央的两性花多数，花冠管状，白色；瘦果暗褐色，雌花的瘦果三棱形，两性花的瘦果扁四棱形。

【生长环境】河边，田边或路旁

【采　　制】花开时采割，晒干。药材称"墨旱莲"。

【性味功效】甘、酸，寒。归肾、肝经。滋补肝肾，凉血止血。

【应　　用】用于肝肾阴虚，牙齿松动，须发早白，眩晕耳鸣，腰膝酸软，阴虚血热吐血、衄血、尿血，血痢，崩漏下血，外伤出血。

【选　　方】①治肾虚齿疼：旱莲草，焙，为末，搽齿龈上。（《滇南本草》）

②治吐血：鲜旱莲草四两。捣烂冲童便服；或加生柏叶共用尤效。（《岭南采药录》）

③治白喉：旱莲草二至三两。捣烂，加盐少许，冲开水去渣服。服后吐出涎沫。（《岭南草药志》）

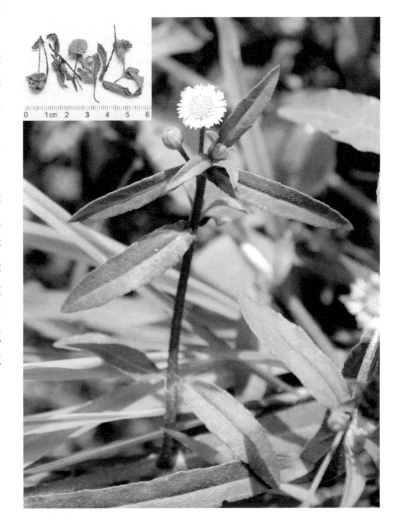

诃子

【别名】诃黎勒、诃黎、随风子、诃梨。

【来源】为使君子科植物诃子 *Terminalia chebula* Retz 的干燥成熟果实。

【植物形态】落叶大乔木。小枝、叶芽和幼叶多被棕色亮毛。单叶互生或近对生。叶片长方椭圆形或卵形，全缘。夏、秋开黄色花，穗状花序顶生，花两性，花萼合生成杯状，无花瓣；雄蕊10，子房下位。核果椭圆形或近卵形，有5~10条钝棱。

【生长环境】疏林中或向阳坡地。

【采制】秋、冬二季果实成熟时采收，除去杂质，晒干。

【性味功效】苦、酸、涩，平。归肺、大肠经。涩肠止泻，敛肺止咳，降火利咽。

【应用】用于久泻久痢，便血脱肛，肺虚喘咳，久嗽不止，咽痛音哑。

【选方】①慢性支气管炎：诃子、甘草各 1.5g，百合 15g，百部 12g。取甘草 1.5g，诃子 0.75g，百合 7.5g，研成细粉，再取百部 12g，百合 7.5g，诃子 0.75g 煎煮浓缩成膏，与药粉混合制成丸剂。每次 4.5g，每日 3 次，饭后服。（《全国中草药汇编》第 2 版.上册）

②胃、十二指肠溃疡：诃子 3.6g，白及 0.6g，甘草 0.6g，延胡索 1.2g，莨菪子（天仙子）0.09g，共研细粉，炼蜜为丸（以上为一丸量）。每次 1 丸，每日 3~4 次。（《全国中草药汇编》第 2 版.上册）

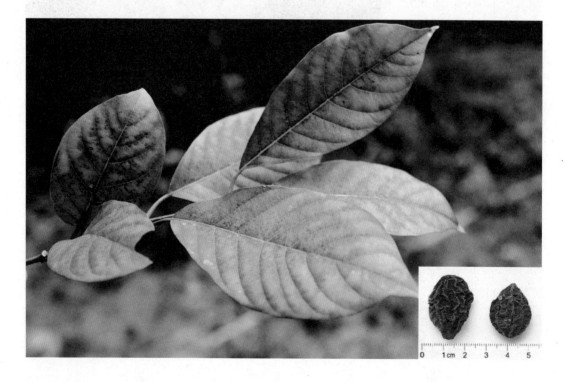

何首乌

【别名】首乌、赤首乌、铁秤砣、红内消。

【来源】为蓼科植物何首乌 *Polygonum multiflorum* Thunb. 的干燥块根。

【植物形态】多年生落叶草质藤本，长 3~4m。宿根肥大，呈不整的块状，质坚硬而重。茎缠绕，上部多分枝，常红紫色，无毛。单叶互生，具柄；叶片为窄卵形至心形，基部心形或近截形，全缘。托叶膜质，棕褐色，抱茎。小花白色，圆锥花序顶生或腋生，花被 5 深裂，裂片大小不等，雄蕊 8，短于花被；花柱 3，瘦果椭圆形，有 3 棱。

【生长环境】多生于灌木丛中、溪边、山脚阴处或石隙中。

【采　制】秋、冬二季叶枯萎时采挖，削去两端，洗净，个大的切成块，干燥。

【性味功效】苦、甘、涩，微温。归肝、心、肾经。解毒，消痈，截疟，润肠通便。

【应　用】用于疮痈，瘰疬，风疹瘙痒，久疟体虚，肠燥便秘。

【选　方】① 治大肠风毒，便血不止：何首乌二两，捣细罗为散，每于食前，以温粥饮调下一钱。(《太平圣惠方》)

② 治疥癣满身：何首乌、艾各等分，锉为末。上相和，度疮多少用药，并水煎令浓，盆内盛洗，甚解痛生肌。(《博济方》)

【附　注】首乌藤为本植物的干燥藤茎。性甘，平。归心、肝经。养血安神，祛风通络。用于失眠多梦，血虚身痛，风湿痹痛，皮肤瘙痒。

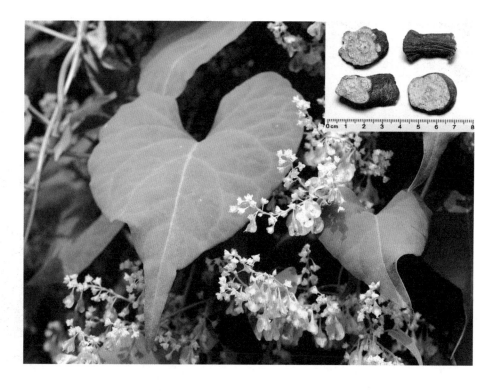

鸡蛋花

【别名】蛋黄花、缅栀子。

【来源】为夹竹桃科植物鸡蛋花 *Plumeria rubra* L. cv. Acutifolia. 的花。

【植物形态】为灌木至小乔木，高 3~7m。有乳汁。小枝肥厚肉质，单叶互生，集于枝顶，厚纸质，长圆状椭圆形或长圆状倒卵形，秃净，羽状网脉，全缘或微波状。聚伞花序顶生，花大，多数，极香；花萼 5 裂；花冠白色黄心。冠筒外面及裂片外面左边略带红色斑纹。种子矩圆形、扁平，顶端具矩圆形膜质翅。花期 8 月。

【生长环境】本地区各地栽培。

【采　制】夏季采收。

【性味功效】甘，凉。归肺、大肠经。清热解暑，润肺止咳，利湿，止痢。

【应　用】治肺炎、肝炎、肠炎、支气管炎、细菌性痢疾、消化不良及预防中暑。

【选　方】治痢疾，夏季腹泻：鸡蛋花干品四至八钱，水煎服。（广州部队《常用中草药手册》）

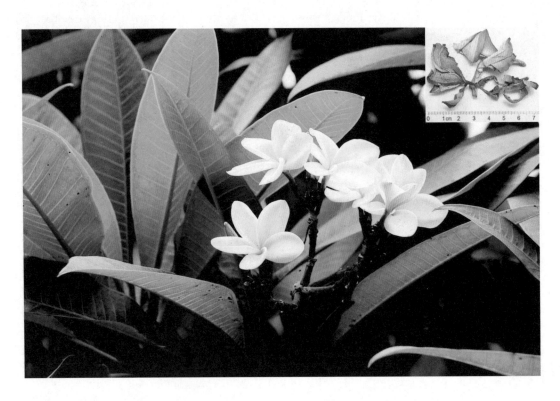

鸡骨草

【别名】黄头草、猪腰草、假牛甘子、小叶龙鳞草。

【来源】为豆科植物广州相思子 *Abrus cantoniensis* Hance 的全株。

【植物形态】攀援灌木；小枝及叶柄被粗毛。主根粗壮。茎细，深红紫色，幼嫩部分密被黄褐色毛。双数羽状复叶，小叶 7~12 对，倒卵状矩圆形或矩田形，膜质，几无柄，先端截形而有小锐尖，基部浅心形，上面疏生粗毛，下面被紧贴的粗毛；托叶成对着生，线状披针形；小托叶呈锥尖状。总状花序腋生；花冠突出，淡紫红色；荚果矩圆形，扁平，疏生淡黄色毛，先端有尾状凸尖；种子 4~5 粒，矩圆形，扁平，光滑，成熟时黑褐色或淡黄色，有明显的种阜。

【生长环境】山地或旷野灌木林边。

【采　　制】11~12 月或清明后连根挖出，除去荚果（种子有毒），去净根部泥土，将茎藤扎成束，晒至八成干，发汗再晒足干即成。

【性味功效】甘、微苦，凉。归肝、胃经。利湿退黄，清热解毒，疏肝止痛。

【应　　用】用于湿热黄疸，胁肋不舒，胃脘胀痛，乳痈肿痛。

【选　　方】① 治黄疸：用广州相思子 60g，红枣七八枚。水煎服。（《岭南草药志》）
②治外感风热：用广州相思子 60g。水煎，每日分 2 次服。（《广西民间常用中草药手册》）

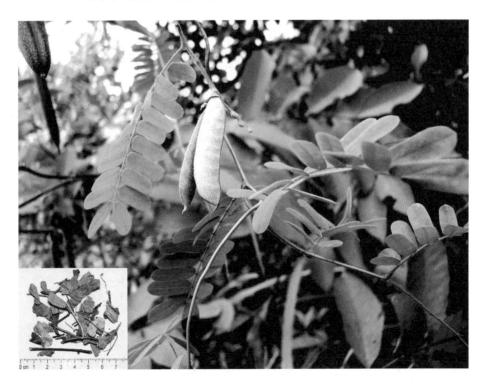

鸡冠花

【别名】鸡公花、鸡冠头、老来红。

【来源】为苋科植物鸡冠花 *Celosia cristata* L. 的花序。

【植物形态】一年生草本。茎直立，粗壮，绿色或带红色。叶互生，卵形、卵状披针形，两端渐尖。花序顶生成扁平肉质鸡冠状，苞片、小苞片和花被片紫色、红色、淡红色或黄色，干膜质；雄蕊5，花丝下部合生成杯状，柱头2浅裂。胞果卵形，盖裂。种子扁圆形或略呈肾形，黑色，有光泽。

【生长环境】各地区均有栽培。

【采　　制】秋季花盛开时采收，晒干。

【性味功效】甘，凉。归肝、大肠经。收涩止血，止带，止痢。

【应　　用】用于吐血、崩漏、便血、痔血、赤白带下、久痢不止。

【选　　方】①治经水不止：红鸡冠花一味，晒干为末，每服6g，空心酒调下，忌鱼腥猪肉。(《集效方》)
②治赤白带下：鸡冠花、椿根皮各15g，水煎服。(《河北中草药》)

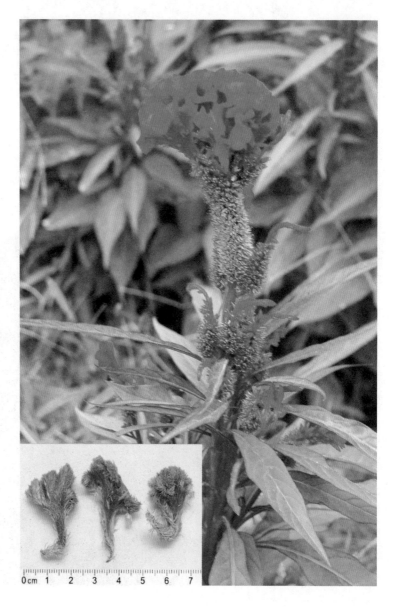

鸡矢藤

【别名】女青、牛皮冻、鸡屎藤、臭藤。

【来源】为茜草科植物鸡矢藤 *Paederia scandens*（Lour.）Merr. 的全草。

【植物形态】为多年生缠绕草质藤本，长 2~4m。全株揉碎后有恶臭。单叶对生，近膜质，卵形至椭圆披针形，托叶三角形，脱落。圆锥花序腋生及顶生，扩展，分枝为蝎尾状的聚伞花序；花白紫色；萼短三角形；花冠管钟状 5 裂，内红紫色；雄蕊 5，着生于花冠管内；花柱 2，丝状，基部愈合。浆果球形，淡黄色，熟时光亮。

【生长环境】多生于溪边、河边、路边、林旁及灌木林中，常攀缘于其他植物或岩石上。

【采　　制】全草夏季采收；根秋冬季采收。

【性味功效】甘、微苦，平。归脾、胃、肝、肺经。祛风利湿，消食化积，止痛解毒。

【应　　用】用于风湿疼痛、腹泻痢疾、消化不良、脘腹疼痛、跌打损伤；外用治皮炎、湿疹、疮疡肿毒。

【选　　方】①治小儿疳积：鸡屎藤干根五钱、猪小肚一个，水炖服。（《福建中草药》）

②治跌打损伤：鸡屎藤根、藤一两，酒水煎服。（《福建中草药》）

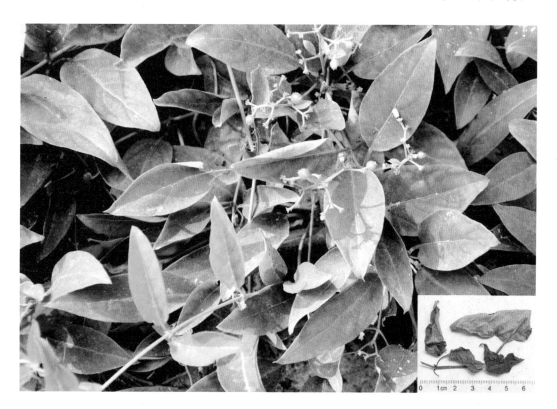

鸡血藤

【别名】昆明鸡血藤、血风藤、三叶鸡血藤。

【来源】为豆科植物密花豆 *Spatholobus suberectus* Dunn. 的干燥藤茎。

【植物形态】木质藤本，长达数十米，幼茎圆形，老茎扁圆柱形，折断时有鲜红色汁液流出，横切面中央有偏心性的小髓，并具同心环纹。叶为三出复叶互生，托叶和小托叶常早落；叶片宽椭圆形或宽卵形，先端短渐尖，基部圆形，侧生小叶基部不对称，全缘，两面疏被短硬毛；脉腋间常有毛丛。圆锥花序腋生；花萼筒状，萼齿5，两面被白色短硬毛；花冠蝶形，白色。荚果狭刀状，被绒毛。

【生长环境】生于灌木丛中、深谷林荫等潮湿处。

【采　　制】秋、冬二季采收，除去枝叶，切片，晒干。

【性味功效】苦、甘，温。归肝、肾经。活血补血，调经止痛，舒筋活络。

【应　　用】用于腰膝酸痛、四肢麻木、遗精、盗汗、月经不调、跌打损伤。

【选　　方】①治放射线引起的白血病：鸡血藤一两，长期煎服。(江西《中草药学》)

②治疗闭经：鸡血藤糖浆 10~30ml，日服 3 次，疗程 1~4 周。(《中药大辞典》)

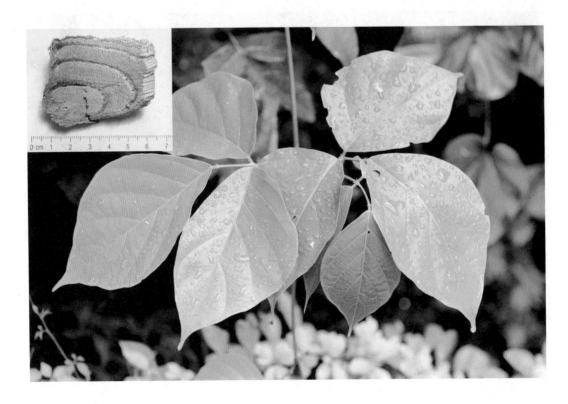

鸡眼草

【别名】人字草、三叶人字草。

【来源】为豆科植物鸡眼草 *Kummerowia striata* (Thunb.) Schindl. 的全草。

【植物形态】一年生草本。茎平卧，分枝多，茎和分枝有白色向下生长的毛。三出复叶互生，有披针形托叶2片，托叶长卵形，宿存；小叶长椭圆形，先端浑圆，有小突刺，基部楔形，全缘，中脉及叶缘具白色长毛，叶脉羽状，呈"人字形"，掐之不齐。荚果卵形矩圆形，通常较萼稍长或长超不过萼的1倍，外面有细短毛。种子1粒，黑色，有褐色斑点。

【生长环境】生于山坡、路旁、田边、林边和林下溪旁等处。

【采　　制】夏秋采收。

【性味功效】甘、淡，微寒。归胃、大肠经。清热解毒，活血利湿。

【应　　用】用于胃肠炎、痢疾、肝炎、夜盲症、感冒发热、小儿疳热、暑热吐泻、疟疾。

【选　　方】①治中暑发痧：鲜鸡眼草三至四两，捣烂冲开水服。（《福建中草药》）

②治赤白久痢：鲜鸡眼草二两、凤尾蕨五钱，水煎饭前服。（《浙江民间常用草药》）

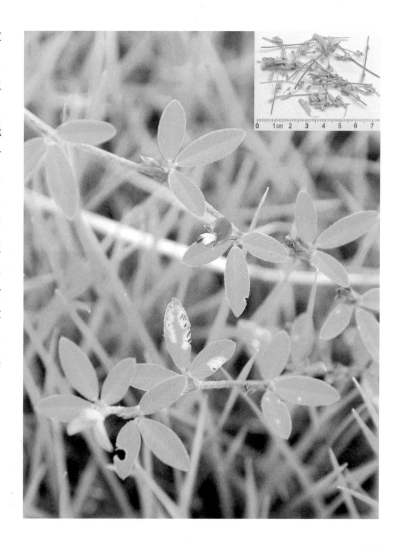

两面针

【别名】叶下穿针、入地金牛、麻药藤、入山虎。

【来源】为芸香科植物两面针 *Zanthoxylum nitidum*（Roxb.）DC. 的根。

【植物形态】木质藤本。老茎有木栓层，茎枝及叶轴均有弯钩锐刺，茎干上有皮刺。叶有小叶（3）5~11 片；小叶对生，成长叶硬革质，阔卵形或近圆形，或狭长椭圆形，顶端有明显凹口，凹口处有油点，边缘有疏浅裂齿，齿缝处有油点，有时全缘；小叶柄长 2~5mm，稀近于无柄。花序腋生。花 4 基数。果皮红褐色，顶端有短芒尖；种子圆珠状，腹面稍平坦。

【生长环境】山地、丘陵、平地的疏林、灌丛中、荒山草坡的有刺灌丛中。

【采　制】全年均可采挖，洗净，切片或段，晒干。

【性味功效】苦、辛，平；有小毒。归肝、胃经。活血化瘀，行气止痛，祛风通络，解毒消肿。

【应　用】用于跌扑损伤，胃痛，牙痛，风湿痹痛，毒蛇咬伤；外治烧烫伤。

【选　方】①治鼻咽癌：入地金牛、土鳖虫各 15g，蛇泡勒、白茅根、野菊花、铁包金各 30g，大蓟 21g，甘草 9g。水煎服，日 1 剂。（《抗癌中草药制剂》）

②治牙痛：韩信草、入地金牛各二钱。水煎服。（《岭南采药录》）

③治疮疖：生地 15g，甘草 9g，白蔹 9g，土茯苓 15g，入地金牛 6g，甘菊 9g，苦参 6g，土兔冬 6g，地肤子 9g。水煎，内服。（《中医皮肤病学简编》）

【附　注】本植物通常以根入药，茎、叶、果皮亦可入药。

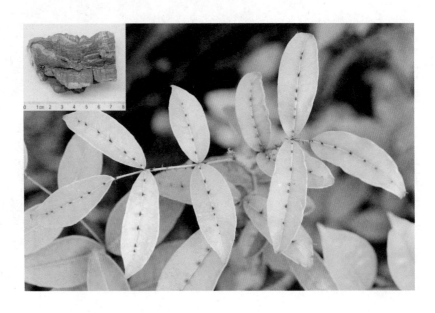

灵芝

【别名】赤芝、紫芝、菌灵芝、灵芝草。

【来源】为多孔菌科真菌赤芝 *Ganoderma lingzhi* Sheng H. Wu, Y. Cao & Y.C. Dai 的干燥子实体。

【植物形态】赤芝：外形呈伞状，菌盖肾形、半圆形或近圆形，直径 10~18cm，厚 1~2cm。皮壳坚硬，黄褐色至红褐色，有光泽，具环状棱纹和辐射状皱纹，边缘薄而平截，常稍内卷。菌肉白色至淡棕色。菌柄圆柱形，侧生，少偏生，长 7~15cm，直径 1~3.5cm，红褐色至紫褐色，光亮。孢子细小，黄褐色。气微香，味苦涩。

栽培品：子实体较粗壮、肥厚，直径 12~22cm，厚 1.5~4cm。皮壳外常被有大量粉尘样的黄褐色孢子。

【生长环境】生于树的根部或枯干上。

【采　　制】全年采收，除去杂质，剪除附有朽木、泥沙或培养基质的下端菌柄，阴干或在 40~50°C 烘干。

【性味功效】甘，平。归心、肺、肝、肾经。补气安神，止咳平喘。

【应　　用】用于心神不宁，失眠心悸，肺虚咳喘，虚劳短气，不思饮食。

【选　　方】①治神经衰弱，心悸头晕，夜寐不宁：灵芝 1.5~3g，水煎服，日服两次。(《中国药用真菌》)

②治积年胃病：灵芝 1.5g，切碎，用老酒浸泡服用。(《杭州药用植物志》)

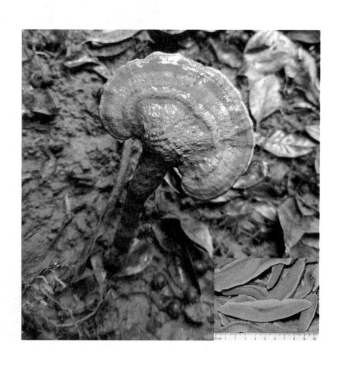

197

芦根

【别名】苇根、水芦竹、芦茅根。

【来源】为禾本科植物芦苇 *Phragmites australis* (Cav.) Trin. ex Steud. 的根状茎。

【植物形态】多年生高大直立草本，根状茎十分发达。秆直立，高 1~3（8）m，直径 1~4cm，具 20 多节，基部和上部的节间较短，最长节间位于下部第 4~6 节，长 20~25（40）cm，节下被腊粉。叶鞘下部者短于而上部者，长于其节间；叶舌密生短纤毛，易脱落；叶片披针状线形，长 30cm，宽 2cm，无毛，顶端长渐尖成丝形。圆锥花序大型，分枝多数，着生稠密下垂的小穗；颖果长约 1.5mm。

【生长环境】江河湖泽、池塘沟渠沿岸和低湿地。

【采　　制】全年均可采挖，除去芽、须根及膜状叶，鲜用或晒干。

【性味功效】甘，寒。归肺、胃经。清热泻火，生津止渴，除烦，止呕，利尿。

【应　　用】用于热病烦渴，肺热咳嗽，肺痈吐脓，胃热呕哕，热淋涩痛。

【选　　方】①治呕哕不止厥逆者：芦根三斤。切，水煮浓汁，频饮。（《肘后备急方》）
治食鱼中毒，面肿，烦乱，及食鲈鱼中毒欲死者：芦根汁，多饮良，并治蟹毒。（《备急千金要方》）
②治牙龈出血：芦根水煎，代茶饮。（《湖南药物志》）

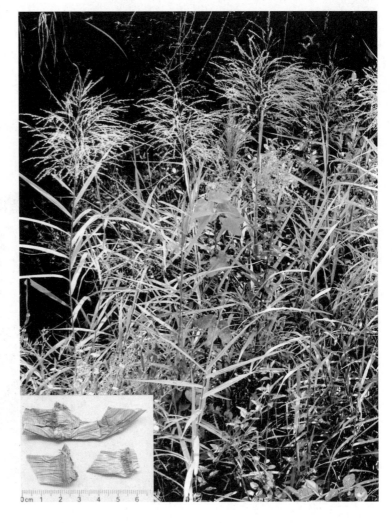

牡荆

【别名】黄荆、小荆。

【来源】为马鞭草科牡荆 *Vitex negundo* var. *cannabifolia*（Siebold & Zucc.）Hand.–Mazz. 的叶。

【植物形态】落叶灌木或小乔木；小枝四棱形。叶对生，掌状复叶，小叶5，少有3；小叶片披针形或椭圆状披针形，顶端渐尖，基部楔形，边缘有粗锯齿，表面绿色，背面淡绿色，通常被柔毛。圆锥花序顶生，长10~20cm；花冠淡紫色。果实近球形，黑色。花期6~7月，果期8~11月。

【生长环境】山坡路边灌丛中。

【采　　制】夏、秋二季叶茂盛时采收，除去茎枝。

【性味功效】微苦、辛，平。归肺经。祛痰，止咳，平喘。

【应　　用】用于咳嗽痰多。鲜品，供提取牡荆油用。

【选　　方】① 治风寒感冒：鲜牡荆叶八钱或加紫苏鲜叶四钱。水煎服。（《福建中草药》）

②治脚气肿胀：牡荆茎叶二两，丝瓜络七钱，紫苏七钱，水菖蒲根七钱，艾叶七钱。水煎熏洗。（《江西民间草药》）

【附　　注】牡荆子为本植物的果实。味苦，辛；性温。归肺；大肠经。化湿祛痰；止咳平喘，理气止痛。用于咳嗽气喘，胃痛，泄泻，痢疾，疝气痛，脚气肿胀，白带，白浊。

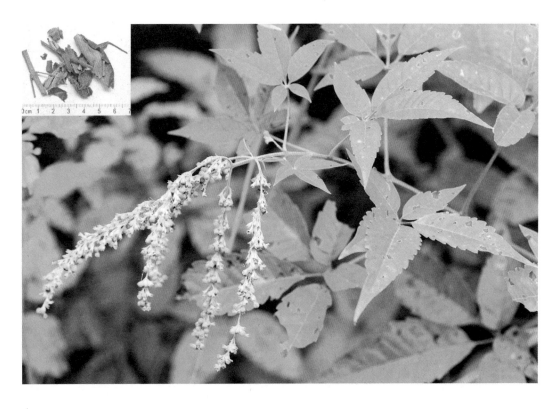

扭肚藤

【别名】白花茶、白金银花、猪肚勒、青藤子花。

【来源】为木犀科植物扭肚藤 *Jasminum elongatum*（Bergius）Willd. 的茎和叶。

【植物形态】攀援灌木；小枝疏被柔毛或密被黄褐色绒毛；单叶对生，纸质，卵形或卵状披针形，先端短尖或锐尖，基部圆、平截或微心形，两面被柔毛，其余近无毛；花萼密被柔毛或近无毛；花冠白色；果长圆形或卵圆形，成熟时黑色。

【生长环境】生于灌木丛、混交林及沙地。

【采　　制】全年可采，洗净切段，晒干。

【性味功效】微苦，凉。清热解毒，利湿消滞。

【应　　用】用于急性胃肠炎，痢疾，消化不良，急性结膜炎，急性扁桃体炎。

【选　　方】①治湿热腹痛：扭肚藤五钱，阮生龙五钱，乌臼树三钱，红救主三钱，七枝莲三钱，独脚柑三钱，槐花米三钱。水煎服。（《中药大辞典》）

②治流血不止：扭肚藤晒干研末，密封，适量内服或外用。（《岭南草药志》）

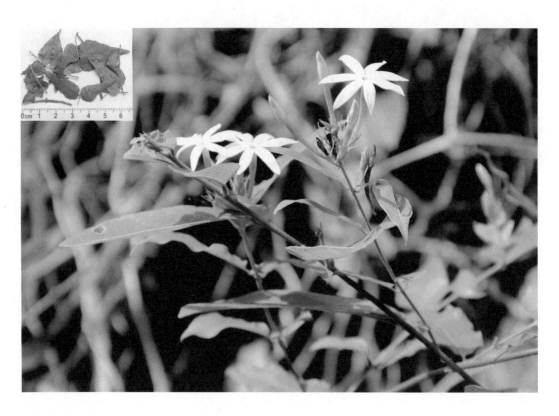

芡实

【别名】鸡头米、鸡头。

【来源】为睡莲科植物芡 *Euryale ferox* Salisb. 的种仁。

【植物形态】水生草本。初生叶沉水箭形，后生叶浮于水面，叶柄中空，有刺，叶椭圆状肾形或圆状盾形，表面深绿色，叶脉分歧点有刺。花紫红色，花梗粗长，多刺。浆果球形，海绵质，紫红色，外被皮刺，种子球形，黑色，坚硬。

【生长环境】生于池塘、湖沼中。

【采　　制】秋末冬初采收成熟果实，除去果皮，取出种子，洗净，再除去硬壳（外种皮），晒干。

【性味功效】甘、涩，平。归脾、肾经。益肾固精，补脾止泻，除湿止带。

【应　　用】用于遗精滑精，遗尿尿频，脾虚久泻，白浊，带下。

【选　　方】①治精滑不禁：沙苑蒺藜丁（炒）、芡实（蒸）、莲须各二两，龙骨（醋炙）、牡蛎（盐水煮一日一夜，煅粉）各一两。共为末，莲子粉糊为丸，盐汤下。（《医方集解》）

②治老幼脾肾虚热及久痢：芡实、山药、茯苓、白术、莲肉、薏苡仁、白扁豆各四两，人参一两。俱炒燥为末，白汤调服。（《方脉正宗》）

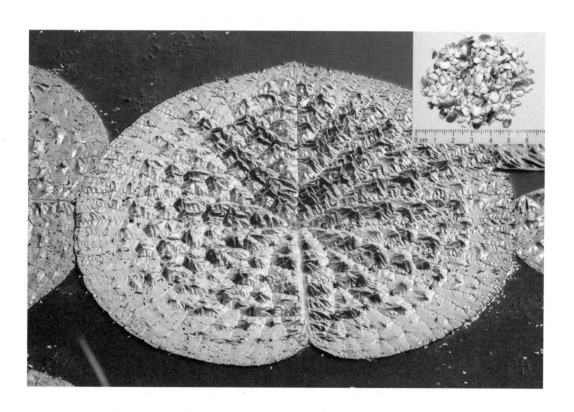

伸筋草

【别名】筋骨草、过山龙、狗仔草、鹿角草。

【来源】为石松科植物垂穗石松 *Palhinhaea cernua* (L.) Vasc. et Franco 的全草。

【植物形态】多年生草本。须根白色。主茎直立，叶稀疏，螺旋状排列，通常向下弯弓，侧枝多回二叉，直立或下垂，分枝上的叶密生，线状钻形，通常向上弯曲。孢子囊穗单生于小枝顶端，矩圆形或圆柱形，带黄色，常下垂；孢子叶覆瓦状排列，阔卵圆形，先端渐尖，边缘有长睫毛；孢子囊圆形，生于叶腋。孢子四面体球形，有网纹。

【生长环境】生长于山溪边或林下阴湿石上。

【采　　制】7~9月采收，去净泥土杂质，晒干。

【性味功效】甘，平。归肝、脾、肾经。祛风湿，舒筋络，活血，止血。

【应　　用】用于风湿拘疼麻木，肝炎，痢疾，风疹，赤目，吐血，衄血，便血，跌打损伤，汤、火烫伤。

【选　　方】①治虚痨病，咳嗽，吐血，小便不利，遗精：铺地蜈蚣一两，公猪小肚一个（去浊洗净），和水适量，炖二小时服。日服一次。连服三至五次。（《闽南民间草药》）

②治肝炎，黄疸：鲜铺地蜈蚣一至二两。煎服，每日一至二次。（《福建民间草药》）

③治小便不利、梦遗失精：鲜铺地蜈蚣一两，鲜海金沙草一两。水煎服。（《福建中草药》）

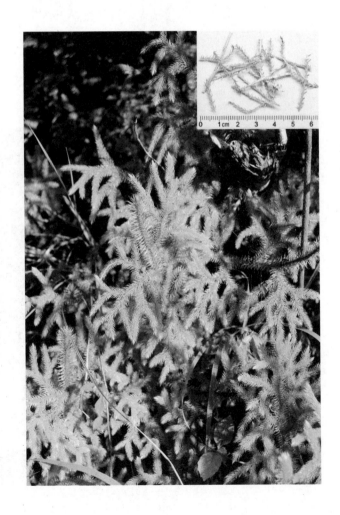

苏木

【别名】苏方、苏方木、苏枋。

【来源】为豆科植物苏木 *Biancaea sappan*（L.）Tod. 的心材。

【植物形态】小乔木，高达 6m，具疏刺，除老枝、叶下面和荚果外，多少被细柔毛；枝上的皮孔密而显著。二回羽状复叶；羽片 7~13 对，对生，小叶 10~17 对，紧靠，无柄，小叶片纸质，长圆形至长圆状菱形，先端微缺，基部歪斜，着生于羽轴上；侧脉纤细，两面明显，至边缘附近连结。圆锥花序顶生或腋生。荚果木质，近长圆形至长圆状倒卵形；种子 3~4 颗，长圆形，稍扁，浅褐色。

【生长环境】生于海拔 200~1050m 的山谷丛林中或栽培。

【采　　制】秋季采伐，除去白色边材，干燥。

【性味功效】甘、咸，平。归心、肝、脾经。活血祛瘀，消肿止痛。

【应　　用】用于跌打损伤，骨折筋伤，瘀滞肿痛，经闭痛经，产后瘀阻，胸腹刺痛，痈疽肿痛。

【选　　方】①治产后气滞作喘：苏木、人参、麦门冬，水煎服。（《妇科玉尺》）
②治破伤风：苏枋木不拘多少，捣罗为细散。每服三钱匕，酒调服之。（《圣济总录》）

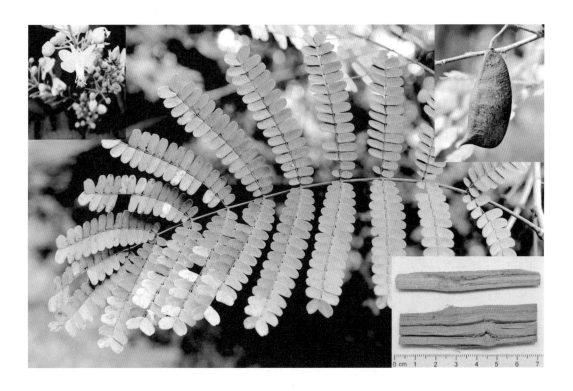

苏铁

【别名】铁树、避火蕉、凤尾松、凤尾蕉。

【来源】为苏铁科植物苏铁 *Cycas revoluta* Thunb. 的根。

【植物形态】树干高约2m或更高，圆柱形如有明显螺旋状排列的菱形叶柄残痕。羽状叶从茎的顶部生出，长75~200cm，叶轴横切面四方状圆形，柄略成四角形，两侧有齿状刺；羽状裂片达100对以上，条形，厚革质，坚硬，长9~18cm，宽4~6mm，中脉显著隆起，雄球花圆柱形，长30~70cm，径8~15cm，有短梗，种子红褐色或橘红色。

【生长环境】暖热湿润的环境。

【采　制】全年可采，除去叶柄及叶柄残基，须根，洗净，切片，晒干。

【性味功效】苦、涩，微寒。归肝、胃经。清热解毒，止血，杀虫。

【应　用】用于风热感冒，湿热斑疹，疟腮，血痢蛔肠风便血，血崩带下，产后血气胀痛，热毒疮疡。

【选　方】①治感冒：苏铁蕨15g，板蓝根15g，金银花9g。水煎服。(《中国药用孢子植物》)

②驱蛔虫：苏铁蕨12g，苦楝皮9g。煎服。(《中国药用孢子植物》)

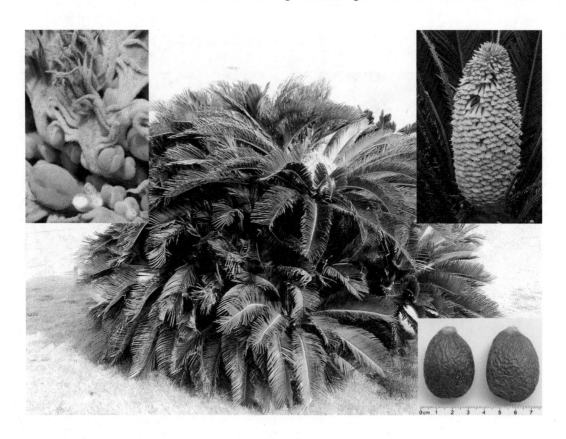

辛夷

【别名】望春花、木笔花、迎春花、毛辛夷。

【来源】为木兰科植物望春花 *Magnolia biondii* Pamp. 的干燥花蕾。

【植物形态】呈长卵形，似毛笔头，梗上有类白色点状皮孔。苞片 2~3 层，每层 2 片，两层苞片间有小鳞芽，苞片外表面密被灰白色或灰绿色茸毛，内表面类棕色，无毛。花被片 9，棕色，外轮花被片 3，条形，约为内两轮长的 1/4，呈萼片状，内两轮花被片 6，每轮 3，轮状排列。雄蕊和雌蕊多数，螺旋状排列。体轻，质脆。气芳香，味辛凉而稍苦。

【生长环境】山地阔叶林中。

【采　　制】冬末春初花未开放时采收，除去枝梗，阴干。

【性味功效】辛，温。归肺、胃经。散风寒，通鼻窍。

【应　　用】用于风寒头痛，鼻塞流涕，鼻衄，鼻渊。

【选　　方】① 治鼻渊：辛夷 15g、苍耳子 7.5g、香白芷 30g、薄荷叶 1.5g，晒干，为粗末。每服 6g，用葱、茶清食后调服。(《济生方》)

② 治鼻塞不知香臭味：皂角、辛夷、石菖蒲等分。为末，绵裹塞鼻中。(《梅氏验方新编》)

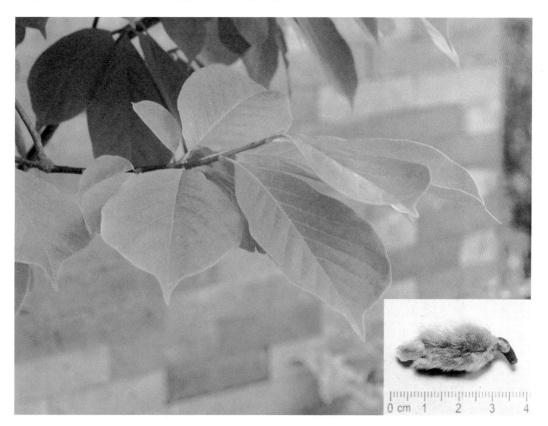

忧遁草

【别名】黎青、千里追、柔刺草、汉帝草。

【来源】为爵床科植物鳄嘴花 *Clinacanthus nutans*（Burm. f.）Lindau 的叶或全株。

【植物形态】高大草本、直立或有时攀援状。茎圆柱状、干时黄色、有细密的纵条纹、近无毛。叶纸质、披针形或卵状披针形，长 5~11cm，宽 1~4cm，顶端弯尾状渐尖，基部稍偏斜，近全缘，两面无毛；侧脉每边 5 或 6 条，干时两面稍凸起；叶柄长 5~7mm 或过之。花序长 1.5cm，被腺毛；苞片线形，长约 8mm，顶端急尖；萼裂片长约 8mm，渐尖；花冠深红色，长约 4cm，被柔毛。雄蕊和雌蕊光滑无毛。花期：春夏。

【生长环境】生于低海拔热带疏林中或灌丛内。

【采 制】叶或全株药用。

【性味功效】甘、辛、微苦。清热解毒、散瘀消肿、消炎解酒、防癌抗癌。

【应 用】用于治疗肾炎、肾萎缩、肾衰竭、肾结石；喉咙肿痛、肝炎、黄疸、皮肤病、高血压、高血糖、高血脂、胃炎、风湿痹痛，以及对多种癌症有很好的治疗效果。

【选 方】①治急慢性肝炎：竹叶青 30g，水煎服；或竹叶青、野菠萝各 15g，梧桐根 30g，水煎服。(《广东省惠阳地区中草药》)

②治腰骨痛：竹节王 60g。水煎冲鸡蛋，睡前服。(《广西民族药简编》)

③治风湿，跌打肿痛：竹叶青根 30~60g。捣烂，加酒适量，蒸热，内服少许，外擦患处。(《广东省惠阳地区中草药》)

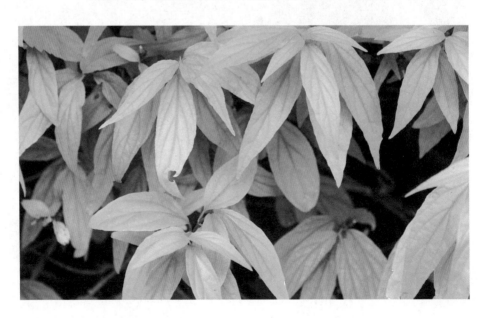

余甘子

【别名】油柑、油甘子、橄榄子、滇橄榄。

【来源】为大戟科植物余甘子 *Phyllanthus emblica* Linn. 的干燥成熟果实。

【植物形态】落叶灌木或小乔木。小枝细，被锈色短柔毛，落叶时整个小枝脱落；单叶互生，狭长矩圆形，在枝上明显二列状；花小，单性同株；3~6朵簇生叶腋；蒴果球形，稍带6棱，外果皮肉质，干时开裂；种子6，近三棱形。

【生长环境】山坡、灌丛中或路旁边。

【采　　制】冬季至次春果实成熟时采收，除去杂质，干燥。

【性味功效】甘、酸、涩，凉。归肺、胃经。清热凉血，消食健胃，生津止咳。

【应　　用】用于血热血瘀，消化不良，腹胀，咳嗽，喉痛，口干。

【选　　方】治感冒发热、咳嗽、咽喉痛、口干烦渴、维生素C缺乏症：鲜余甘子果10~30个，水煎服。(广州部队《常用中草药手册》)

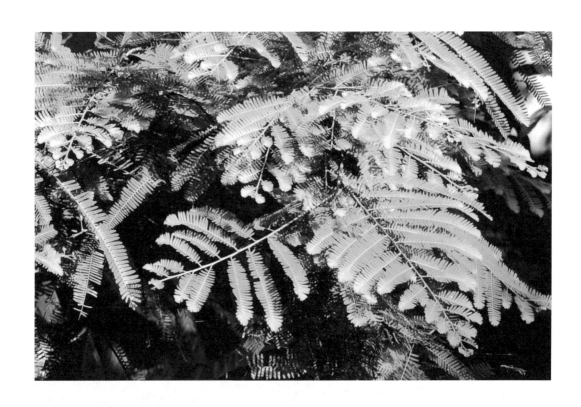

芸香

【别名】小叶香、百应草、香草、臭草。

【来源】为芸香科植物芸香 *Ruta graveolens* L. 的全草。

【植物形态】有强烈刺激气味的多年生木质草本，高达 1m，各部无毛但多腺点。叶二至三回羽状全裂至深裂；裂片倒卵状矩圆形、倒卵形或匙形，全缘或微有钝齿。聚伞花序顶生；花金黄色，细小，宿存；蒴果；种子有棱，种皮有瘤状凸起。

【生长环境】生于山野沟谷中。

【采　制】全年可采，洗净阴干或鲜用。

【性味功效】辛、微苦，凉。清热解毒，散瘀止痛。

【应　用】用于感冒发热，牙痛，月经不调，小儿湿疹；外用治疮疖肿毒，跌打损伤。

【选　方】外用适量，鲜品捣烂敷患处。治疮疖肿毒，跌打损伤。(《全国中草药汇编》)

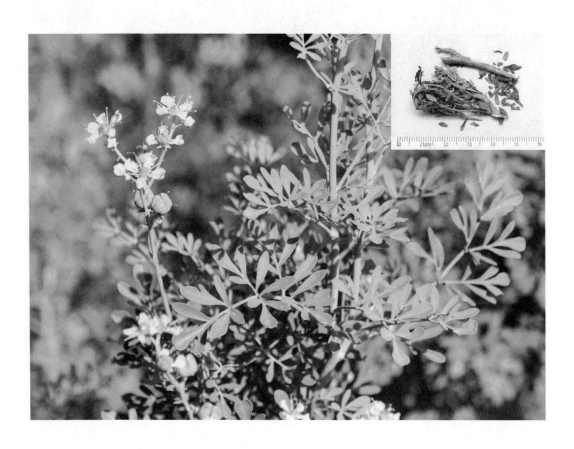

皂荚

【别名】皂角、皂荚树、猪牙皂、牙皂。

【来源】为豆科植物皂荚 *Gleditsia sinensis* Lam. 的果实。

【植物形态】乔木。刺粗壮，圆锥状。一回羽状复叶，小叶纸质，卵状披针形至长圆形。花杂性，黄白色，总状花序腋生或顶生，被短柔毛。荚果带状，果瓣革质，褐棕色或红褐色，常被白色粉霜；种子长圆形或椭圆形，棕色，光亮。

【生长环境】生于路边、沟旁等附近。

【采　制】秋季果实成熟时采摘，晒干。

【性味功效】辛、咸，温。归肺、肝、胃、大肠经。祛痰止咳，开窍通闭，杀虫散结。

【应　用】用于卒中口眼歪斜，头风头痛，咳嗽痰喘，肠风便血，下痢噤口，痈肿便毒，疮癣疥癞。

【选　方】治风癣疥癞或皮肤麻木，死肌，风痹顽皮等证：大皂荚二十条（去皮、子、弦）；切碎，水十五碗，熬成稠膏；每日用少许搽患处；再以十茶匙枸杞子汤调服。（《马敬思自得录方》）

【附　注】皂角刺为本植物的干燥棘刺。辛，温。归肝、胃经。消肿脱毒，排脓，杀虫。用于痈疽初起或脓成不溃；外治疥癣麻风。

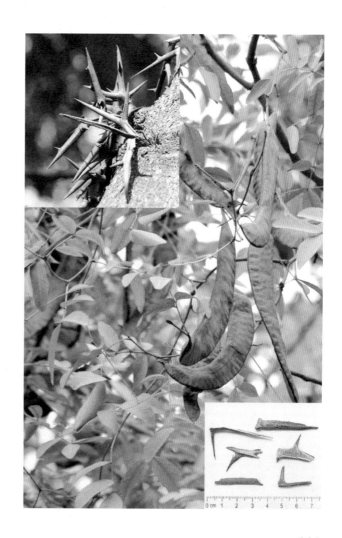

苎麻

【别名】野麻、野苎麻、家麻、青麻。

【来源】为荨麻科植物苎麻 *Boehmeria nivea*（L.）Gaudich 的根及根茎。

【植物形态】半灌木。茎直立，密生灰白粗柔毛。单叶互生，宽卵形或近圆形，先端渐尖，基部圆形或宽楔形，边缘具粗齿，上面粗糙，下面密生白色柔毛，基出 3 脉。花单性，花序圆锥状，腋生。瘦果椭圆形，密生短毛。

【生长环境】生于山区平地、缓坡地、丘陵地或平原冲击土上。

【采　　制】冬春季采挖，洗净，晒干。

【性味功效】甘，寒。清热安胎，凉血止血，利尿，解毒，散瘀。

【应　　用】用于感冒发热，麻疹高热，尿路感染，肾炎水肿，孕妇腹痛，胎动不安，先兆流产；外用治跌打损伤，骨折，疮疡肿毒。

【选　　方】①治咯血：苎麻根 30g，白茅根 30g，水煎服。（《四川中药志》）

②治妊娠胎动：苎麻根 15~30g，莲子 30g，白葡萄干、冰糖各 15g，水煎服。若见少量出血者加砂仁 9g，艾叶 15g。（《福建药物志》）

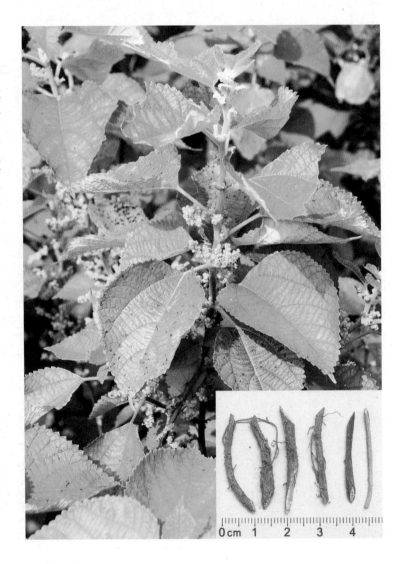

侧柏叶

【别名】柏叶、扁柏叶、丛柏叶。

【来源】为柏科植物侧柏 *Platycladus orientalis*（L.）Franco 的干燥枝梢及叶。

【植物形态】常绿乔木。树皮薄，浅灰褐色，纵裂成条片。小枝扁平，直展，排成一平面。叶鳞形，交互对生，先端微钝，位于小枝上下两面之叶露出部分倒卵状菱形或斜方形，两侧的叶折覆着上下之叶的基部两侧，呈龙骨状。球花单生于短枝顶端；球果当年成熟，卵圆形，熟前肉质，蓝绿色，被白粉；熟后木质，张开，红褐色；种子卵圆形或长卵形，灰褐色或紫褐色，种脐大而明显。

【生长环境】生于湿润肥沃地，石灰岩石地也有生长。

【采　制】全年均可采收，以夏、秋季采收者为佳。剪下大枝。干燥后取其小枝叶，扎成小把，置通风处风干。不宜暴晒。

【性味功效】苦、涩，寒。归肺、肝、脾经。凉血止血，生发乌发。

【应　用】用于吐血，衄血，咯血，便血，崩漏下血，血热脱发，须发早白。

【选　方】①治吐血不止：柏叶、干姜各三两，艾三把。上三味，以水五升，取马通汁一升，合煮，取一升，分温再服。（《金匮要略》）

②治鼻衄出血数升，不知人事：石榴花、柏叶等分。为末，吹鼻中。（《普济方》）

③治小便尿血：柏叶，黄连（焙研）。酒服三钱。（《济急仙方》）

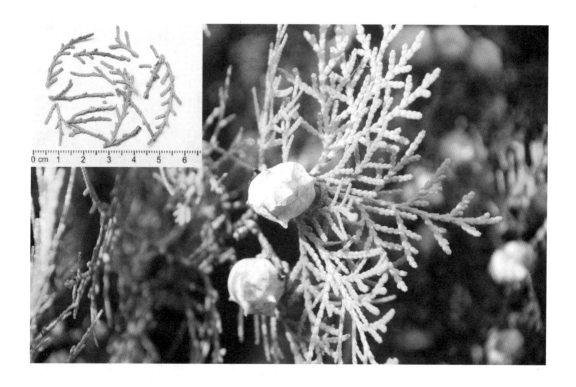

齿果草

【别名】过山龙、斩蛇剑、一碗泡、细黄药。

【来源】为远志科植物齿果草 Salomonia cantoniensis Lour. 的全草。

【植物形态】一年生直立草木，芳香。茎细弱，多分枝，无毛，具狭翅。单叶互生，叶片膜质，卵状心形或心形，先端钝，具短尖头，基部心形，全缘或微波状，基出3脉。穗状花序顶生，多花，花极小，萼片5，极小，线状钻形，基部连合，宿存；花瓣3，淡红色，花药合生成块状。蒴果肾形，长约1mm，宽约2mm，两侧具2列三角状尖齿。果爿具蜂窝状网纹。种子2粒，卵形，亮黑色。花期7~8月，果期8~10月。

【生长环境】山坡林缘、灌丛中或潮湿的草地上。

【采　制】四季可采，洗净晒干或鲜用。

【性味功效】味微辛；性平。归心；肝经，解毒消肿；散瘀止痛。

【应　用】主痈肿疮疡；无名肿毒；喉痹；毒蛇咬伤；跌打损伤；风湿关节痛；牙痛。

【选　方】①治无名肿毒、刀伤：一碗泡鲜全草捣烂外敷。（《广西本草选编》）

②治痈疮肿毒：一碗泡、鱼腥草、半边莲、七叶一枝花各等量。捣敷。（《全国中草药汇编》）

③治毒蛇咬伤：一碗泡鲜全草3~9g。水煎服。另用鲜品捣烂敷伤口周围。（《广西本草选编》）

④治牙痛：吹云草煎浓汁含漱。（《南宁市药物志》）

⑤治眼生白膜：吹云草煮沸，熏洗。（《南宁市药物志》）

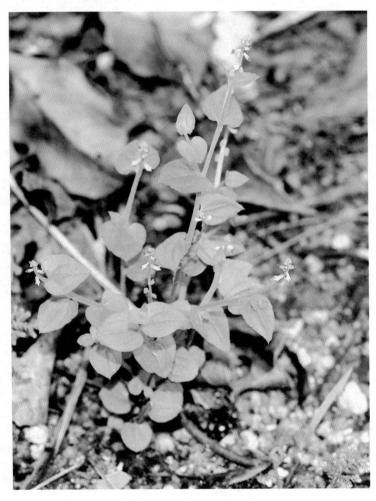

垂盆草

【别名】石指甲，狗牙齿，三叶佛甲草，狗牙半支。

【来源】为景天科植物垂盆草 *Sedum sarmentosum Bunge* 的新鲜或干燥全草。

【植物形态】多年生肉质草本，不育枝匍匐生根，结实枝直立。叶轮生，倒披针形至长圆形。聚伞花序疏松，花淡黄色，无梗。种子细小，卵圆形，无翅，表面有乳头突起。

【生长环境】喜阴湿环境，较耐寒，适宜肥沃的砂质壤上栽培。

【采　　制】四季可采，晒干或鲜用。

【性味功效】甘、淡，凉。归肝、胆、小肠经。清利湿热，解毒。

【应　　用】用于湿热黄疸，小便不利，痈肿疮疡，急、慢性肝炎。

【选　　方】①治一切大毒，如发背、对口、冬瓜、骑马等痈，初起者消，已成者溃，出脓亦少：鼠牙半支一两，捣汁，陈酒和服，渣敷留头，取汗而愈。(《百草镜》)

②治水火烫伤，痈肿疮疡，毒蛇咬伤：鲜垂盆草一至四两，洗净，捣汁服。外用鲜草适量捣烂敷患处。(《上海常用中草药》)

③治喉头肿痛：鲜垂盆草捣汁一杯，加烧酒少许含漱五至十分钟，每日三四次。(《浙江民间常用草药》)

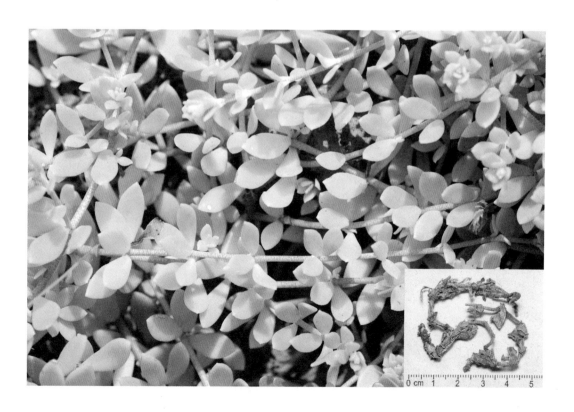

刺苋

【别名】刺苋、野苋菜、野刺苋、假苋菜。

【来源】为苋科一年生草本植物刺苋 *Amaranthus spinosus* L. 的全草。

【植物形态】一年生草本植物，高可达100cm；茎直立，多分枝，无毛或稍有柔毛。叶片菱状卵形或卵状披针形，无毛或幼时沿叶脉稍有柔毛；叶柄无毛，圆锥花序腋生及顶生，苞片在腋生花簇及顶生花穗的基部者变成尖锐直刺，在顶生花穗的上部者狭披针形；小苞片狭披针形，花被片绿色，胞果矩圆形，种子近球形，黑色或带棕黑色。

【生长环境】在旷地、园圃、农耕地等。

【采　制】全年可采挖，晒干备用。

【性味功效】甘、淡，凉。清热利湿，解毒消肿，凉血止血。

【应　用】用于痢疾，肠炎，胃、十二指肠溃疡出血，痔疮便血；外用治毒蛇咬伤，皮肤湿疹，疖肿脓疡。

【选　方】①治毒蛇咬伤，皮肤湿疹，疖肿脓疡：外用适量，鲜品捣烂敷患处。（《全国中草药汇编》）

②治毒蛇咬伤：鲜野苋全草一至二两，捣烂绞汁服；或鲜全草一两，杨梅鲜树皮三钱，水煎调泻盐三钱服。（《广西中药志》）

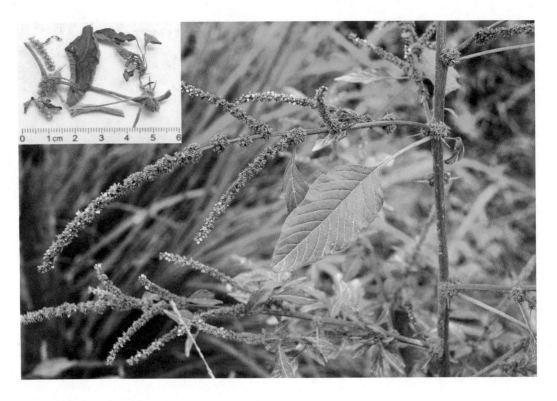

枫香树根

【别名】枫果根、杜东根。

【来源】为金缕梅科植物枫香树 *Liquidambar formosana* Hance 的干燥根。

【植物形态】落叶乔木，高达 30m，胸径最大可达 1m，树皮灰褐色，方块状剥落；小枝干后灰色，被柔毛，略有皮孔；芽体卵形，长约 1cm，略被微毛。叶薄革质，阔卵形，掌状 3 裂，中央裂片较长，先端尾状渐尖。雄性短穗状花序常多个排成总状，雄蕊多数。头状果序圆球形，木质，直径 3~4cm；蒴果下半部藏于花序轴内，有宿存花柱及针刺状萼齿。种子多数，褐色，多角形或有窄翅。

【生长环境】生于山地常绿阔叶林中。

【采　　制】秋、冬季采挖，洗净，去粗皮，晒干。

【性味功效】辛、苦，平。解毒消肿，祛风止痛。

【应　　用】主治痈疽疔疮，风湿痹痛，牙痛，湿热泄泻，痢疾，小儿消化不良。

【选　　方】①治乳痈：枫香树根 30g，犁头草 9g。酒水各半煎服。初起者可使内消；已成脓者，可使易溃。(《江西民间草药验方》)

②治风湿关节痛：(枫香树根) 30~60g。水煎服。(《湖南药物志》)

③治痢疾，胃肠炎，腹泻：枫香树根、野麻草(铁苋)各 15g，凤尾蕨 24g。水煎服。(《福建药物志》)

【附　　注】路路通是本植物的干燥的成熟果实，苦、平、微涩，能通经利水，除湿热痹痛，治月经不调、周身痹痛、小便不利、腰痛等症(孕妇忌用)。

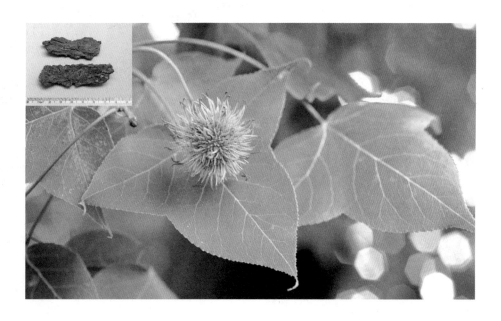

狗肝菜

【别名】四籽马蓝、华九头狮子草。

【来源】为爵床科植物狗肝菜 *Dicliptera chinensis*（L.）Juss. 的全草。

【植物形态】 叶卵状椭圆形，顶端短渐尖，基部阔楔形或稍下延，纸质，绿深色，两面近无毛或背面脉上被疏柔毛；花序腋生或顶生，由3~4个聚伞花序组成，每个聚伞花序有1至少数花，具长3~5mm的总花梗，下面有2枚总苞状苞片，总苞片阔倒卵形或近圆形，稀披针形，大小不等，蒴果长约6mm，被柔毛，开裂时由蒴底弹起，具种子4粒。

【生长环境】生于海拔1800m以下疏林下、溪边、路旁。分布于孟加拉国、印度东北部、中南半岛。

【采　　制】采夏、秋采收，晒干，或取鲜草使用。

【性味功效】苦，寒。入心、肾二经。解毒疗疮。

【应　　用】用治实热内结之热毒斑疹、便血、小便不利、肿毒疔疮等症；外用可用治跌打损伤、红肿出血。

【选　　方】①治溺血：狗肝菜三至四两，马齿苋三至四两。水一至二斤，煎二小时，加食盐适量服之。(《岭南草药志》)

②治小便淋沥：新鲜狗肝菜一斤，蜜糖一两，捣烂取汁，冲蜜糖和开水服。(《广西民间常用草药》)

③治疯狗咬伤：狗肝菜、狗芽花叶、狗咬菜、颠茄药，捣黄糖敷。并以适量煎水和黄糖服。戒食肉类、房事。(《岭南草药志》)

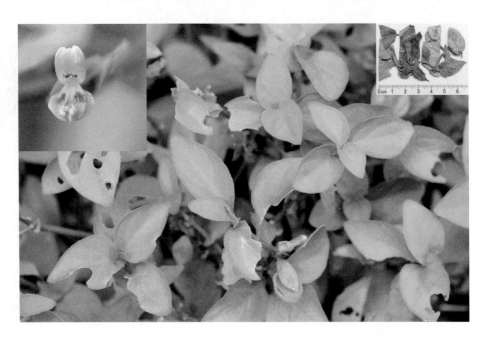

狗脊

【别名】金毛狗脊、金狗脊、百枝、狗青。

【来源】为蚌壳蕨科植物金毛狗脊 *Cibotium barometz*（L.）J.Sm. 的干燥根茎。

【植物形态】多年生树蕨。根茎平卧或直立，短而粗壮，带木质，密被棕黄色带有金色光泽的长柔毛。叶多数，丛生成冠状，叶柄粗壮，褐色，基部密被金黄色长柔毛和黄色狭长披针形鳞片。叶片卵圆形，亚革质，3回羽状分裂，下部羽片卵状披针形，上部羽片逐渐短小，至顶部呈挟羽尾状，小羽片线状披针形，羽状深裂至全裂。孢子囊群着生于边缘的侧脉顶上，略成矩圆形，棕褐色。

【生长环境】生于山脚沟边，或林下阴处酸性土壤。

【采　　制】秋、冬两季采挖，除去泥沙，干燥；或去硬根、叶柄及金黄色绒毛，切厚片，干燥，为"生狗脊片"；水煮或蒸后，晒至六七成干，切厚片，干燥，为"熟狗脊片"。

【性味功效】苦、甘，温。归肝、肾经。补肝肾，强腰脊，祛风湿。

【应　　用】用于腰膝酸软，下肢无力，风湿痹痛。

【选　　方】①治五种腰痛，利脚膝：狗脊二两，萆薢二两（锉），菟丝子一两（酒浸三日，曝干别捣）。上药捣罗为末，炼蜜和丸，如梧桐子大。每日空心及晚食前服三十丸，以新萆薢渍酒二七日，取此酒下药。（《太平圣惠方》）

②治风疾：金毛狗脊（盐泥固济，火煅红，去毛用肉，出火气，锉）、萆薢、苏木节、川乌头（生用），上各等分，为细末，米醋糊为丸，如梧桐子大，每服二十丸，温酒或盐汤下。病在上，食后服；病在下，空腹服。（《普济方》）

③治风湿骨痛、腰膝无力：金毛狗脊根茎六钱，香樟根、马鞭草各四钱，杜仲、续断各五钱，铁脚威灵仙三钱，红牛膝二钱。泡酒服。（《贵州草药》）

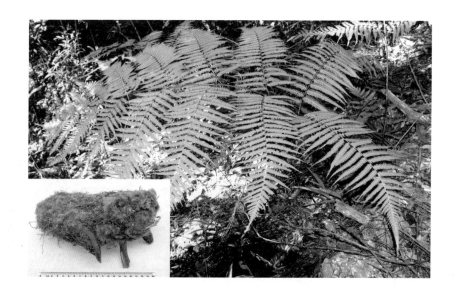

贯众

【别名】粗茎鳞毛蕨、东北贯众、绵马贯众、绵马鳞毛蕨。

【来源】为鳞毛蕨科植物贯众 *Cyrtomium fortunei* J. Sm. 的干燥根茎和叶柄残基。

【植物形态】其根茎呈长倒卵形，略弯曲，上端钝圆或截形，下端较尖，有的纵剖为两半，表面黄棕色至黑褐色，密被排列整齐的叶柄残基及鳞片，并有弯曲的须根。叶柄残基呈扁圆形，表面有纵棱线，质硬而脆，断面略平坦，棕色，有黄白色维管束5~13个，环列；每个叶柄残基的外侧常有3条须根，鳞片条状披针形，全缘，常脱落。质坚硬，断面略平坦，深绿色至棕色，有黄白色维管束5~13个，环列，其外散有较多的维管束。

【生长环境】常生于林下湿地。

【采　　制】秋季采挖，削去叶柄，须根，除去泥沙，晒干。

【性味功效】苦，微寒；有小毒。清热解毒，止血，杀虫。

【应　　用】时疫感冒，风热头痛，温毒发斑，疮疡肿毒，崩漏下血，虫积腹痛。

【选　　方】①治蛔虫攻心，吐如醋水，痛不能止：贯众一两，鹤虱一两（纸上微炒），狼牙一两，麝香一钱（细研），芜荑仁一两，龙胆一两（去芦头）。上药捣细罗为散。每于食前以淡醋汤调下二钱。（《太平圣惠方》）

②治钩虫病：贯众三两，苦楝皮、山紫苏、土荆芥各五钱。煎汤，成人一次服用。（《中医杂志》）

③解一切诸热毒，或中食毒、酒毒、药毒等：贯众、黄连、甘草各三钱，骆驼峰五钱。上为细末。每服三钱，冷水调下。（《普济方》）

④预防麻疹：贯众五钱，银花五钱，鬼灯笼三钱。水煎服，连服五剂以上，每日服一剂。（《陆川本草》）

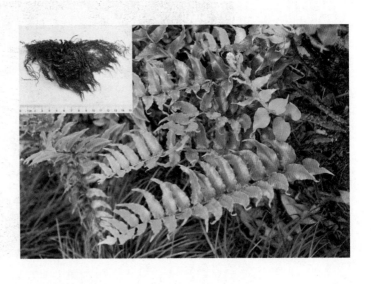

虎耳草

【别名】石荷叶、金线吊芙蓉、老虎耳。

【来源】为虎耳草科植物虎耳草 *Saxifraga stolonifera* Curt. 的全草。

【植物形态】多年生常绿草本，高达 40cm，全体有毛。匍匐枝赤紫色，丝状，着地可生幼苗。叶数片，丛生在茎基部；圆形或肾形，边缘浅裂状或波状齿，基部心脏形或截形，上面绿色，下面带紫红色，有小圆点；叶柄长，基部膨大。花茎由叶腋抽出，比叶高 2 倍以上，赤色；苞片卵状椭圆形，花柄密被红紫色腺毛；花瓣，白色，不整齐。种子卵形，具瘤状突起。

【生长环境】生于林下、灌丛、草甸和荫湿岩隙。

【采　　制】全年可采。以花后采者为好。

【性味功效】肺、脾、大肠经；微苦、辛，寒，有小毒；祛风清热，凉血解毒。

【应　　用】用于风热咳嗽、风火牙痛、水肿、风疹瘙痒、毒虫咬伤、痈肿丹毒等症状。

【选　　方】①治荨麻疹：虎耳草、青黛。煎服。（《四川中药志》）

②治风丹热毒，风火牙痛：鲜虎耳草一两，水煎服。（《南京地区常用中草药》）

③治风疹瘙痒，湿疹：鲜虎耳草五钱至一两。煎服。（《上海常用中草药》）

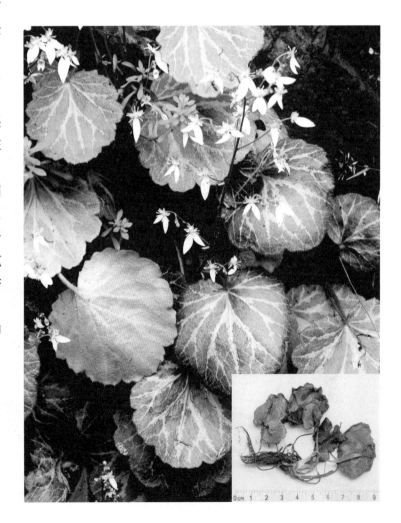

虎杖

【别名】花斑竹、酸筒杆、酸汤梗、川筋龙。

【来源】为蓼科植物虎杖 *Reynoutria japonica* Houtt. 的干燥根茎。

【植物形态】多年生草本植物。根状茎粗壮，茎直立，高可达 2m，空心，叶宽卵形或卵状椭圆形，近革质，两面无毛，顶端渐尖，基部宽楔形、截形或近圆形，托叶鞘膜质，圆锥花序，花单性，雌雄异株，腋生；苞片漏斗状，花被淡绿色，瘦果卵形，有光泽黑褐色，8~9 月开花，9~10 月结果。

【生长环境】多生于山坡灌丛、山谷、路旁、田边湿地。

【采　　制】春、秋二季采挖，除去须根，洗净，趁鲜切短段或厚片，晒干。

【性味功效】归肝、胆、肺经；微苦，微寒；祛风利湿，散瘀定痛，止咳化痰。

【应　　用】用于关节痹痛，湿热黄疸，经闭，癥瘕，水火烫伤，跌扑损伤，痈肿疮毒，咳嗽痰多。

【选　　方】①治毒攻手足肿，疼痛欲断：虎杖根，锉，煮，适寒温以渍足。（《补缺肘后方》）

②治胆囊结石：虎杖一两，煎服；如兼黄疸可配合连钱草等煎服。（《上海常用中草药》）

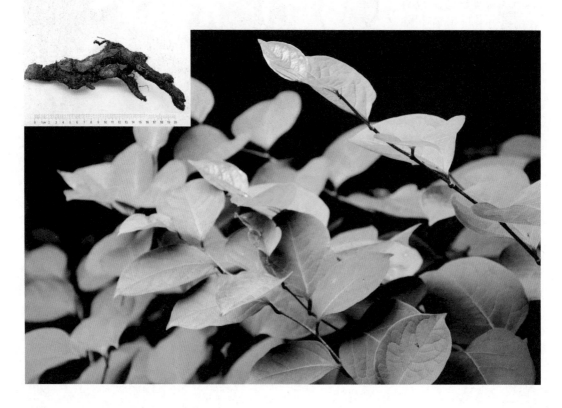

金纽扣

【别名】金纽扣、散血草、拟千日菊、山天文草。

【来源】为菊科植物金钮扣 *Spilanthes paniculata* Wall. ex DC. 的全草。

【植物形态】一年生草本。茎紫红色，斜生倾卧，着地生根，全株疏被柔毛。单叶对生，具叶柄，叶片广卵形或椭圆形，先端尖，基部宽楔形或平截，边缘有浅粗齿，背面叶脉明显。头状花序，顶生或腑生，花梗细，花小，深黄色。瘦果，三棱形或背向压扁，黑色，沿角上常有毛。

【生长环境】生于山野、湿地或水沟旁草丛中。

【采　　制】春、夏季采收，鲜用或切段晒干。

【性味功效】辛、苦、微温，有小毒。归心、肝、肺经。止咳平喘，解毒利湿，消肿止痛。

【应　　用】用于感冒，咳嗽，哮喘，百日咳，肺结核，痢疾，肠炎，风湿性关节炎，牙痛，外用治毒蛇咬伤，狗咬伤，疮疖肿毒。

【选　　方】①治牙痛：天文草鲜品捣烂，塞龋洞内。(广州部队《常用中草药手册》)

②治蛇咬伤，疮疖：天文草鲜品捣烂。(广州部队《常用中草药手册》)

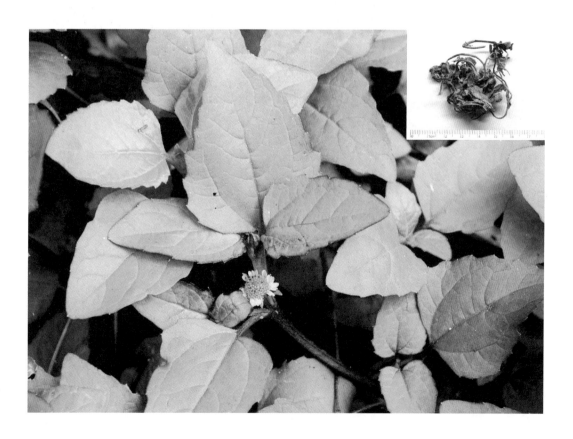

金钱豹

【别名】野党参、土人参、奶参、白洋参。

【来源】为桔梗科植物金钱豹 *Campanumoea javanica* Bl. 的根。

【植物形态】草质缠绕藤本，具乳汁；根胡萝卜状。茎无毛，多分枝。叶对生，稀互生，心形或心状卵形，边缘有浅锯齿，稀全缘，无毛或有时下面疏生长毛，具长柄。花单生叶腋，各部无毛，花萼与子房分离，5裂至近基部，裂片卵状披针形或披针形，长1~1.8cm；花冠上位，白或黄绿色，内面紫色，钟状，裂至中部；雄蕊5；柱头4~5裂，子房5室。浆果近球形。熟时黑紫色。花期8~9月，果期9~10月。

【生长环境】生于灌丛中或疏林中。

【采　制】秋季采挖，洗净，晒干。

【性味功效】味甘，性平。无毒。下乳，健脾胃，补肺气，祛痰止咳。

【应　用】用于虚劳内伤，气虚乏力，心悸，多汗，白带，乳汁稀少，小儿疳积，遗尿，肺虚咳嗽。

【选　方】①治虚劳：土党参60g，糯米300g。水煎服。（《湖北中草药志》）

②治多汗、心悸：土党参15g。水煎服。（《湖北中草药志》）

③治脾虚泄泻：土党参15~30g，大枣9~15g。水煎服。（《福建中草药》）

④治小儿疳积：鲜土党参30g，白糖适量，水煎服；或取汤冲鲜鸡蛋1枚服。（《福建药物志》）

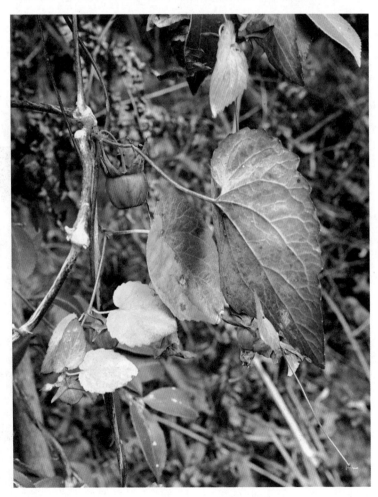

金荞麦

【别名】野荞麦，铁花麦，透骨消。

【来源】为蓼科植物金荞麦 *Fagopyrum* dibotrys（D. Don）Hara 的根茎。

【植物形态】多年生草本，具白色柔毛。主根结节状，横走，红褐色。茎多分枝，具棱槽，微带红色。单叶互生，叶柄长；叶片戟状三角形，先端渐尖或尾尖状，全缘，基部心戟形；顶端叶小无柄，抱茎；托叶鞘抱茎状。聚伞花序顶生或腋生；总花梗长，具白色短柔毛；花被5；雄蕊8；雌蕊3。瘦果三棱形，红褐色。花期7~9月，果期10~11月。

【生长环境】生山谷湿地、山坡灌丛，海拔250~3200m。

【采　　制】冬季采收。

【性味功效】酸、苦，寒。清热解毒、活血消痈、祛风除湿。

【应　　用】用于肺痈、肺热咳喘、咽喉肿痛、痢疾、风湿痹证、跌打损伤、痈肿疮毒、蛇虫咬伤。

【选　　方】①喉风喉毒：金荞麦，用醋磨，漱喉，涎痰去而喉闭自开。（《本草纲目拾遗》）

②痰核瘰疬：金荞麦（须鲜者），将根捣汁冲酒服；其茎叶用白开水煮烂，和米粉作饼饵食之，不过二三服立消。（《本草纲目拾遗》）

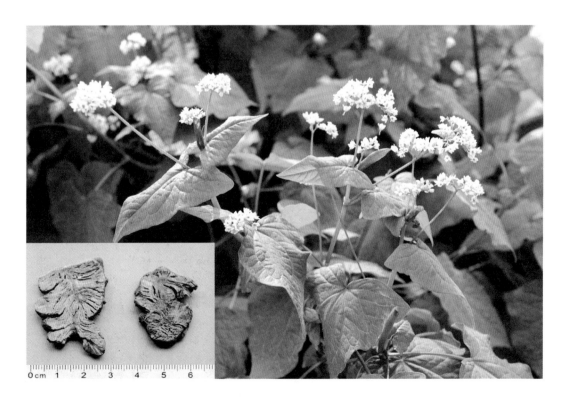

金丝草

【别名】黄毛草、笔子草、猫尾草、落苏。

【来源】为禾本科植物金丝草 Pogonatherum crinitum (Thunb.) Kunth 的全草。

【植物形态】多年生草本。秆直立，纤细。叶片扁平，线状披针形，两面和边缘多少被毛；叶鞘壳净，鞘口有毛。穗状花序单生于主秆和分枝的顶端，柔软而微曲，穗轴纤细，节间甚短，被睫毛，节的顶端粗大成截头状；不孕小花的外稃存或缺，线形光滑，内稃缺；结实小花的外稃中间有裂隙，裂片被睫毛，具芒，稍长。

【生长环境】生于河边、墙隙、山坡和潮湿田圩。

【采　　制】夏季采收，割取地上部分，捆成小把，晒干或鲜用。

【性味功效】甘，淡，凉。归经无。清热解毒，凉血止血，利湿。

【应　　用】用于感冒高热，中暑，尿路感染，肾炎水肿，黄疸型肝炎，糖尿病，小儿久热不退。

【选　　方】①治急性黄疸性肝炎：金丝草 30g，龙胆草，栀子各 15g。水煎服。(《福建药物志》)

②治糖尿病：金丝草 60g，银杏 12 枚。酌加水煎服。(《福建民间草药》)

③治尿路感染：金丝草、海金沙各 15g。水煎服。(《福建药物志》)

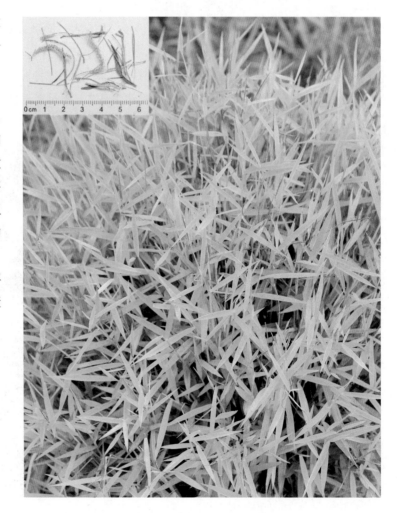

金银花

【别名】忍冬、金银藤、银藤、二色花。

【来源】为忍冬科植物忍冬 *Lonicera japonica* Thunb. 干燥花蕾或带初开的花。

【植物形态】多年生半常绿缠绕及匍匐茎的灌木。小枝细长，中空，藤为褐色至赤褐色。卵形叶子对生，枝叶均密生柔毛和腺毛。夏季开花，苞片叶状，唇形花有淡香，外面有柔毛和腺毛，雄蕊和花柱均伸出花冠，花成对生于叶腋，花色初为白色，渐变为黄色，黄白相映，球形浆果，熟时黑色。

【生长环境】生于山坡灌丛或疏林中、乱石堆、山路旁及村庄篱笆边。

【采　　制】夏初花开放前采收，干燥。

【性味功效】性寒，味甘，入肺、心，归胃经，具有清热解毒、抗炎、补虚疗风的功效。

【应　　用】用于胀满下疾、温病发热，热毒痛疡和肿瘤等症。

【选　　方】①预防乙脑、流脑：金银花、连翘、大青根、芦根、甘草各15g。水煎代茶饮，每日一剂，连服三至五天。(《江西草药》)

②治太阴风温、温热，冬温初起，但热不恶寒而渴者：连翘50g，银花50g，苦桔梗30g，薄荷30g，竹叶20g，生甘草25g，荆芥穗20g，淡豆豉25g，牛蒡子30g。上杵为散，每服30g，鲜苇根汤煎服。(《温病条辨》)

③治痢疾：金银花（入铜锅内，焙枯存性）25g。红痢以白蜜水调服，白痢以砂糖水调服。(《惠直堂经验方》)

④治热淋：金银花、海金沙藤、天胡荽、金樱子根、白茅根各50g。水煎服，每日一剂，五至七天为一疗程。(《江西草药》)

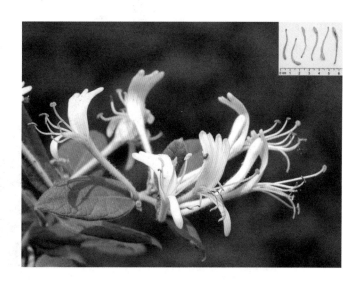

金樱子

【别名】刺榆子、刺梨子、金罂子、山石榴。

【来源】为蔷薇科植物金樱子 *Rosa laevigata* Michx. 的干燥成熟果实。

【植物形态】 常绿攀援灌木；小枝粗壮，散生扁弯皮刺。小叶革质，通常 3 片，稀 5 片，连叶柄长 5~10cm；小叶片椭圆状卵形、倒卵形或披针状卵形，先端急尖或圆钝，稀尾状渐尖，边缘有锐锯齿，上面亮绿色，无毛，下面黄绿色。花单生于叶腋，直径 5~7cm；萼片卵状披针形，先端呈叶状，边缘羽状浅裂或全缘；花瓣白色，宽倒卵形，先端微凹。果梨形、倒卵形，紫褐色，外面密被刺毛。

【生长环境】生于向阳的山野、田边、溪畔灌木丛中。

【采　　制】采集加工 10~11 月果实成熟变红时采收，干燥，除去毛刺。

【性味功效】酸、甘、涩，平。固精缩尿，固崩止带，涩肠止泻。

【应　　用】用于遗精滑精，遗尿尿频，崩漏带下，久泻久痢。

【选　　方】①治梦遗，精不固：金樱子十斤，剖开去子毛，于木臼内杵碎。水二升，煎成膏服。(《明医指掌》金樱子膏)

②治脾泄不利，止小便利，涩精气：金樱子经霜后以竹夹子摘取，劈为两片，去其子，以水淘洗过，捣烂，入大锅以水煎，不得绝火，煎约水耗半，取出澄滤过，仍重煎似稀饧。每服取一匙，用暖酒一盏，调服。(《寿亲养老新书》金樱子煎)

③治久虚泄泻下痢：金樱子(去外刺和内瓤) 30g，党参 9g。水煎服。(《泉州本草》)

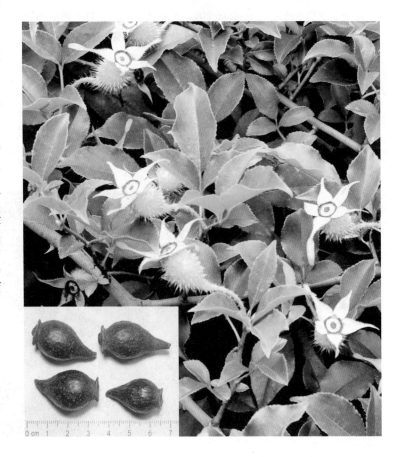

苦楝

【别名】楝、楝树。

【来源】为楝科植物楝 *Melia azedarach* Linn. 的根或茎二重皮。

【植物形态】落叶乔木，高达10余米；树皮灰褐色，纵裂。分枝广展，小枝有叶痕。叶为2~3回奇数羽状复叶，小叶对生，卵形、椭圆形至披针形，顶生一片通常略大。圆锥花序约与叶等长，无毛或幼时被鳞片状短柔毛；花芳香；花萼5深裂，裂片卵形或长圆状卵形，先端急尖，外面被微柔毛；花瓣淡紫色，倒卵状匙形，两面均被微柔毛，通常外面较密。子房近球形，种子椭圆形。

【生长环境】生长于低海拔旷野、路旁或疏林中。

【采　　制】根、茎二重皮全年可采，夏秋季采为佳；叶秋前采；果实秋冬季成熟时采，鲜用或晒干。

【性味功效】苦，寒；有毒。根、茎二重皮，杀虫；主治蛔虫病、蛲虫病、钩虫病、疥疮、湿疹、秃疮。叶，燥湿，杀虫；主治癣、疖肿、皮肤瘙痒。果实，除湿，止痛。

【应　　用】主治腹痛、疝气、痢疾、癣。根、茎二重皮6~15g，果实3~9g，水煎服；外用适量，水煎熏洗或捣烂敷患处。孕妇慎服。

【选　　方】①治杂证腹痛及经事欲行脐腹绞痛：以当归、熟地黄、芍药、川芎、玄胡索、苦楝（碎，炒焦）各30g，上药为末。每服15g，水煎服。（《医垒元戎》）

②治肝肾气虚，风冷相搏，心腹绞痛，攻刺腰背，不能忍受，下注阴器，肿痒疼痛：川楝（一十一个，锉碎分"三去"，一用巴豆十粒去皮同炒焦黑色，去巴豆不用；又用斑蝥七个同炒焦，去斑蝥；又用海金沙七钱重同炒，去海金沙不用）。茴香（炒）、破故纸（炒）、胡芦巴（炒）、木香（炮，各一两）、乌药（二两）上为末，酒糊丸，如梧子大。每服三五丸，汤、酒任下。（《三因极一病证方论》）

③治漏疮：艾叶，五倍子，白胶香，苦楝根各等分，上为细末，作香炷。放在长桶内，坐熏疮处。（《杏苑》卷八）

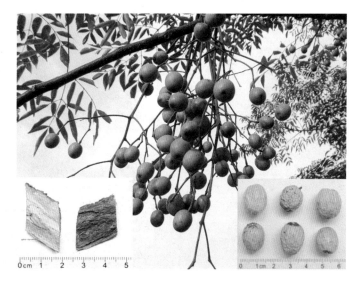

苦职

【别名】灯笼草、灯笼泡草。

【来源】为茄科植物苦蘵 *Physalis pubescens* L. 的全草。

【植物形态】一年生草本。茎直立多分枝。叶互生，卵圆形或长圆形，先端短尖，基部斜圆形，全缘或具不规则的浅锯齿。花单生于叶腋，花萼钟状，裂片披针形或近三角形，端尖，花冠钟状，淡黄色，雄蕊5，花药矩圆形，纵裂；子房二室，花柱线形，柱头具不明显的两裂片。浆果圆球形，光滑无毛，黄绿色；宿萼在结果时增大如灯笼，具5棱，绿色，有细毛。

【生长环境】生于路边及田野草丛中。

【采　　制】夏季采收。

【性味功效】苦，寒。归肺经。清热解毒，消肿散结，利尿止血。

【应　　用】用于感冒、肺热咳嗽、咽喉肿痛、疟腮、龈肿、湿热黄疸、痢疾、水肿、热淋、天疱疮、疔疮。

【选　　方】①治百日咳：苦职五钱，水煎，加适量白糖调服。(《江西民间草药验方》)

②治咽喉红肿疼痛：新鲜苦职，洗净，切碎，捣烂，绞取自然汁一匙，用开水冲服。(《江西民间草药验方》)

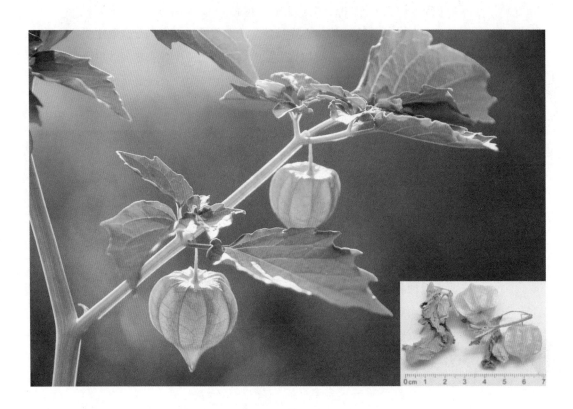

罗勒

【别名】零陵香、九层塔、兰香、省头草。

【来源】为唇形科植物罗勒 Ocimum basilicum L. 的全草。

【植物形态】一年生直立草本，全体芳香。茎四方形，表面通常紫绿色，被柔毛，叶对生，卵形或卵状披针形，轮伞花序顶生，花轴长而被有密柔毛，小坚果4粒，暗褐色。

【生长环境】喜温暖湿润气候，不耐寒，耐干旱，不耐涝，以排水良好，肥沃的砂质壤土或腐殖质壤土为佳。

【采　　制】开花后割取地上部分，鲜用或阴干。

【性味功效】辛，温。归肺、脾、胃、大肠经。疏风解表，化湿和中，行气活血，解毒消肿。

【应　　用】用于风寒感冒，头痛，胃腹胀满，消化不良，胃痛，肠炎腹泻，跌打肿痛，风湿关节痛；外用治蛇咬伤，湿疹，皮炎。

【选　　方】①治咳嗽：生姜四两（捣烂），入兰香叶二两，椒末一钱匕，盐和面四两，裹作烧饼，煨熟，空心吃。（《外台秘要方》）

②治疳气鼻下赤烂：兰香叶（烧灰）二钱，铜青五分，轻粉二字。上为细末令匀，看疮大小干贴之。（《小儿药证直诀》）

③治毒蛇伤：千层塔、毛麝香、血见愁、七星剑捣烂敷。（《岭南采药录》）

【附　　注】罗勒子为本植物的果实。性甘，辛，凉。归肺经。清热，明目，祛翳。用于目赤多眵，卷毛倒睫，目翳，走马牙疳。

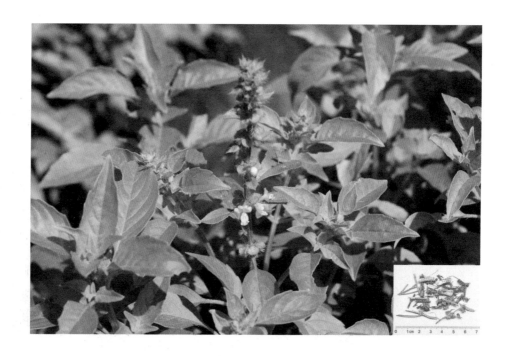

229

佩兰

【别名】兰草、泽兰、圆梗泽兰、省头草。

【来源】为菊科植物佩兰 *Eupatorium fortunei* Turcz. 的干燥地上部分。

【植物形态】多年生草本。根茎横走，稍长。茎直立，下部光滑无毛。叶对生，在下部的叶常枯萎，中部的叶有短柄，通常3深裂，裂片长圆形或长圆状披针形，先端渐尖，边缘有锯齿，上面绿色，下面淡绿色，无腺点，沿脉疏被柔毛，揉之有香气，上部叶较小，通常不分裂。头状花序排列呈聚伞花序状，瘦果圆柱形，有5棱，熟时黑褐色。

【生长环境】生溪边或原野湿地，野生或栽培。

【采　制】夏季当茎叶茂盛而花尚未开放时，割取地上部分，除净泥沙，晒干或阴干。

【性味功效】辛，平。归脾、胃、肺经。芳香化湿，醒脾开胃，发表解暑。

【应　用】用于湿浊中阻，脘痞呕恶，口中甜腻，口臭，多涎，暑湿表征，头胀胸闷。

【选　方】①治五月霉湿，并治秽浊之气：藿香叶一钱，佩兰叶一钱，陈广皮一钱五分，制半夏一钱五分，大腹皮一钱（酒洗），厚朴八分（姜汁炒），加鲜荷叶三钱为引。煎汤服。（《时病论》芳香化浊法）

②治秋后伏暑，因新症触发：藿香叶一钱五分，佩兰叶二钱，薄荷叶一钱，冬桑叶二钱，大青叶三钱，鲜竹叶三十片。先用青箬叶一两，活水芦笋二两，煎汤代水。（《增补评注温病条辨》七叶芦根汤）

③温暑初起，身大热，背微恶寒，继则但热无寒，口大渴，汗大出，面垢齿燥，心烦懊憹：藿香叶一钱，薄荷叶一钱，佩兰叶一钱，荷叶一钱。先用枇杷叶一两，水芦根一两，鲜冬瓜二两，煎汤代水。（《重订广温热论》五叶芦根汤）

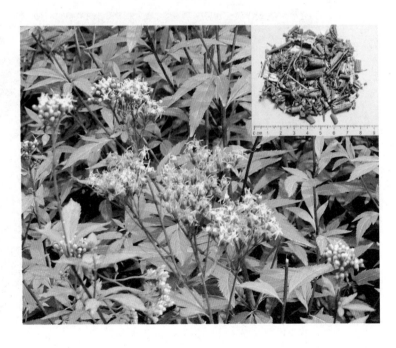

枇杷叶

【别名】巴叶、芦桔叶。

【来源】为蔷薇科植物枇杷 *Eriobotrya japonica* (Thunb.) Lindl. 的干燥叶。

【植物形态】常绿小乔木，高约 10m；小枝粗壮，黄褐色，密生锈色或灰棕色绒毛。叶革质，披针形、倒披针形、倒卵形或椭圆状矩圆形，先端急尖或渐尖，基部楔形或渐狭成叶柄，边缘上部有疏锯齿，上面多皱，下面及叶柄密生灰棕色绒毛，侧脉 11~21 对。圆锥花序顶生，总花梗、花梗及萼筒外面皆密生锈色绒毛；花白色；花柱 5，离生。梨果球形或矩圆形，黄色或橘黄色。

【生长环境】常种养于村庄路边、平地、坡地。

【采　　制】全年可采，晒至七八成干时，可扎成小把，再晒干。

【性味功效】苦、微辛，微寒。归肺、胃经。清肺止咳，和胃降逆，止渴。

【应　　用】肺热痰嗽，阴虚劳嗽，咯血，衄血，吐血，胃热呕哕，妊娠恶阻，小儿吐乳，消渴。

【选　　方】①治咳嗽，喉中有痰声：枇杷叶 25g，川贝 2.5g，巴旦木 10g，陈皮 10g。为末，每服 5~10g，开水送下。(《滇南本草》)

②治风热咳嗽：枇杷叶、苦杏仁、桑白皮、菊花、牛蒡子各 9g。煎服。(《安徽中草药》)

③治百日咳：枇杷叶 15g，桑白皮 15g，地骨皮 9g，甘草 3g。水煎服。(江西《草药手册》)

④治慢性支气管炎，咳嗽气喘痰多：枇杷叶、冬桑叶、车前草、天浆壳、天花粉。煎服。(《上海常用中草药》)

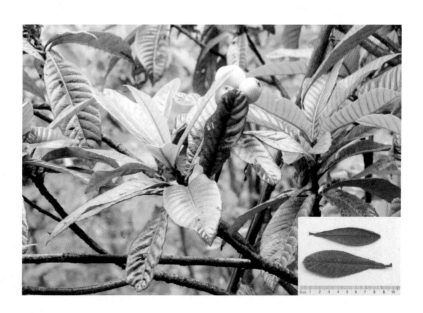

苹婆

【别名】鸡冠树、九层皮、七姐果、凤眼果。

【来源】为梧桐科苹婆 *Sterculia nobilis* Smith 的果壳。

【植物形态】乔木，树皮褐黑色，小枝幼时略有星状毛。叶薄革质，矩圆形或椭圆形。圆锥花序顶生或腋生，柔弱且披散，花萼初时乳白色，后转为淡红色，钟状。蓇葖果鲜红色，厚革质，矩圆状卵形；种子椭圆形或矩圆形，黑褐色。

【生长环境】山坡林内或灌丛中，亦有栽培。

【采　　制】果实成熟后取果壳，洗净晒干。

【性味功效】甘，温。归胃、大肠、小肠经。止痢。

【应　　用】用于痢疾。

【选　　方】治疝痛：苹婆七个，酒煎服。(《食物本草》)

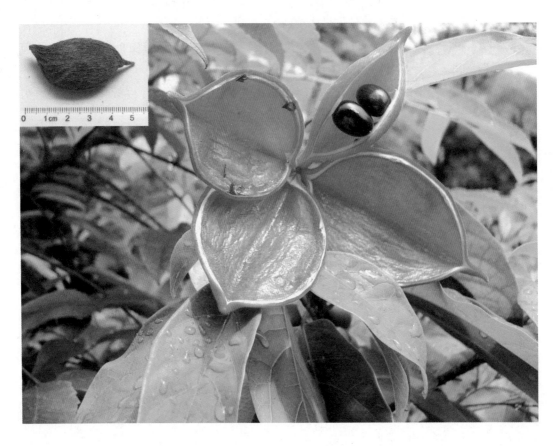

青钱柳

【别名】青钱李，山麻柳，山化树。

【来源】为胡桃科植物青钱柳 *Cyclocarya paliurus*（Batal.）Iljinsk. 的干燥叶。

【植物形态】落叶乔木，高达 30m；裸芽具柄，密被锈褐色腺鳞；枝条髓部薄片状分隔；奇数羽状复叶长 20（~25）cm，具（5）7~9（11）小叶，叶柄长 3~5cm；小叶长椭圆状卵形或宽披针形，长 5~14cm，基部歪斜，宽楔形或近圆，具锐锯齿，上面被腺鳞，下面被灰色及黄色腺鳞，侧脉 10~16 对，沿脉被短柔毛，下面脉腋具簇生毛；雌雄同株；雌、雄花序均荑葇状；果具短柄，果翅革质，圆盘状，径 2.5~6cm，被腺鳞，顶端具宿存花被片。

【生长环境】山地湿润的森林中。广东有野生青钱柳，江西上饶有栽培物种。

【采　　制】春、夏二季采收，洗净，阴干。

【性味功效】甘、微苦，凉。归脾、肺、胃经。生津止渴，清热平肝，祛风止痒。

【应　　用】主治消渴，眩晕，目赤肿痛及便秘。亦可外用，用于顽癣。

【选　　方】嫩叶捣烂取汁擦癣（《全国中草药汇编》）

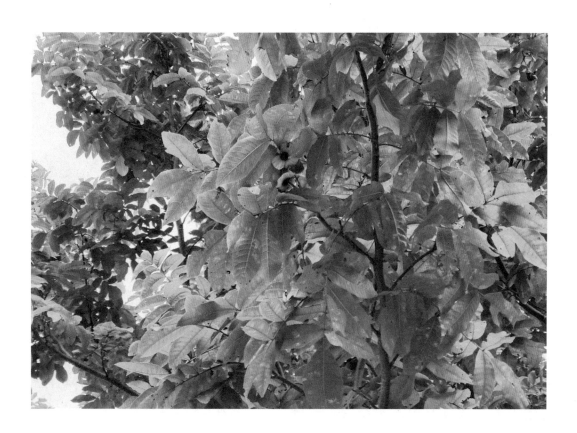

青葙子

【别名】野鸡冠花、狼尾花、大尾鸡冠花。

【来源】为苋科植物青葙 *Celosia argentea* L. 的干燥成熟种子。

【植物形态】一年生草本。茎直立，有纵条纹。单叶互生，披针形或椭圆状披针形。塔状或圆柱状穗状花序顶生或腋生，苞片、小苞片和花被片干膜质，淡红色，后变白色。胞果卵形，盖裂。种子扁圆形，黑色，有光泽。

【生长环境】生长于平原或山坡。

【采　制】秋季果实成熟时采割植株或摘取果穗，晒干，收集种子，除去杂质。

【性味功效】苦，微寒。归肝经。清肝泻火，明目退翳。

【应　用】用于肝热目赤，目生翳膜，视物昏花，肝火眩晕。

【选　方】①治疗风热泪眼：青葙子五钱，鸡肝炖服。(《泉州本草》)

②治鼻衄血不止：青葙子汁灌鼻中。(《贞元广利方》)

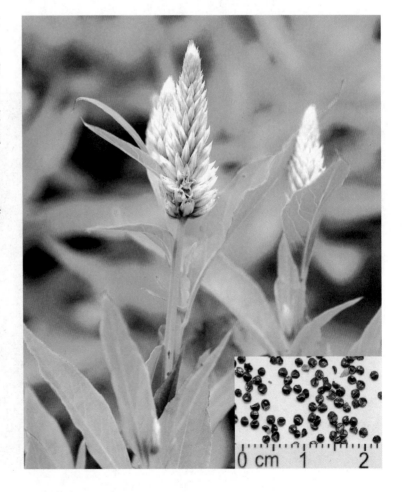

肾茶

【别名】猫须草、猫须公。

【来源】为唇形科植物猫须草 *Orthosiphon aristatus*（Blume）Miq. 的全草。

【植物形态】多年生直立草本。茎被短柔毛。叶对生，有柄；叶片纸质，卵形或卵状长圆形，顶端渐尖或稍钝头，基部阔楔尖，两面被短柔毛，边缘有齿缺。夏、秋季开花，花淡紫色或白色，排成顶生总状花序，萼钟形，结果时增大，花冠被微柔毛，管狭圆筒状，冠檐上唇阔大，伸展，下唇直立，较狭；雄蕊4枚，生于喉部，花丝伸出花冠之外，形似猫须。小坚果卵形，深褐色，表面有网纹。

【生长环境】常生于林下潮湿处，有时也见于无荫平地上。

【采　　制】全年可采。切碎晒干备用或鲜用。

【性味功效】性凉，味微苦。归肾经、膀胱经。清热祛湿、排石利水。

【应　　用】用于治急慢性肾炎、膀胱炎、尿路结石及风湿性关节炎，对肾脏病有良效。

【选　　方】①治肾炎：猫须草、六角英各30g，水煎服。（《云南中草药选》）

②治痛风：猫须草30g，车前草20g，甘草10g，蛇床子10g，水煎服。（《云南中草药选》）

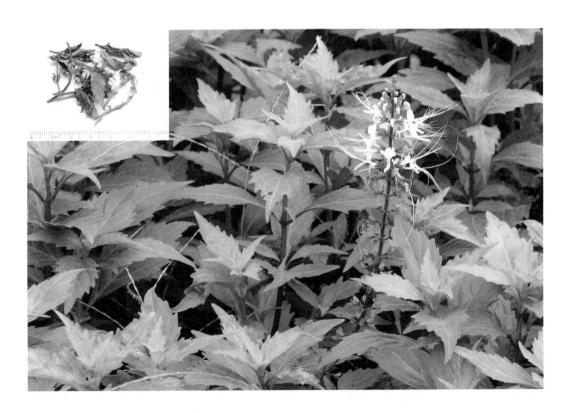

肾蕨

【别名】蜈蚣草、圆羊齿、天鹅抱蛋、蕨薯。

【来源】为肾蕨科植物肾蕨 *Nephrolepis auriculata*（L.）Trimen 的全草。

【植物形态】附生或土生。根状茎直立，被蓬松的淡棕色长钻形鳞片，下部有粗铁丝状的匍匐茎向四方横展。叶簇生，暗褐色，叶片线状披针形或狭披针形，互生，常密集而呈覆瓦状排列，披针形，叶缘有疏浅的钝锯齿。叶坚草质或草质，干后棕绿色或褐棕色。孢子囊群成 1 行位于主脉两侧，肾形，生于每组侧脉的上侧小脉顶端，位于从叶边至主脉的 1/3 处；囊群盖肾形，褐棕色，无毛。

【生长环境】地生和附生于溪边林下的石缝中和树干上。

【采　　制】全年可采，洗净晒干或鲜用。

【性味功效】甘、淡、微涩，凉。归肝、肾、胃、小肠经。清热利湿，通淋止咳，消肿解毒。

【应　　用】用于感冒发热，肺热咳嗽，黄疸，淋浊，小便涩痛，泄泻，痢疾，带下，疝气，乳痈，瘰疬，烫伤，刀伤，淋巴结炎，体癣，睾丸炎。

【选　　方】治淋浊，小便点滴，疼痛难忍：肾蕨（干用）五钱，杉树尖二十一颗，夏枯草五钱，野萝卜菜四钱。煨水兑白糖吃。（《贵州民间药物》）

【附　　注】马骝卵为本植物的块茎。甘、涩、平。清热利湿，止血。治咳嗽，吐血，泄泻，痢疾，疳积，血淋，疝气。

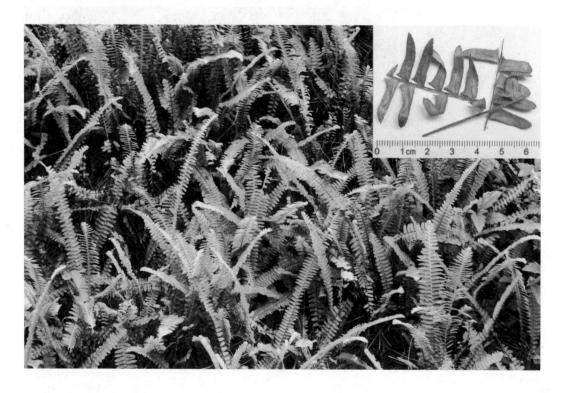

使君子

【别名】留求子、史君子、五棱子、索子果。

【来源】为使君子科植物使君子 *Quisqualis indica* L. 的干燥成熟果实。

【植物形态】藤状灌木，嫩枝幼叶具黄色柔毛。叶对生，先端渐尖，基部圆形或略呈心脏形，全缘，老叶下面，尤以叶脉及边缘处存留柔毛，叶柄下部有关节，叶落后关节以下部分成为棘状物，穗状花序生于枝条的顶端，下垂，略有芳香，果实橄榄状，黑褐色或棕色，有5棱。

【生长环境】喜温暖湿润气候，不耐寒，怕霜冻，耐荫蔽，生于平地、山坡、路旁等向阳灌丛中。

【采　　制】9~10月间种子成熟，果皮变紫黑色时采摘，晒干或用微火烘干。

【性味功效】甘，温。归脾、胃经。杀虫，消积，健脾。

【应　　用】用于蛔虫、蛲虫病，虫积腹痛，小儿疳积。

【选　　方】①治小儿蛔虫咬痛，口吐清沫：使君子（去壳）为极细末，用米饮调，五更早空腹服。(《补要袖珍小儿方论》)

②治小儿五疳，脾胃不和，心腹膨胀，时复痛，不进饮食，渐致羸瘦，并宜厚朴（去皮，姜汁炙）、陈皮（去白）、川芎各一分，使君子仁（浸，去黑皮）一两。上为细末，炼蜜丸，如皂子大。三岁以上一粒，三岁以下半粒，陈米饮化下。(《太平惠民和剂局方》)

③治小儿痞块腹大，肌瘦面黄，渐成疳疾：使君子仁三钱，木鳖子仁五钱。为末，水丸龙眼大。每以一丸，用鸡子一个破顶，入药在内，饭上蒸热，空心食。(《简便单方》)

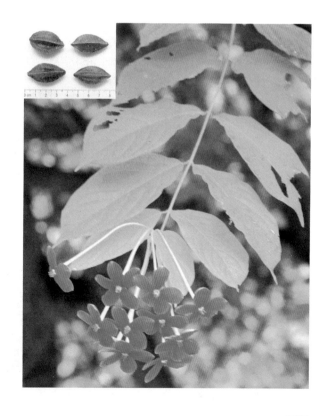

委陵菜

【别名】毛鸡腿子、野鸡膀子、翻白草、白头翁。

【来源】为蔷薇科植物委陵菜 *Potentilla chinensis* Ser. 的干燥全草。

【植物形态】多年生草本。根肥大，圆锥状。茎直立，密生灰白色绵毛。单数羽状复叶，小叶狭长椭圆形，边缘羽状深裂。裂片三角状披针形，边缘向下反卷，上面被短柔毛，下面密生白绵毛；托叶长披针形至椭圆状披针形，全缘残羽状裂，密被长绵毛；茎生叶与根生叶同形而较小。花呈伞房状聚伞花序，瘦果卵圆形，褐色，光滑，包于宿存花萼内。

【生长环境】生于海拔 400~3200m 的山坡、草地、沟谷、林缘、灌丛及疏林下。

【采　　制】春季未抽茎时采挖，除去泥沙，晒干。

【性味功效】苦，寒。归肝、大肠经。清热解毒，凉血止痢。

【应　　用】用于赤痢腹痛，久痢不止，痔疮出血，痈肿疮毒。

【选　　方】①治赤白痢疾：委陵菜 15g，马齿苋 15g，茶叶 6g。水煎服，每日 2 次。(《甘肃中草药手册》)

②治久痢不止：委陵菜、白木槿花各 15g。煎水服。(《贵阳民间药草》)

③治疮疖痈肿：委陵菜 15g，蒲公英 15g。水煎服。(《山西中草药》)

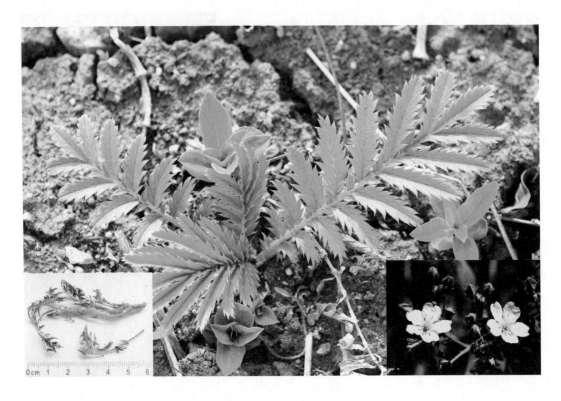

夜香牛

【别名】寄色草、假咸虾花、消山虎、伤寒草

【来源】为菊科植物夜香牛 Vernonia cinerea（L.）Less. 的干燥全草。

【植物形态】一年生或多年生草本，高 20~100cm。根垂直，多少木质，分枝，具纤维状根。茎直立，通常上部分枝，或稀自基部分枝而呈铺散状，具条纹，被灰色贴生短柔毛，具腺。下部和中部叶具柄，菱状卵形，菱状长圆形或卵形，长 3~6.5cm，宽 1.5~3cm，顶端尖或稍钝，基部楔状狭成具翅的柄，边缘有具小尖的疏锯齿，或波状，侧脉 3~4 对，上面绿色，被疏短毛，下面特别沿脉被灰白色或淡黄色短柔毛，两面均有腺点；叶柄长 10~20mm；上部叶渐尖，狭长圆状披针形或线形，具短柄或近无柄。

【生长环境】为杂草，常见于山坡旷野、荒地、田边、路旁。

【采　　制】夏秋采收，洗净鲜用或晒干。

【性味功效】苦、微甘，凉。疏风散热，拔毒消肿，安神镇静，消积化滞之功效。

【应　　用】治感冒发热、神经衰弱、失眠、痢疾、跌打扭伤、蛇伤、乳腺炎、疮疖肿毒等症。

【选　　方】治神经衰弱：夜香牛、稀盐草各 15g，四叶萍、浆草各 12g，益智仁 6g，水煎服。（《全国中草药汇编》）

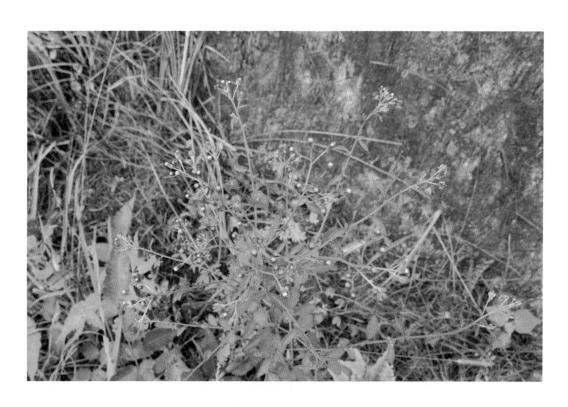

鱼腥草

【别名】臭菜、折耳根、臭腥草。

【来源】为三白草科植物蕺菜 *Houttuynia cordata* Thunb. 的新鲜全草或干燥地上部分。

【植物形态】多年生草本。全草有鱼腥气，茎圆柱形，上部绿色或紫红色，下部白色，节明显，下部节上有须根，无毛或被疏毛。单叶互生，心形，有细腺点；穗状花序顶生，总苞片4，白色花瓣状；花小，两性，无花被，雄蕊3，合生；雌蕊3心皮，下部合生，子房上位，蒴果近球形，顶端开裂。

【生长环境】多生于山地、沟边、塘边、川埂或林下湿地上。

【采　　制】夏季茎叶茂盛、花穗多时采割，除去杂质，鲜用或晒干。

【性味功效】辛，微寒。归肺经。清热解毒，消痈排脓，利尿通淋。

【应　　用】用于肺痈吐脓，痰热喘咳，热痢，热淋，痈肿疮毒。

【选　　方】①治肺痈吐脓吐血：鱼腥草、天花粉、侧柏叶等分。煎汤服之。（《滇南本草》）

②治肺痈：蕺，捣汁，入年久芥菜卤饮之。（《本草经疏》）

③治病毒性肺炎，支气管炎，感冒：鱼腥草、厚朴、连翘各三钱。研末，桑枝一两，煎水冲服药末。（《江西本草》）

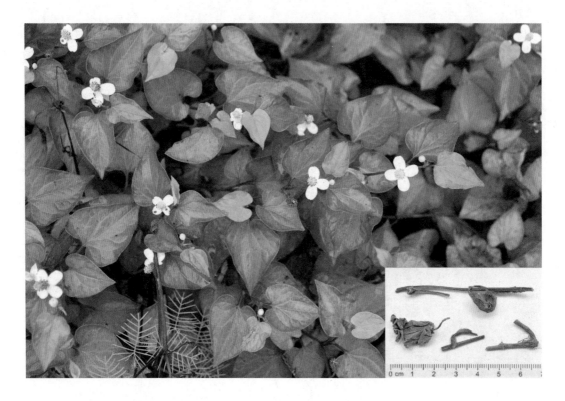

鸢尾

【别名】蓝蝴蝶、紫蝴蝶、扁竹花。

【来源】为鸢尾科植物鸢尾 *Iris tectorum* Maxim. 的根状茎。

【植物形态】多年生草本。根状茎粗壮，二歧分枝，直径约1cm，斜伸；须根较细而短。叶基生，黄绿色，稍弯曲，中部略宽，宽剑形，长15~50cm，宽1.5~3.5cm，顶端渐尖或短渐尖，基部鞘状，有数条不明显的纵脉。花茎光滑，高20~40cm。蒴果长椭圆形或倒卵形，有6条明显的肋，成熟时自上而下3瓣裂；种子黑褐色，梨形。

【生长环境】生于林下、山脚及溪边的潮湿地。

【采　　制】全年可采，挖出根状茎，除去茎叶及须根，洗净，晒干，切段备用。

【性味功效】辛、苦，寒。活血祛瘀，祛风利湿，解毒，消积。

【应　　用】用于跌打损伤，风湿疼痛，咽喉肿痛，食积腹胀，疟疾；外用治痈疖肿毒，外伤出血。

【选　　方】①治食积饱胀：鸢尾一钱。研细，用白开水或兑酒吞服。（《贵阳民间药草》）

②治喉症、食积、血积：鸢尾根一至三钱。煎服。（江西《中草药学》）

③治水道不通：鸢尾（水边生，紫花者为佳）研自然汁一盏服，通即止药。不可便服补药。（《普济方》）

④治跌打损伤：鸢尾根一至三钱。研末或磨汁，冷水送服，故又名"冷水丹"。（江西《中草药学》）

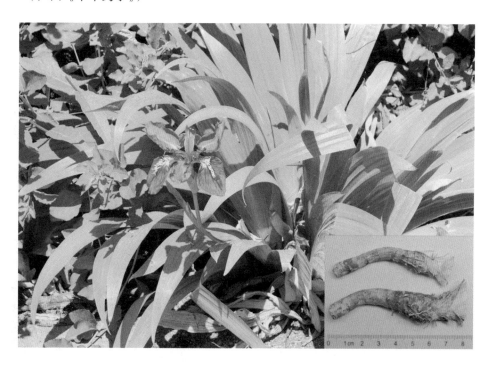

泽泻

【别名】水泻、芒芋、鹄泻。

【来源】为泽泻科植物泽泻 *Alisma plantago-aquatica* Linn. 的干燥块茎。

【植物形态】多年生水生或沼生草本。块茎直径1~3.5cm，或更大。通常多数；沉水叶条形或披针形；挺水叶宽披针形、椭圆形至卵形，长2~11cm，宽1.3~7cm，先端渐尖，稀急尖，基部宽楔形、浅心形，叶脉通常5条，叶柄长1.5~30cm，基部渐宽，边缘膜质。

【生长环境】生于湖泊、河湾、溪流、水塘的浅水带，沼泽、沟渠及低洼湿地亦有生长。

【采　　制】泽泻移栽后于当年12月下旬，地上茎叶枯黄时即可采收。

【性味功效】甘，寒。利水，渗湿，泄热。治小便不利，水肿胀满，呕吐，泻痢，痰饮，脚气，淋病，尿血。

【应　　用】肾炎水肿、肾盂肾炎、肠炎泄泻、小便不利等症。

【选　　方】①治冒暑霍乱，小便不利，头晕引饮：泽泻、白术、白茯苓各三钱。水一盏，姜五片，灯心十茎，煎八分，温服。(《本草纲目》)

②治妊娠遍身水肿，上气喘急，大便不通，小便赤涩：泽泻，桑白皮（炒）、槟榔、赤茯苓各五分。姜水煎服。(《妇人良方》)

③治湿热黄疸，面目身黄：茵陈、泽泻各一两，滑石三钱。水煎服。(《备急千金要方》)

④治寒湿脚气，有寒热者：泽泻、木瓜、柴胡、苍术、猪苓，木通、草薢各五钱。水煎服。(《外科正宗》)

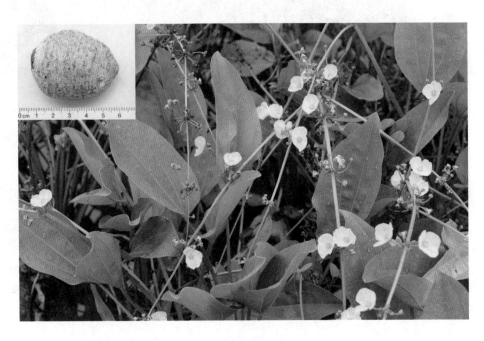

草豆蔻

【别名】草蔻

【来源】为姜科植物草豆蔻 *Alpinia katsumadai* Hayata 的干燥近成熟种子。

【生长环境】生于山坡岩石旁或沟边草丛中。

【采　　制】夏、秋二季采收.

【性味功效】味辛，性温。燥湿行气，温中止呕。

【应　　用】用于寒湿内阻，脘腹胀满冷痛，嗳气呕逆，不思饮食等证。

【选　　方】①用于治疗脾胃寒湿偏盛，气机不畅：与干姜、厚朴、陈皮等温中行气之品同用。(《内外伤辨惑论》)

②用于治疗寒湿内盛，胃气上逆之呕吐呃逆：与肉桂、高良姜、陈皮等同用，如草豆蔻散。(《博济方》)

【植物形态】本品为类球形的种子团，直径1.5~67.5px。表面灰褐色，中间有黄白色的隔膜，将种子团分成3瓣，每瓣有种子多数，粘连紧密，种子团略光滑。种子为卵圆状多面体，长3~5mm，直径约3mm，外被淡棕色膜质假种皮，种脊为一条纵沟，一端有种脐；质硬，将种子沿种脊纵剖两瓣，纵断面观呈斜心形，种皮沿种脊向内伸入部分约占整个表面积的1/2；胚乳灰白色。

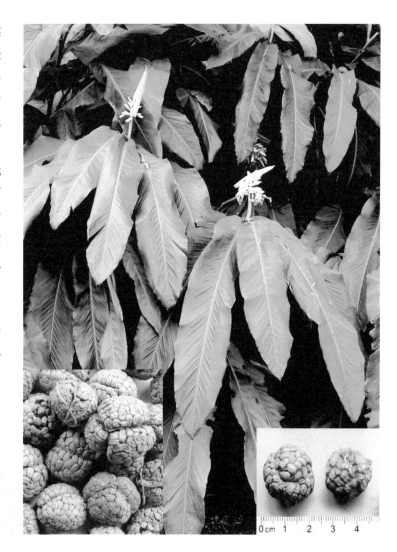

草珊瑚

【别名】肿节风、九节风、九节茶。

【来源】为金粟兰科植物草珊瑚 Sarcandra glabra（Thunb.）Nakai 的全草。

【植物形态】绿半灌木，茎与枝均有膨大的节。叶革质，椭圆形、卵形至卵状披针形，顶端渐尖，基部尖或楔形，边缘具粗锐锯齿，齿尖有一腺体，两面均无毛；基部合生成鞘状；托叶钻形。穗状花序顶生，通常分枝，圆锥花序状，连总花梗长 1.5~4cm；苞片三角形；花黄绿色；雄蕊 1 枚，肉质，棒状至圆柱状，花药 2 室，生于药隔上部之两侧，侧向或有时内向；子房球形或卵形，无花柱，柱头近头状。核果球形熟时亮红色。

【生长环境】野生草珊瑚常生长于海拔 400~1500m 的山坡、沟谷常绿阔叶林下阴湿处。

【采　　制】一般秋季收割。

【性味功效】辛，温。清热解毒、祛风活血、消肿止痛、抗菌消炎。

【应　　用】用于流行性感冒、流行性乙型脑炎、肺炎、阑尾炎、盆腔炎、跌打损伤、风湿关节痛、闭经、创口感染、菌痢等。

【选　　方】①治跌打损伤，骨折，风湿性关节炎：鲜接骨金粟兰草捣烂，酒炒敷患处，或用根五钱至一两，浸酒服。（《广西中草药》）

②治劳伤腰痛：接骨茶、四块瓦、退血草各五钱，煨酒服。（《贵州草药》）

③治胃痛：接骨茶五钱，煨水服。（《贵州草药》）

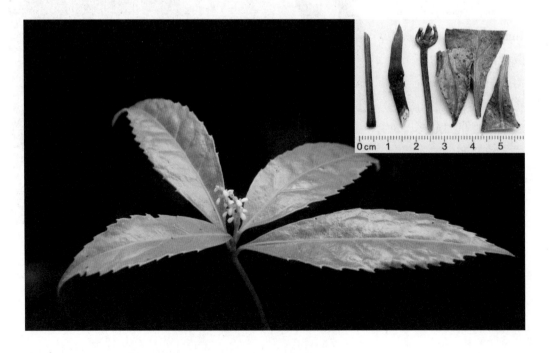

穿心莲

【别名】金耳钩、印度草,苦草。

【来源】为爵床科植物穿心莲 Andrographis paniculata（Burm.f.）Nees. 的地上部分。

【植物形态】多年生草本。单叶，对生，纸质，叶片卵状、矩圆状披针形。总状花序顶生或腋生，集成大型圆锥花序；裂片三角状披针形；花冠白色而下唇带紫色斑纹，二唇形；雄蕊 2 枚；子房上位。蒴果扁，有 2 条纵槽，疏生腺毛，成熟后开裂为 2 果瓣。种子多数，骨质，多皱纹，秃净，黄色或深褐色。花期 8~9 月，果期 10 月。

【生长环境】喜高温湿润气候。喜阳光充足、喜肥。

【采　制】夏、秋季采收。割取地上部分，晒干。

【性味功效】味苦，性寒，清热解毒、消炎、消肿止痛。

【应　用】治感冒发热、咽喉肿痛、口舌生疮、顿咳劳嗽、泄泻痢疾、热淋涩痛、痈肿疮疡、毒蛇咬伤。

【选　方】①治流感：穿心莲叶研末，每日 2~3 次，每服 3 克；预防流感，穿心莲叶研细粉，吹入咽喉中，每日 1 次。（《青岛中草药手册》）

②治肺炎：穿心莲、十大功劳叶各 15g，陈皮 6g。水煎服。（《福建药物志》）

③治支气管炎，肺炎：穿心莲叶 9g。水煎服。（《江西草药》）

④治百日咳：穿心莲叶 3 片。水泡，蜂蜜调服。日 3 次。（《江西草药》）

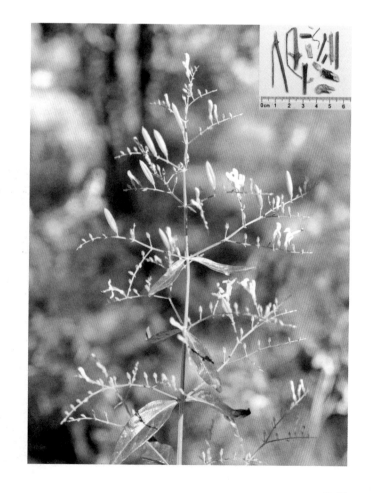

钩藤

【别名】钩藤、双钩、钩藤钩子、方钩藤。

【来源】为茜草科植物钩藤 *Uncaria rhynchophylla*（Miq.）Miq. ex Havil. 的干燥带钩茎枝。

【植物形态】藤本。长达 10m。小枝四棱柱形，光滑，幼时具白粉，变态枝呈钩状，长 1~2cm，下弯。叶对生；叶片纸质，椭圆形，长 6~10cm，宽 3~6cm，先端尾尖，基部宽楔形，全缘；托叶 2 深裂。头状花序单个腋生或总状花序顶生；花萼有中粗毛；花冠黄色。蒴果圆锥形，有疏柔毛。

【生长环境】生于湿润林下或灌丛。

【采　制】秋、冬季剪取带钩的茎段，清除残叶后，晒干。

【性味功效】甘，凉。归肝、心包经。息风定惊，清热平肝。

【应　用】用于肝风内动，惊痫抽搐，高热惊厥，感冒夹惊，小儿惊啼，妊娠子痫，头痛眩晕。

【选　方】①治面神经麻痹：钩藤 60g，鲜何首乌藤 125g。水煎服。（《浙江民间常用草药》）

②治呕血：钩藤、隔山消、龙牙楤木各 10g。水煎服。（《湘西苗药汇编》）

③治小儿夜啼：钩藤 6g，蝉蜕 7 个，灯心草 1 札。水煎服。（《安徽中草药》）

④治高血压，头晕目眩，神经性头痛：钩藤 6~15g。水煎服。（广州部队《常用中草药手册》）

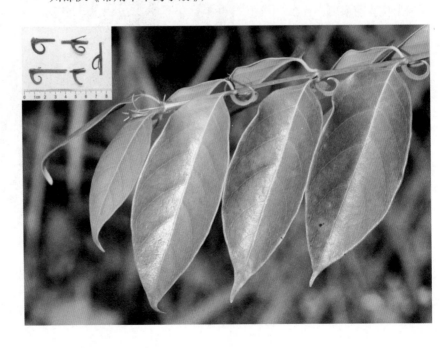

钩吻

【别名】断肠草、黄藤、烂肠草、朝阳草。

【来源】为马钱科植物钩吻 *Gelsemium eLegans*（Gardn.et Champ.）Benth. 的全草。

【植物形态】常绿藤本，枝光滑。叶对生，卵状长圆形至卵状披针形，先端渐尖，基部楔形或近圆形，全缘；花小，黄色；苞片2，小而狭；萼片5，分离，长约3mm；花冠漏斗状，先端5裂，内有较淡的红色斑点，裂片卵形，先端尖，较花筒为短；雄蕊5；子房上位，2室，花柱丝状，柱头4裂。蒴果卵状椭圆形，长10~14mm。

【生长环境】生于向阳的山坡、路边的草丛或灌丛中。

【采　　制】全年均可采，切段，晒干或鲜用。

【性味功效】辛，苦，温，有毒。归心、肺、大肠、小肠经。破积拔毒，祛瘀止痛，杀虫止痒。

【应　　用】用于疥癞，湿疹，瘰疬，痈肿，疔疮，跌打损伤，风湿痹痛，神经痛。

【选　　方】①治疥癞：断肠草、白芷、青黛、五倍子、枯矾、马前子、蛇退各二钱，梅片四分，松香、雄黄各一钱五分。共为细末，以蜡油熔化和药膏贴之。（《岭南草药志》）

②治瘰疬：断肠草根，红老木薯，二味酌量，共捣烂，用醋煎一小时取起，候冷敷患处，连敷三天。（《岭南草药志》）

③治痈疽：断肠草晒干研末后，混合凡士林，制成软膏敷患处。（《岭南草药志》）

④治远年臁疮：大茶药（鲜）一斤，煎水洗患处，日洗数次，洗后将药叶一张贴疮口。（《岭南草药志》）

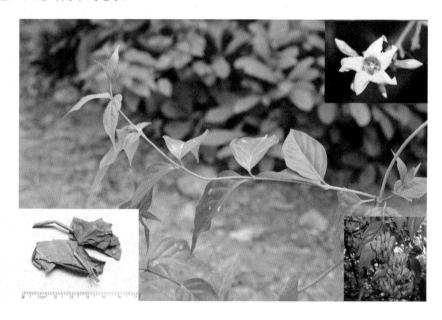

枸骨叶

【别名】枸骨冬青、鸟不落、鸟不宿、无刺枸骨。

【来源】为冬青科植物枸骨 *Ilex cornuta* Lindl. et Paxt. 的干燥叶。

【植物形态】常绿灌木或小乔木。幼枝具纵脊及沟，沟内被微柔毛或变无毛，具纵裂缝及隆起的叶痕，无皮孔。叶片厚革质，二型，四角状长圆形或卵形，先端具3枚尖硬刺齿，中央刺齿常反曲，基部圆形或近截形，叶面深绿色，具光泽，背淡绿色，无光泽，两面无毛。花淡黄色，4基数。果球形，直径8~10mm，成熟时鲜红色。

【生长环境】生于海拔150~1900m的山坡、丘陵等的灌丛中、疏林中以及路边、溪旁和村舍附近。

【采　　制】秋季采收，除去杂质，晒干。

【性味功效】苦，凉。清热养阴，益肾，平肝。

【应　　用】用于肺痛咯血，骨蒸潮热，头晕目眩。

【选　　方】治气虚阴虚：生晒参10g，炙黄芪30g，南沙参12g，楮实子12g，参三七10g，枸骨叶15g，玄参10g，百合10g，麦冬10g，芦根15g，莪术15g，蜈蚣3条，桔梗8g，陈皮6g，水煎服，每日1剂，日服2次。（《中国医学报》）

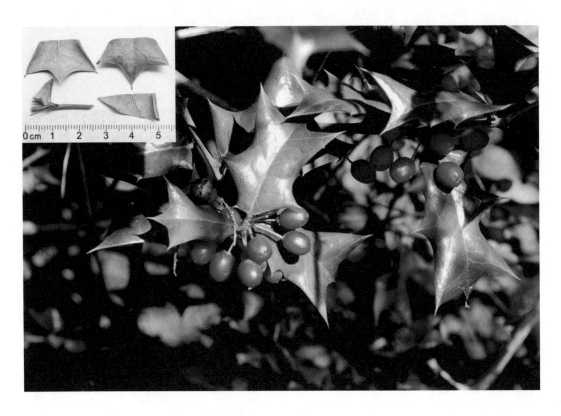

枸杞子

【别名】苟起子、枸杞红实、甜菜子、西枸杞。

【来源】为茄科植物宁夏枸杞 *Lycium barbarum* L. 的干燥成熟果实。

【植物形态】灌木。分枝细密，野生时多开展而略斜升或弓曲，栽培时小枝弓曲而树冠多呈圆形，有纵棱纹，灰白色或灰黄色，无毛而微有光泽，有不生叶的短棘刺和生叶、花的长棘刺。叶互生或簇生，披针形或长椭圆状披针形。花在长枝上 1~2 朵生于叶腋，在短枝上 2~6 朵同叶簇生。浆果红色或在栽培类型中也有橙色，果皮肉质，多汁液。种子常 20 余粒，略呈肾脏形，扁压，棕黄色。

【生长环境】土层深厚的沟岸、山坡、田埂和宅旁。

【采　　制】夏、秋二季果实呈红色时采收，热风烘干，除去果梗，或晾至皮皱后，晒干，除去果梗。

【性味功效】甘，平。滋补肝肾，益精明目。

【应　　用】用于虚劳精亏，腰膝酸痛，眩晕耳鸣，阳痿遗精，内热消渴，血虚萎黄，目昏不明。

【选　　方】①治肝肾阴虚，两目昏花，视物模糊，或干涩眼病：熟地黄 24g，山萸肉 12g，干山药 12g，泽泻 9g，牡丹皮 9g，茯苓（去皮）9g，枸杞子 9g，菊花 9g，上为细末，炼蜜为丸，如梧桐子大，每服三钱，空腹服。(《医级宝鉴》)

②治劳伤虚损：枸杞子三升，干地黄（切）一升，天门冬一升。上三物，细捣，曝令干，以绢罗之，蜜和作丸，大如弹丸，日二。(《古今录验方》)

【附　　注】地骨皮为茄科枸杞的干燥根皮。甘、苦，性寒。归肺、肝、肾经。祛湿火，退虚热，清肺火。用于湿火骨痛，阴虚潮热，肺热咳嗽。

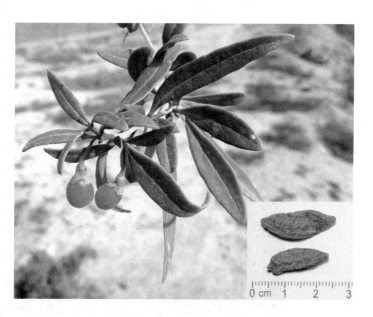

骨碎补

【别名】崖姜、岩连姜、爬岩姜、肉碎补。

【来源】为水龙骨科植物槲蕨 *Drynaria fortunei*（Kunze）J. Sm. 的干燥根茎。

【植物形态】多年生附生草本。根状茎横生，粗壮肉质，密被棕褐色鳞片。叶二型，槲叶状的营养叶灰棕色，卵形，干膜质，边缘有粗浅裂；孢子叶高大，纸质，绿色，长椭圆形，向基部变狭而成波状，下延成有翅膀的短柄，中部以上深羽裂。孢子囊群圆形，着生于内藏小脉的交叉点上。沿中脉两侧各排成 2~3 行，无囊群盖。

【生长环境】附生于树上、山林石壁上。

【采　制】全年均可采挖，除去泥沙，干燥，或燎去毛状鳞片。

【性味功效】苦，温。归肝、肾经。补肾强骨，活血止痛。

【应　用】用于肾虚腰痛，足膝痿弱，耳聋，牙痛，久泄，遗尿，跌打骨折及斑秃。

【选　方】①治腰脚疼痛不止：骨碎补一两，桂心一两半，牛膝三分（去苗），槟榔二两，补骨脂三两（微炒），安息香二两（入胡桃仁捣熟）。捣罗为末，炼蜜入安息香，捣百余杵，丸如梧桐子大。每于食前，以温酒下二十丸。（《太平圣惠方》）

②治牙痛：鲜槲蕨一至二两（去毛）。打碎，加水蒸服。勿用铁器打煮。（《单方验方调查资料选编》）

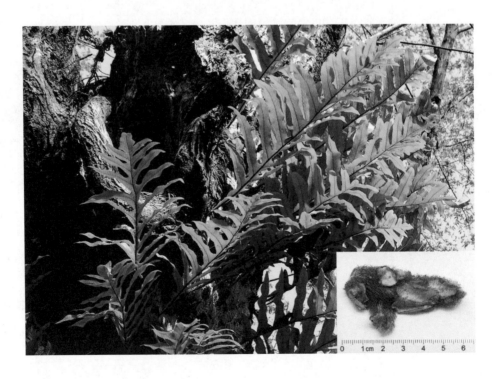

鬼针草

【别名】鬼钗草、鬼菊、针包草、对叉草。

【来源】为菊科植物鬼针草 *Bidens bipinnata* L. 的全草。

【植物形态】一年生草本。茎中部叶和下部叶对生，幼茎有短柔，叶呈2回羽状深裂，裂片再次羽状分裂，小裂片三角状或菱状披针形，顶端尖或渐尖，边缘具不规则细齿或钝齿。头状花序，总苞片条状椭圆形，顶端尖或钝，被细短毛，舌状花黄色，通常有1~3朵不发育；管状花黄色，发育；裂片5。瘦果条形，具3~4棱，有短毛，顶端冠毛芒状，3~4枚。

【生长环境】生于路旁、荒地、林缘、沟边。

【采　制】夏、秋季采收。晒干。

【性味功效】甘、淡、苦、寒。归肝、肺、大肠经。清热解毒、散瘀消肿。

【应　用】用于阑尾炎、肾炎、胆囊炎、肠炎、细菌性痢疾、肝炎、腹膜炎、上呼吸道感染、扁桃体炎、喉炎、闭经、烫伤、毒蛇咬伤、跌打损伤、皮肤感染、小儿惊风、疳积等症。

【选　方】①治疟疾：鲜鬼针草八至十二两。煎汤，加入鸡蛋一个，煮汤服。(《闽东本草》)

②治痢疾：鬼针草柔芽一把。水煎汤，白痢配红糖，红痢配白糖，连服三次。(《泉州本草》)

③治黄疸：鬼针草、柞木叶各五钱，青松针一两。煎服。(《浙江民间草药》)

④治肝炎：鬼针草、黄花棉各一两五钱至二两。加水1000ml，煎至500ml。一日多次服，服完为止。(广西《中草药新医疗法处方集》)

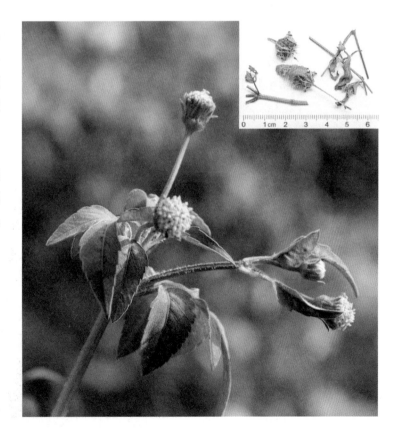

厚朴

【别名】厚皮、重皮、赤朴、油朴。

【来源】为木兰科植物厚朴 *Magnolia oficinalis* Rehd et. Wils 的干燥茎皮及根皮。

【植物形态】落叶乔木。树皮紫褐色，幼枝淡黄色，有绢毛。单叶互生，密集小枝顶端；叶片椭圆状倒卵形，革质，先端钝圆或短尖，基部楔形，全缘或略波状。花与叶同时开放，单生枝顶，花梗粗短，有毛；花被片9~12，白色，有香气；雄蕊及雌蕊各多数，螺旋状排列于延长花托上。聚合果长卵状椭圆形，木质。每室具种子常1枚。

【生长环境】喜光，幼龄期需荫蔽，喜凉爽、湿润、多云雾、相对湿度大的气候环境。

【采　制】4~6月剥取，根皮及枝皮直接阴干；干皮置沸水中微煮后，堆置阴湿处，"发汗"至内表面变紫褐色或棕褐色时，蒸软取出，卷成筒状，干燥。

【性味功效】苦、辛，温。归脾、胃、肺、大肠经。燥湿消痰，下气除满。

【应　用】用于湿滞伤中，脘痞吐泻，食积气滞，腹胀便秘，痰饮喘咳。

【选　方】①治虫积：厚朴、槟榔各6g，乌梅二个，水煎服。(《保赤全书》)

②治心脾不调，肾气弱或便尿白浊：厚朴（生姜汁制，微炒用）30g，白茯苓3g。加水、酒各一碗，煎至一碗。分作二服，食前温服。(《普济方》)

③治腹满痛大便闭者：厚朴240g，大黄120g，枳实五枚。上三味，以水一斗二升，先煮二味，取五升，内大黄煮取三升。温服一升，以利为度。(《金匮要略》)

④治小儿吐泻，胃虚及有痰惊：厚朴30g，半夏（淹泡七次，姜汁浸半日，晒干）3g。米泔三升，同浸一百刻，水尽为度。如未尽，少加火熬干，去厚朴，只研半夏。每服1.5g，薄荷汤调下。(《小儿药证直诀》)

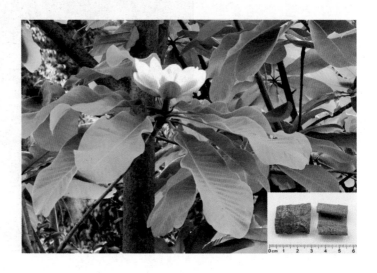

姜黄

【别名】郁金、黄姜、毛姜黄。

【来源】为姜科植物姜黄 *Curcuma Longa* L. 的干燥根茎。

【植物形态】根茎很发达，成丛，分枝很多，椭圆形或圆柱状，橙黄色，极香；根粗壮，末端膨大呈块根。叶每株 5~7 片，叶片长圆形或椭圆形，顶端短渐尖，基部渐狭，绿色，两面均无毛。花葶由叶鞘内抽出，穗状花序圆柱状，苞片卵形或长圆形，淡绿色，顶端钝；花萼，具不等的钝 3 齿，被微柔毛；花冠淡黄色，上部膨大，裂片三角形，后方的 1 片较大，具细尖头。

【生长环境】栽培，喜向阳的地方。

【采　　制】冬季茎叶枯萎时采挖，洗净，煮或蒸至透心，晒干，除去须根。

【性味功效】辛、苦，温。归脾、肝经。破血行气，通经止痛。

【应　　用】用于胸胁刺痛，胸痹心痛，痛经经闭，癥瘕，风湿肩臂疼痛，跌扑肿痛。

【选　　方】①治胃炎，胆道炎，腹胀闷，疼痛，呕吐，黄疸：姜黄一钱五分，黄连六分，肉桂三分，延胡索一钱二分，广郁金一钱五分，绵茵陈一钱五分。水煎服。（《现代实用中药》）

②治室女月水滞涩，调顺营气：姜黄、丁香、当归（切，焙）、芍药各半两。上四味，捣细罗为散，每服二钱匕，温酒调下。经脉欲来，先服此药，不拘时候。（《圣济总录》）

③治产后腹痛：姜黄二分，没药一分。上为末，以水及童子小便各一盏，入药煎至一盏半，分作三服，通口服，人行五七里，再进一服。（《普济方》）

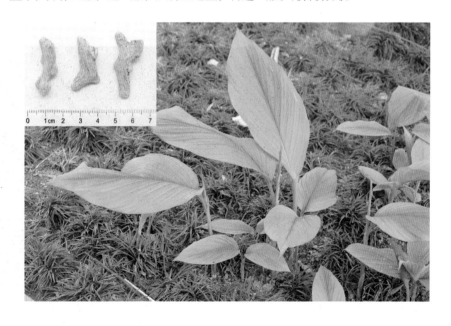

绞股蓝

【别名】五叶参、甘茶蔓、小苦药、遍地生根。

【来源】葫芦科植物绞股蓝 *Gynostemma pentaphyllum* (Thunb.) Mak. 的地上部分或全草。

【植物形态】多年生草质藤本。茎有短柔毛或无毛；卷须分2叉或稀不分叉。叶互生，叉指状复叶，小叶5~7片，稀为单叶，卵状长圆形、长圆状披针形或卵形，中间的较长，被柔毛和疏短刚毛，或近无毛，边缘有浅波状钝齿。夏季开花，花小，雌雄异株，雄花组成腋生的圆锥花序，花萼管短，5裂，裂片三角形；花冠白色，轮状，5裂，裂片披针形，雄蕊5枚，花丝极短，下部合生，花药卵形，劲直；雌花序较雄花序为短；雌花的花被片与雄花的相似；子房球形，2~3室，花柱3枚，柱头2裂。浆果球形，熟时黑色。

【生长环境】生于山地灌木丛或林中。

【采　　制】茎叶每年可收获2次，6月中旬及10月下旬离地面10cm处收割，切成长15cm的小段，阴干。

【性味功效】性寒，味苦。清热解毒、止咳祛痰，并有类似人参的强壮补益作用。

【应　　用】用治慢性气管炎、支气管哮喘、高脂血症、动脉硬化、肝炎、各种肿瘤、溃疡及失眠、头痛、白发等。

【选　　方】①治慢性支气管炎：绞股蓝晒干研粉。每次3~6g，吞服，每日3次。(《浙江药用植物志》)

②治劳伤虚损，遗精：绞股蓝15~30g，水煎服，每日1剂。(浙江《民间常用草药》)

【附　　注】本植物其他入药部位药材名称地上部分或全草。

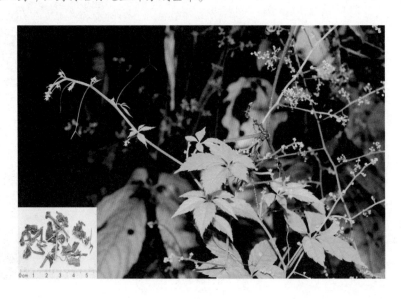

荔枝草

【别名】蛤蟆皮、土荆芥、猴臂草、劫细。

【来源】为唇形科植物荔枝草 *Salvia plebeia* R. Br. 的全草。

【植物形态】一年生或二年生草本。茎直立，粗壮，多分枝，被向下的灰白色疏柔毛。叶椭圆状卵圆形或椭圆状披针形，先端钝或急尖，基部圆形或楔形，边缘具圆齿、牙齿或尖锯齿，草质，上面被稀疏的微硬毛，下面被短疏柔毛，余部散布黄褐色腺点。轮伞花序6花，在茎、枝顶端密集组成总状或总状圆锥花序。小坚果倒卵圆形，成熟时干燥，光滑。

【生长环境】山坡，路旁，沟边，田野潮湿的土壤上，海拔可至2800m。

【采　制】6~7月割取地上部分，除将泥土，扎成小把，干燥。

【性味功效】苦、辛，凉。清热解毒，凉血止血，利水消肿。

【应　用】用于痈肿疮毒，咽喉肿痛，湿疹湿疮，咯血、吐血、尿血等血热出血证，水肿，淋证，泻痢。

【选　方】①治咯血，吐血，尿血：鲜荔枝草根五钱至一两，瘦猪肉二两。炖汤服。（江西《中草药学》）
②治喉痛或生乳蛾：荔枝草捣烂，加米醋，绢包裹，缚着头上，点入喉中数次。（《救生苦海》）

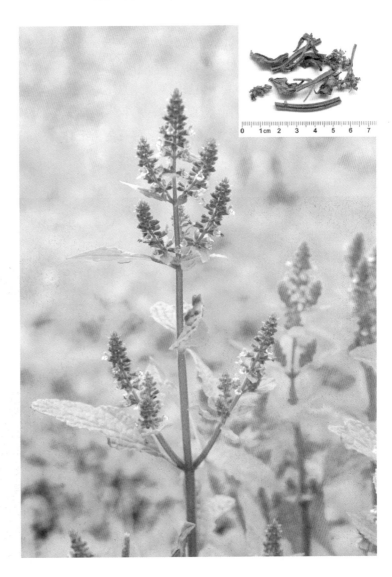

络石

【别名】石龙藤、络石草、爬墙虎。

【来源】为夹竹桃科植物络石 *Trachelospermun jasminoides*（Lindl.）Lem. 的茎叶。

【植物形态】为常绿攀援木质藤本，长达 10m，具乳汁。茎有皮孔；幼枝带绿色、密被褐色短柔毛。单叶对生，老时革质，椭圆形或卵状披针形，全缘。聚伞花序腋生和顶生，花白色、芳香。蓇葖果 2 个，近水平开展，长圆柱状。种子多数，线形，顶端具种毛。

【生长环境】生于山野、荒地，常攀附生在石上、墙上或其他植物上。

【采　　制】秋末冬初叶未脱落前采收。

【性味功效】苦，平。祛风通络，活血止痛。

【应　　用】用于风湿痹痛，腰腿痛，跌打损伤，痈疖肿毒。

【选　　方】①治坐骨神经痛：络石藤 60~90g。水煎服。（《广西本草选编》）

②治关节炎：络石、五加根皮各 30g，牛膝根 15g。水煎服，白酒引。（《江西草药》）

③治喉痹咽塞，喘息不通，须臾欲绝：络石草 60g，切，以水一升半，煮取一盏，去滓，细细吃。（《近效方》）

④治咳嗽喘息：络石茎、叶 15g。水煎服。（《湖南药物志》）

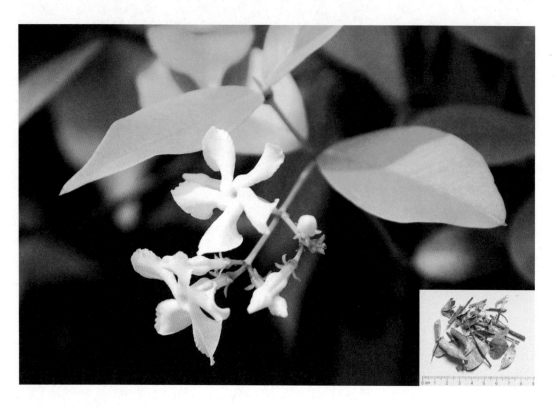

南板蓝根

【别名】土板蓝根、蓝靛根、板蓝根。

【来源】为爵床科植物马蓝 *Baphicacanthus cusia*（Nees）Bremek. 的干燥根和根茎。

【植物形态】多年生草本。茎基部稍木质化，多分枝，茎节明显，嫩枝被褐色细软毛。叶对生，叶片倒卵状长圆形至卵状长圆形，先端渐尖，基部渐窄，边缘浅锯齿，侧脉4~8对。穗状花序，着生枝顶；苞片叶状，早落；花萼裂片5，外被短柔毛；花冠筒状漏斗形，淡紫色，花冠筒近中部略向下弯曲，先端5裂；雄蕊4枚，二强；子房上位，花柱细长，被毛。蒴果。

【生长环境】生于山谷、疏林下阴湿地方，多为栽培。

【采　　制】夏、秋季采挖，除去地上茎，洗净，晒干。

【性味功效】苦，寒。清热解毒，凉血消斑。

【应　　用】用于瘟疫时毒，发热咽痛，温毒发斑，丹毒。

【选　　方】①治流行性腮腺炎：南板蓝根30g，或配金银花、蒲公英各15g，水煎服；外用鲜马蓝叶捣敷。（《浙南本草新编》）

②治喉痛：南板蓝根30g，开喉箭30g，山豆根30g，马勃9g。煎水服。（《重庆草药》）

③预防小儿喘憋性肺炎：南板蓝根、金银花、一枝黄花，4~7岁各用4.5g，3岁以下各用3g。水煎，每日分3~4次服。（《浙南本草新编》）

④治热毒疮：南板蓝根30g，银花藤30g，蒲公英30g，土茯苓15g。炖肉服。（《重庆草药》）

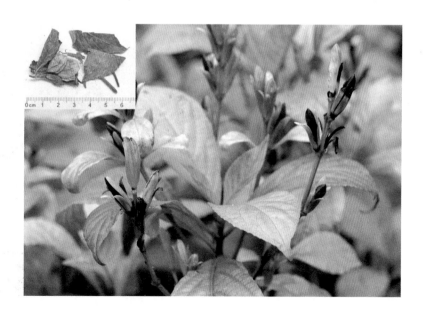

257

南丹参

【别名】奔马草、紫丹参、赤参、土丹参。

【来源】为唇形科植物南丹参 *Salvia bowleyana* Dunn 的干燥根。

【植物形态】多年生草本；根肥厚，外表红赤色，切面淡黄色。茎粗大，高约1m，钝四棱形，具四槽，被下向长柔毛。叶为羽状复叶，顶生小叶卵圆状披针形，先端渐尖或尾状渐尖，基部圆形或浅心形或稍偏斜，边缘具圆齿状锯齿。轮伞花序8至多花，组成长14~30cm顶生总状花序或总状圆锥花序。花冠淡紫、紫至蓝紫色。小坚果椭圆形，长约3mm，褐色，顶端有毛。

【生长环境】山地、山谷、路旁、林下或水边，海拔30~960m。

【采　　制】秋季采挖，除去茎叶及须根，洗净，晒干。

【性味功效】苦，微寒。活血化瘀，调经止痛。

【应　　用】用于胸痹绞痛，心烦，心悸，脘腹疼痛，月经不调，痛经，经闭，产后瘀滞腹痛，崩漏，肝脾肿大，关节痛，疝气痛，疮肿。

【选　　方】治痛经：南丹参15g，乌豆30g。水煎服。(《福建药物志》)

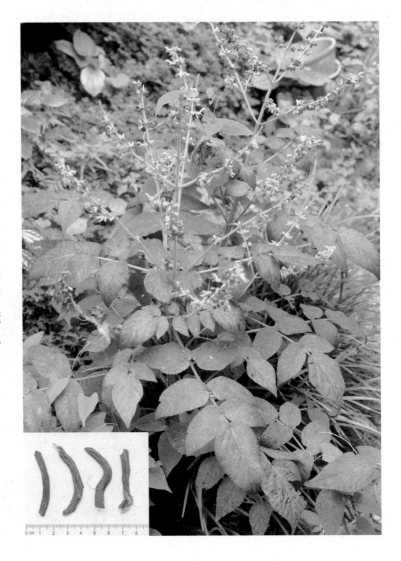

南方红豆杉

【别名】血柏、红叶水杉。

【来源】为红豆杉科植物南方红豆杉 *Taxus chinensis*（Pilger）Rehd. var. Mairei（Lemee et Levl.）Cheng et L. K. Fu 的干燥枝及叶。

【植物形态】乔木。叶较宽、长，多呈弯镰状，上部常渐窄，先端渐尖，下面中脉带明晰可见，其色泽与气孔带相异，呈淡黄绿色或绿色，绿色边带亦较宽而明显；种子通常较大，微扁，多呈倒卵圆形，上部较宽，稀柱状矩圆形，长7~8mm，径5mm，种脐常呈椭圆形。

【生长环境】在多数地区常生于海拔 1000~1200m 以下的地方。

【采　　制】1~3 月剪取带叶枝条，除去杂质，洗净，干燥。

【性味功效】微甘、苦，平；有小毒，驱虫。

【应　　用】用于癥瘕积聚，风湿痹痛，水肿，小便不利。

【选　　方】治食积、蛔虫病：南方红豆杉 3~6 钱，炒热，水煎服。（《全国中草药汇编》）

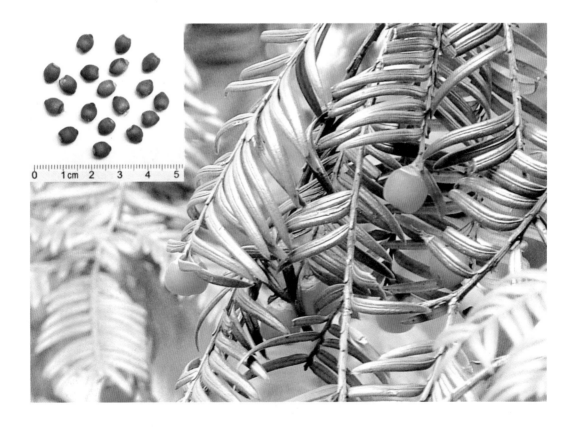

南方菟丝子

【别名】飞扬藤、金线藤、女萝、松萝。

【来源】为旋花科植物南方菟丝子 Cuscuta australis R. Br. 的干燥种子。

【植物形态】一年生寄生草本。茎缠绕，金黄色，纤细，直径 1mm 左右，无叶。花序侧生，少花或多花簇生成小伞形或小团伞花序。花冠乳白色或淡黄色，杯状，长约 2mm，裂片卵形或长圆形，顶端圆，约与花冠管近等长，直立，宿存。蒴果扁球形，直径 3~4mm，下半部为宿存花冠所包，成熟时不规则开裂，不为周裂。通常有 4 种子，淡褐色，卵形，长约 1.5mm，表面粗糙。

【生长环境】寄生于田边、路旁的豆科、菊科蒿子、马鞭草科牡荆属等草本或小灌木上，海拔 50~2000m。

【采　　制】秋季果实成熟时采收植株，晒干，打下种子，除去杂质。

【性味功效】辛、甘，平。补益肝肾，固精缩尿，安胎，明目，止泻；外用消风祛斑。

【应　　用】用于肝肾不足，腰膝酸软，阳痿遗精，遗尿、尿频，肾虚胎漏，胎动不安，目昏耳鸣，脾肾虚泄；外治白癜风。

【选　　方】①治心气不足，思虑太过，肾经虚损，真阳不固，溺有余沥，小便白浊，梦寐频泄：菟丝子五两，白茯苓三两，石莲子（去壳）二两。上为细末，酒煮糊为丸，如梧桐子大。每服三十丸，空心盐汤下。常服镇益心神，补虚养血，清小便。（《太平惠民和剂局方》茯菟丸）

②补肾气，壮阳道，助精神，轻腰脚：菟丝子一斤（淘净，酒煮，捣成饼，焙干），附子（制）四两。共为末，酒糊丸，梧桐子大。酒下五十丸。（《扁鹊心书》菟丝子丸）

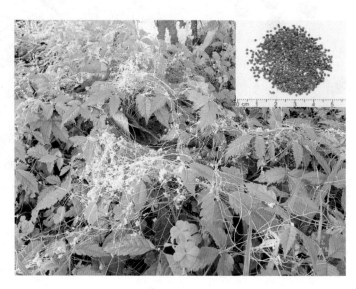

南天竹子

【别名】蓝田竹、红天竺、红杷子、天烛子。

【来源】为小檗科植物南天竹 *Nandina domestica* Thunb. 的干燥成熟果实。

【植物形态】常绿小灌木。茎常丛生而少分枝，高1~3m，光滑无毛，幼枝常为红色，老后呈灰色。叶互生，集生于茎的上部，三回羽状复叶，长30~50cm；二至三回羽片对生；小叶薄革质，椭圆形或椭圆状披针形；近无柄。圆锥花序直立，长20~35cm；花小，白色，具芳香。果柄长4~8mm；浆果球形，直径5~8mm，熟时鲜红色，稀橙红色。种子扁圆形。

【生长环境】山地林下沟旁、路边或灌丛中。海拔1200m以下。

【采　制】秋季果实成熟或至次年春季采收，干燥。

【性味功效】酸、甘、平；有毒。敛肺止咳，平喘。

【应　用】用于久咳，气喘，百日咳。

【选　方】治百日咳：南天竹子果实三至五钱。水煎调冰糖服。（《福建中草药》）

【附　注】①南天竹茎为本植物的干燥茎枝。苦，性寒，归肺、肝经。清热除湿，降逆止咳。用于湿热黄疸，泻痢，热淋，目赤肿痛，肺热咳嗽。

②南天竹根为本植物的根。苦，性寒；小毒。归肺、肝经。止咳，除湿，祛风化痰，清热，解毒。用于肺热咳嗽，湿热黄疸，腹泻，风湿痹痛，疮疡，瘰疬。

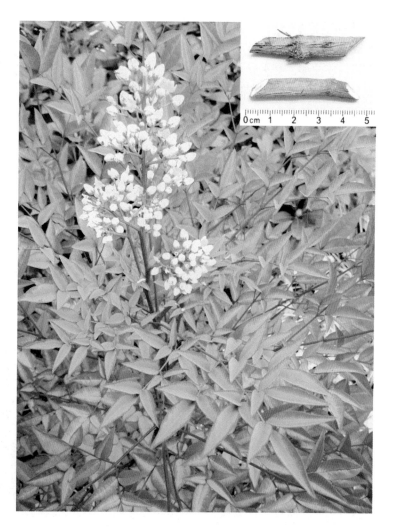

茜草

【别名】血茜草、血见愁。

【来源】为茜草科植物茜草 *Rubia cordifolia* L. 的干燥根和根茎。

【植物形态】草质攀援藤木，长通常 1.5~3.5m；根状茎和其节上的须根均红色；茎数至多条，从根状茎的节上发出，细长，方柱形，有4棱，棱上生倒生皮刺，中部以上多分枝。叶通常4片轮生，纸质，披针形或长圆状披针形，长0.7~3.5cm，顶端渐尖，有时钝尖，基部心形，边缘有齿状皮刺，两面粗糙，脉上有微小皮刺；基出脉3条，极少外侧有1对很小的基出脉。叶柄长通常 1~2.5cm，有倒生皮刺。聚伞花序腋生和顶生，多回分枝。

【生长环境】常生于疏林、林缘、灌丛或草地上。

【采 制】春、秋二季采挖，除去泥沙，干燥。

【性味功效】辛、涩，平。活血调经，利水消肿。

【应 用】治妇女月经不调，白带，小儿疳积，水肿，痢疾，跌打损伤，喉痛，乳痈。风湿痹痛等症。外用可治疗痈疖、蛇咬伤等症。

【选 方】①治妇人五心烦热，饮食不减，起居如常：茜草一钱，当归一钱，白芍一钱，乌梅一钱，柴胡一钱，知母一钱，上为细末，加生姜3片，水煎，温服。（《扁鹊心书·神方》地血散）

②治衄血：茜草根、艾叶各30g，乌梅肉（焙干）15g，上研细末，炼蜜为丸，如梧桐子大，每服30丸，乌梅汤下。（《普济本事方》卷五）

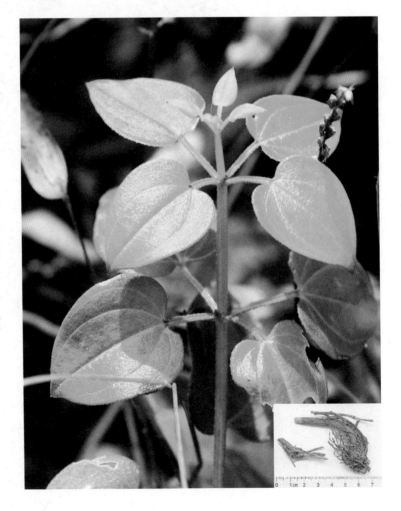

砂仁

【别名】缩砂、缩砂仁、春砂仁、缩砂蜜。

【来源】为姜科植物阳春砂 *Amomum villosum* Lour 的干燥成熟果实。

【植物形态】多年生草本，高 1.5~2m，根状茎横生。茎直立。叶两列互生，披针形，先端渐尖或急尖，基部渐狭，叶鞘抱茎。穗状花序从根状茎的节上抽出；花白色；花瓣 3 片，唇瓣倒卵形，中有淡黄色底的红色带状纹；雄蕊 1 枚；雌蕊 1 枚，子房下位。蒴果椭圆形、球形或扁圆形，熟时鲜红至红褐色，果皮具柔刺。种子多角形黑褐色。

【生长环境】喜温暖、湿润的环境。

【采　　制】夏、秋二季果实成熟时采收，晒干或低温干燥。

【性味功效】辛、温。归脾、胃、肾经。化湿开胃，温脾止泻，理气安胎。

【应　　用】用于湿浊中阻，脘痞不饥，脾胃虚寒，呕吐泄泻，妊娠恶阻，胎动不安。

【选　　方】①消食和中，下气，止心腹痛：砂仁炒研，袋盛浸酒，煮饮。(《本草纲目》)

②治气虚肿满，痰饮结聚，脾胃不和，变生诸症者：人参一钱，白术二钱，茯苓二钱，甘草七分，陈皮八分，半夏一钱，砂仁八分，木香七分，生姜二钱。水煎服。(《古今名医方论》)

③治妊娠胃虚气逆，呕吐不食：砂仁不拘多少。上为细末。每服二钱，入生姜自然汁少许，沸汤点服，不拘时候。(《济生方》)

④治小儿滑泄，肛头脱出：砂仁一两。去皮为末，每用一钱，以猪腰子一片劈开，入药末在内，米泔煮熟，予儿食之，次服白矾丸。(《小儿卫生总微论方》)

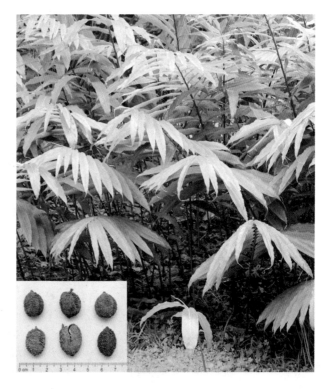

威灵仙

【别名】移星草、九里火、乌头力刚、白钱草。

【来源】为毛茛科植物威灵仙 *Clematis chinensis* Osbeck 的干燥根和根茎。

【植物形态】木质藤本。干后变黑色。茎、小枝近无毛或疏生短柔毛。小叶片纸质，顶端锐尖至渐尖，偶有微凹，基部圆形、宽楔形至浅心形，全缘，两面近无毛，或疏生短柔毛。常为圆锥状聚伞花序，多花，腋生或顶生；花萼片白色，长圆形或长圆状倒卵形，顶端常凸尖，外面边缘密生绒毛或中间有短柔毛，雄蕊无毛。瘦果扁，3~7 个，卵形至宽椭圆形，有柔毛。

【生长环境】山坡、山谷灌丛中或沟边、路旁草丛中。

【采　　制】秋季采挖，除去泥沙，晒干。

【性味功效】辛、咸，温。祛风湿，通经络。

【应　　用】用于风湿痹痛，肢体麻木，筋脉拘挛，屈伸不利。

【选　　方】①治诸骨鲠咽：威灵仙一两二钱，砂仁一两，砂糖一盏。水二钟，煎一钟，温服。(《本草纲目》)

②治痞积：威灵仙、楮桃儿各一两。上为细末。每服三钱重，用温酒调下。(《普济方》)

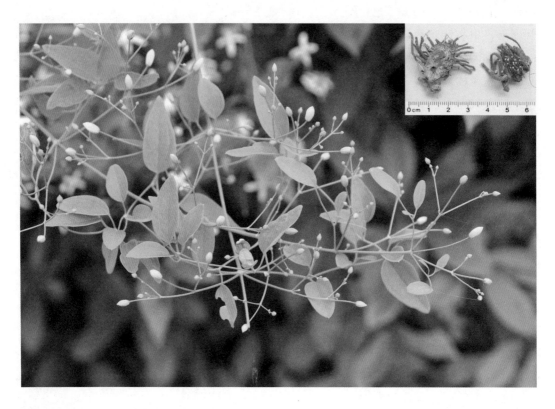

香附

【别名】草地罩草、草附子、地沟草、地赖根。

【来源】为莎草科植物莎草 *Cyperus rotundus* L. 的干燥根茎。

【植物形态】多年生草本。有匍匐根状茎细长。茎直立，三棱形。叶丛生于茎基部，叶片窄线形，先端尖，全缘，具平行脉，主脉于背面隆起，质硬；花序复穗状，3~6个在茎顶排成伞状，基部有叶片状的总苞2~4片；小穗宽线形，略扁平，颖2列，排列紧密，卵形至长圆卵形，膜质，两侧紫红色，有数脉；每颗着生1花，雄蕊3，药线形；柱头3，呈丝状。

【生长环境】生于荒地、路边、沟边或田间向阳处。

【采　制】秋季采挖，燎去毛须，置沸水中略煮或蒸透后晒干，或燎后直接晒干。

【性味功效】辛，微苦，微甘，平。归肝、脾、三焦经。疏肝解郁，理气宽中，调经止痛。

【应　用】用于肝郁气滞，胸胁胀痛，疝气疼痛，乳房胀痛，脾胃气滞，脘腹痞闷，胀满疼痛，月经不调，经闭痛经。

【选　方】①香附子治一切气疾心腹胀满，胸膈噎塞，噫气吞酸，胃中痰逆呕吐及宿酒不解，不思饮食：香附子（炒，去毛）三十二两，砂仁八两，甘草（爁）四两。上为细末。每服一钱，用盐汤点下。（《太平惠民和剂局方》）

②香附子治心腹刺痛，调中正气：乌药（去心）十两，甘草（炒）一两，香附子（去皮毛，焙干）二十两。上为细末。每服一钱，入盐少许，或不着盐，沸汤点服。（《太平惠民和剂局方》）

③香附子解诸郁：苍术、香附、川芎、神曲、栀子各等份。为末，水丸如绿豆大。每服一百丸。（《丹溪心法》）

④香附子治乳痈，一切痈肿：香附（细末）一两，麝香二分。上二味研匀，以蒲公英二两，煎酒去渣，以酒调药。热敷患处。（《医学心悟》）

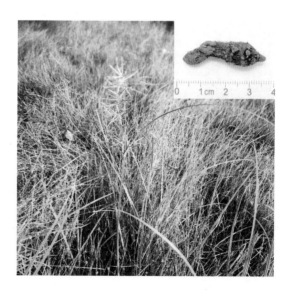

香港算盘子

【别名】山柑黄、锡兰算盘子、金龟树、大叶馒头果。

【来源】为大戟科算盘子属植物香港算盘子 *Glochidion zeylanicum* (Gaerthn.) A. Juss. 的根。

【植物形态】灌木或小乔木。全株无毛。叶片革质，长圆形、卵状长圆形或卵形，顶端钝或圆形，基部浅心形、截形或圆形，两侧稍偏斜。花簇生呈花束；雌花及雄花分别生于小枝的上下部，或雌花序内具1~3朵雄花。雄花：花梗长 6~9mm；萼片6，卵形或阔卵形；雄蕊 5~6，合生。雌花：萼片与雄花的相同；子房圆球状，5~6室，花柱合生呈圆锥状，顶端截形。

【生长环境】生于低海拔山谷、平地潮湿处或溪边湿润灌木丛中。

【采　　制】秋天采收，采收以后去掉杂质晒干。

【性味功效】辛，平。归肺经。止咳平喘，止血。

【应　　用】用于气喘，咳嗽，鼻出血。

【选　　方】治咳嗽，腹痛，鼻出血：香港算盘子适量，水煎服。(《广西植物名录》)

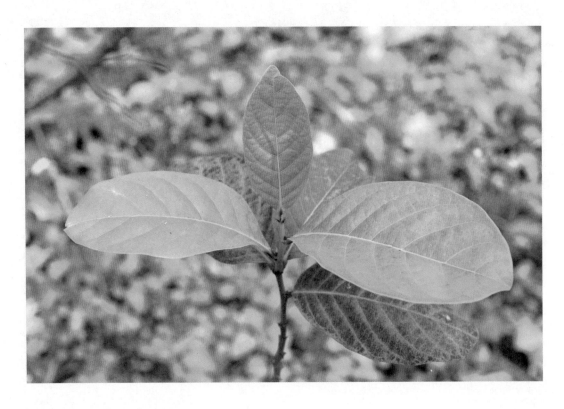

香茅

【别名】柠檬草。

【来源】为禾本科柠檬草 *Cymbopogon citratus*（D. C.）Stapf 的全草。

【植物形态】多年生密丛型具香味草本。秆高达 2m，粗壮，节下被白色蜡粉。叶鞘无毛，不向外反卷，内面浅绿色；叶舌质厚，长约 1mm；叶片长 30~90cm，宽 5~15mm，顶端长渐尖，平滑或边缘粗糙。伪圆锥花序具多次复合分枝，长约 50cm，疏散，分枝细长，顶端下垂；佛焰苞长 1.5~2cm；总状花序不等长，具 3~4 或 5~6 节，长约 1.5cm；总梗无毛；总状花序轴节间及小穗柄长 2.5~4mm，边缘疏生柔毛，顶端膨大或具齿裂。

【生长环境】湿地上野外草地。

【采　制】四季可采，洗净晒干或鲜用。

【性味功效】辛、甘，温。归肺、脾经。散寒解表，祛风通络，温中止痛。

【应　用】用于外感风寒，风寒湿痹，脘腹冷痛，跌打损伤，寒湿泄泻。

【选　方】①治风寒湿全身疼痛：香茅 0.5kg。煎水洗澡。（《四川中药志》1960 年版）

②治骨节疼痛：茅草茶、土荆芥各 30g。捣绒加酒少许，炒热包痛处。（《贵州草药》）

③治胃痛：茅草茶 30g。煎水服。（《贵州草药》）

④治虚弱咳嗽：茅草茶 60g。煎水当茶服。（《贵州民间药物》）

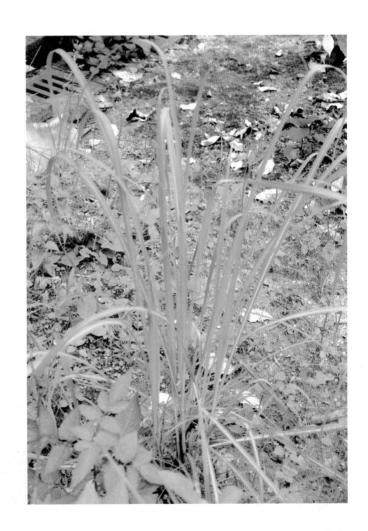

香蒲

【别名】蒲、睢蒲、醮石、甘蒲。

【来源】为香蒲科植物长苞香蒲 *Typha orientalis* Pres 的全草。

【植物形态】多年生草本。根茎横走，有须根。茎直立。叶狭线形，叶鞘圆筒形，半抱茎。花小，单性，雌雄同株，集合成圆柱状肥厚的穗状花序；雌、雄花序离生，雄花序在上部，雌花序在下部；雌、雄花的花被均退化成鳞片状或成茸毛；雄花具雄蕊3；雌花有小苞，匙形，与柱头等长，小苞与花柱均较白色为长。果穗长短变化很大，通常短于雄花序，赭褐色。

【生长环境】生于湖泊、池塘、沟渠、沼泽及河流缓流带。

【采　制】一年四季都可采摘。采收方法有两种：一种是用镰刀从短缩茎上半部割下；另一种是将其与周围的匍匐茎切断后，用手拔出。

【性味功效】甘、辛，平。归脾、肝、肾经。止血、祛瘀、利尿。

【应　用】用于小便不利，乳痈。

【选　方】①治小便不利：蒲灰七分，滑石三分。上二味杵为散。饮服方寸匕，日三服。(《金匮要略》)

②治关格上下不通，膈中觉有所碍，欲升不升，欲降不降，升降不行，饮食不下，大便不出：香蒲末一两，半夏曲六钱，川贝母五钱，苏子四钱，茯苓三钱，白术二钱，枳实、沉香各一钱。俱为极细末，炼蜜丸，如黍米大。每空腹服二钱，豆腐浆送下。(《本草汇言》)

③治产后妒乳并痈：蒲黄草，熟捣，敷肿上，日三度易之，并叶煎汁饮之亦佳，食之亦得。(《经效产宝》)

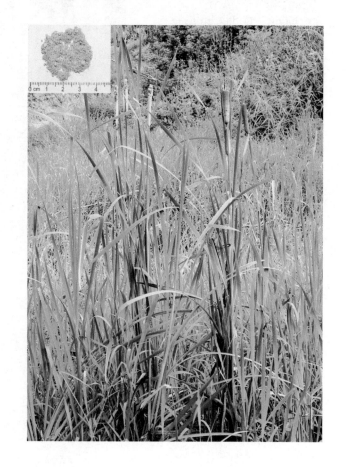

香薷

【别名】香茹、青香薷、华荠苎、小叶香薷。

【来源】为唇形科植物石香薷 *Mosla chinensis* Maxim 的地上部分。

【植物形态】直立草本。全株香气甚浓。茎细方柱形，多分枝，被白色疏柔毛。叶对生；柄短，密被柔毛；叶线状长圆形至披针形，边缘具疏锯齿。轮伞花序，密集成头状总状花序，苞片覆瓦状排列，圆倒卵形，先端短尾尖，全缘，两面被疏柔毛，下面具凹陷腺点，边缘具睫毛；萼钟状，5 裂，被长柔毛及腺点；花冠唇形，淡紫红色，上唇 2 裂，下唇 3 裂；雄蕊 4 枚，上部 2 个较短。

【生长环境】多生于山野，路旁。

【采　　制】夏、秋季茎叶茂盛、果实成熟时采割。除去杂质，晒干。

【性味功效】辛，温。归肺、胃经。发汗解表，化湿和中。

【应　　用】用于暑湿感冒，恶寒发热，头痛无汗，腹痛吐泻，水肿，小便不利。

【选　　方】①治小儿白秃，发不生，汗出：浓煮陈香薷汁少许，脂和胡粉敷上。(《子母秘录》)

②治口臭、香薷一把，以水一斗煮，取三升，稍稍含之。(《备急千金要方》)

③治多发性疖肿，痱子：鲜香薷适量，捣烂外敷。(江西《草药手册》)

④治皮肤瘙痒，阴部湿疹：鲜香薷全草适量。水煎外洗。(《浙江药用植物志》)

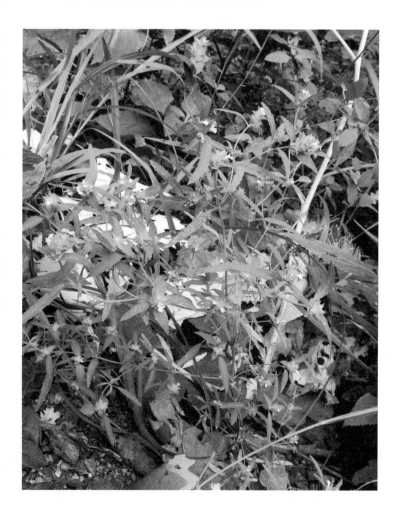

鸦胆子

【别名】老鸦胆、苦参子、鸦蛋子、小苦楝。

【来源】为苦木科植物鸦胆子 *Brucea javanica*（L.）Merr. 的干燥成熟果实。

【植物形态】常绿灌木或小乔木。全株密被淡黄色柔毛。奇数羽状复叶，互生，小叶 5~11 片；叶片呈卵状披针形或长卵形，先端渐尖，基部两侧不对称，边缘有粗锯齿，两面均被短柔毛。花单性，异株或同株；雄花萼片 4，外面及边缘均被茸毛；花瓣 4 片，披针形，雄蕊 4 枚，与萼对生；雌花萼片 4，三角形，外面被茸毛，边缘有茸毛及腺体，心皮 4。

【生长环境】生长于气候温暖的土壤疏松的海滨地带以及沟、林缘、灌木丛中。

【采　　制】秋季果实成熟时采收，除去杂质晒干。

【性味功效】苦，寒，有小毒。归大肠、肝经。清热解毒，截疟，止痢。

【应　　用】外用腐蚀赘疣。用于痢疾，疟疾；外治赘疣，鸡眼。

【选　　方】①治痔：鸦胆子七粒。包龙眼肉，吞下。（《本草纲目拾遗》）

②治疟疾：鸦胆子仁 10 粒，入桂圆肉内吞服。每日 3 次，第 3 天后减半量，连服 5 天。（《广西中草药》）

③治早期血吸虫病：鸦胆子果仁 10 粒，每日 2 次。连服 4~5 天。（《广西中草药》）

④治里急后重：鸦胆去壳留肉，包龙眼肉，每岁 1 粒，白滚水下。（《吉云族钞》）

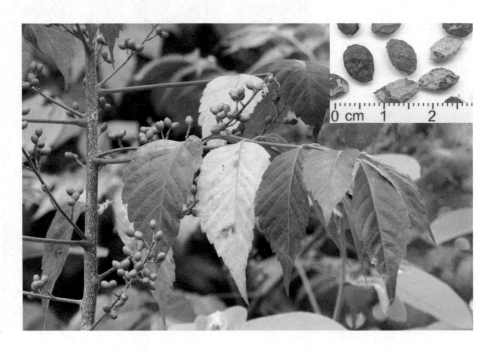

洋金花

【别名】曼陀罗花、南洋金花、闹洋花、风茄花。

【来源】为茄科植物白曼陀罗 *Datura metel* L. 的花。

【植物形态】一年生粗壮草本，有时呈半灌木状，全株近无毛。茎基部木质，上部叉状分枝。叶互生，叶柄表面被疏短毛；叶片卵形。萼筒状，淡黄绿色，先端 5 裂，裂片三角形，先端尖，边缘不反折；花冠漏斗状，白色，具 5 棱，裂片 5。蒴果圆球形，表面有疏短刺，种子多数，略呈三角状。

【生长环境】生于山坡草地、田间、路旁、水沟或住宅附近土质肥沃处。

【采　　制】4~11 月花初开时采收，晒干或低温干燥。

【性味功效】辛，温。有毒。平喘止咳、镇痛、解痉。

【应　　用】用量 0.3~0.6g；作卷烟吸，每日不超过 1.5g；外用适量，煎汤洗或研末外敷。用治哮喘咳嗽、心腹疼痛、风湿痹痛、跌打损伤、癫痫及小儿慢惊风等。表证未解，痰多黏稠者忌用。

【选　　方】①治哮喘：洋金花五两，火硝一钱，川贝一两，法夏八钱，泽兰六钱，冬花五钱。上共研细末，用老姜一斤，捣烂取汁，将药末和匀，以有盖茶盅一只盛贮封固，隔水蒸一小时，取出，以熟烟丝十两和匀，放通风处，吹至七八成干（不可过于干燥，恐其易碎）时，贮于香烟罐中备用。每日以旱烟筒或水烟袋，如寻常吸烟法吸之。(《外科十三方考》)
②治小儿慢惊：洋金花七朵（重一字），天麻二钱半，全蝎（炒）十枚，天南星（炮）、丹砂、乳香各二钱半。为末。每服半钱，薄荷汤调下。(《御药院方》)
③治诸风痛及寒湿脚气：洋金花、茄梗、大蒜梗、花椒叶。煎水洗。(《四川中药志》)

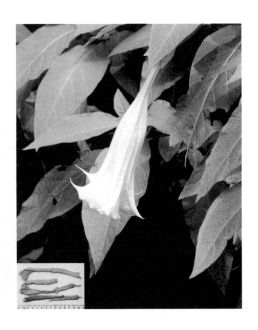

茵陈

【别名】因尘、因陈、茵陈蒿、绵茵陈。

【来源】为菊科植物茵陈蒿 *Artemisia capillaris* Thunb. 的地上部分。

【植物形态】半灌木状草本，植株有浓烈的香气。茎单生或少数，红褐色或褐色，有不明显的纵棱，基部木质，上部分枝多，向上斜伸展。基生叶、茎下部叶与营养枝叶两面均被棕黄色或灰黄色绢质柔毛，后期茎下部叶被毛脱落，叶卵圆形或卵状椭圆形。头状花序卵球形，稀近球形，多数，直径1.5~2mm。瘦果长圆形或长卵形。

【生长环境】低海拔地区河岸、海岸附近的湿润沙地、路旁及低山坡地区。

【采　　制】春季幼苗高6~10cm时采收或秋季花蕾长成至花初开时采割，除去杂质和老茎，晒干。春季采收的习称"绵茵陈"，秋季采割的称"花茵陈"。

【性味功效】苦、辛，微寒。清利湿热，利胆退黄。

【应　　用】用于黄疸尿少，湿温暑湿，湿疮瘙痒。

【选　　方】①治湿热黄疸：茵陈18g，栀子12g，大黄（去皮）6g，水煎服。（《伤寒论》）

②主治湿热黄疸，湿重于热，小便不利：茵陈末30g，五苓散15g，和匀，每次6g，空腹时用米饮送服，一日三次。（《金匮要略》卷中）

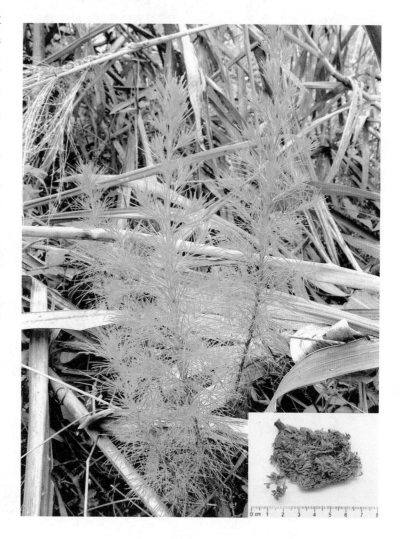

珍珠菜

【别名】白花蒿、香菜、角菜、扯根菜、虎尾。

【来源】为报春花科植物珍珠菜 *Lysimachia clethroides* Duby 的干燥全草。

【植物形态】多年生草本植物，株高 30~90cm，浅根性。茎直立，分枝性强，茎带紫红色，通常无毛，易发生不定根。叶互生，叶片羽状分裂，小叶叶缘锯齿状，叶柄长，槽沟状，叶片深绿色。总状花序，生于茎的顶端，花小型，花瓣白色，花期4~5个月，果期5~6个月。

【生长环境】常生于荒地、山坡、草地、路边、田边和草木丛中。

【采　制】夏、秋二季采收，洗净，晒干。

【性味功效】味辛、涩、平。活血调经，利水消肿。

【应　用】治妇女月经不调，白带，小儿疳积，水肿，痢疾，跌打损伤，喉痛，乳痈。风湿痹痛等症。外用可治疗痈疖、蛇咬伤等症。

【选　方】①治月经不调：蓼子草、小血藤、大血藤。当归、牛膝，红花、紫草各二钱。泡酒一斤。每服药酒五钱至一两。(《贵阳民间药草》)

②治妇女白带：狗尾巴草。煎汤服。(《江苏药材志》)

③治脚肿：蓼子草茎叶。熬水外洗。(《贵阳民间药草》)

④治小儿疳积：珍珠菜根六钱，鸡蛋一个。水煮，服汤食蛋。(《江西草药》)

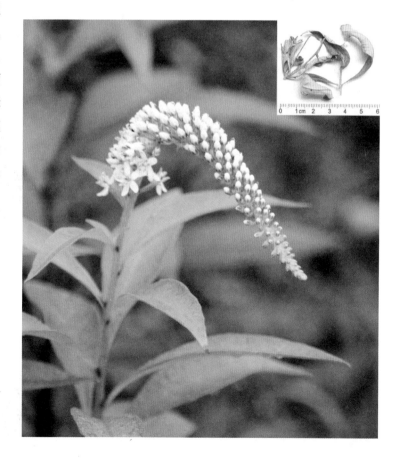

栀子

【别名】木丹、鲜支、山栀子、支子。

【来源】为茜草科植物栀子 *Gardenia jasminoides* Ellis 的干燥成熟果实。

【植物形态】灌木。嫩枝常被短毛，枝圆柱形，灰色。叶对生，革质，稀为纸质，少为3枚轮生。花芳香，通常单朵生于枝顶，花梗长3~5mm；花冠白色或乳黄色，高脚碟状。果卵形、近球形、椭圆形或长圆形，黄色或橙红色。种子多数，扁，近圆形而稍有棱角。

【生长环境】生于海拔10~1500米处的旷野、丘陵、山谷、山坡、溪边的灌丛或林中。

【采　制】9~11月果实成熟呈红黄色时采收，除去果梗和杂质，蒸至上气或置沸水中略烫，取出，干燥。

【性味功效】苦，寒。泻火除烦，清热利湿，凉血解毒；外用消肿止痛。

【应　用】用于热病心烦，湿热黄疸，淋证涩痛，血热吐衄，目赤肿痛，火毒疮疡；外治扭挫伤痛。

【选　方】①治三焦火毒，大热烦躁，口燥咽干，热病吐血，湿热黄疸：黄连9g，黄芩6g，黄柏6g，栀子9g，水煎煮，每日一剂，分二次服。(《肘后备急方》黄连解毒汤)

②治热水肿：山栀子25g，木香7g，白术12g。细切，水煎服。(《丹溪心法》)

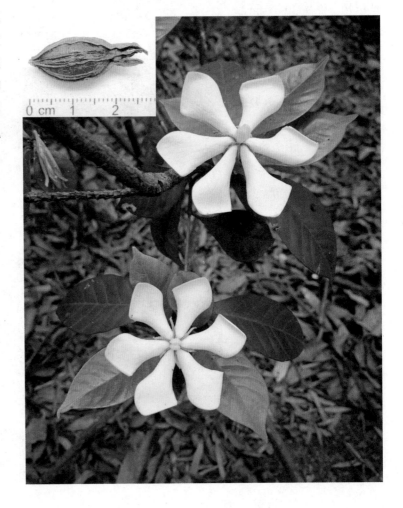

倒地铃

【别名】包袱草、野苦瓜、风船葛。

【来源】为无患子科植物倒地铃 *Cardiospermum halicacabum* 的全草。

【植物形态】草质攀援藤本，茎有5或6棱和同数的直槽，棱上被皱曲柔毛。二回掌状复叶，轮廓为三角形；小叶近无柄，薄纸质，顶生的斜披针形或近菱形，顶端渐尖，侧生的稍小，卵形或长椭圆形，边缘有疏锯齿或羽状分裂，腹面近无毛或有稀疏微柔毛，背面中脉和侧脉上被疏柔毛。圆锥花序少花，卷须螺旋状；萼片4，被缘毛，蒴果梨形、陀螺状倒三角形或有时近长球形，褐色，被短柔毛；种子黑色，有光泽，种脐心形。

【生长环境】田野、灌丛、路边和林缘。

【采　　制】四季可采，洗净晒干或鲜用。

【性味功效】苦，微辛，寒。散瘀消肿，凉血解毒。

【应　　用】用于跌打损伤，疮疖痈肿，湿疹，毒蛇咬伤。用量9~15g；外用适量，鲜品捣烂敷患处或煎水洗。孕妇忌服。

【选　　方】①煎水洗疥癣，少入服剂。(《岭南采药录》)

②煎水洗涤治白泡疮及阴囊肿痛。(《南宁市药物志》)

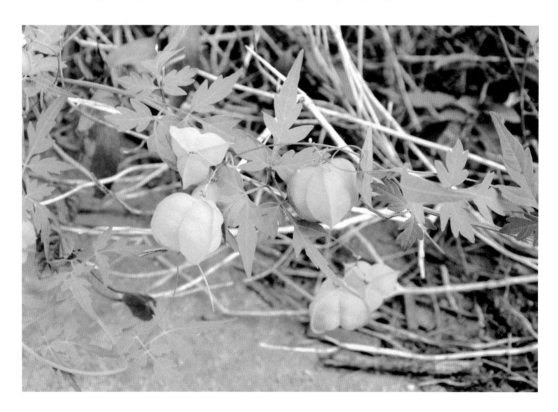

莪术

【别名】文莪、蓬术、羌七、广术。

【来源】为姜科植物蓬莪术 *Curcuma phaeocaulis* Val. 的干燥根茎。

【植物形态】多年生草本。根状茎肉质，稍有香味；根细长或末端膨大。叶片椭圆状矩圆形；叶柄长于叶片。穗状花序阔椭圆形；苞片卵形至倒卵形；花萼白色；花冠裂片矩圆形；侧生退化，雄蕊比唇瓣小；唇瓣黄色；花药隔基部有叉开的距；子房无毛。

【生长环境】生于山坡、村旁或林下半阴湿地，亦有栽培品种。

【采　　制】冬季茎叶枯萎后采挖，洗净，蒸或煮至透心，晒干或低温干燥后除去须根及杂质。

【性味功效】性温，味辛、苦。行气破血、消积止痛。

【应　　用】用于治疗癥瘕痞块、瘀血经闭、食积胀痛、早期宫颈癌。

【选　　方】①治吞酸吐酸：莪术 30g，川黄连 15g（吴茱萸 15g 同煮，去吴茱萸）。水煎服。（《丹溪心法》）

②治妇人血积血块，经闭：莪术、三棱各 30g，熟大黄 30g。丸如绿豆大，每服一二十丸，白汤下。（《慎斋遗书》）

③治妇人血气攻心，痛不可忍并走注：莪术（油煎乘熟切片）15g，延胡索 0.3g。上为细末。每服 1.5g，食前淡醋汤调下。（《鸡峰普济方》）

④治伤扑疼痛：莪术、白僵蚕、苏木各 30g，没药 15g。为末。每服 6g，水煎温服，日三五服。（《博济方》）

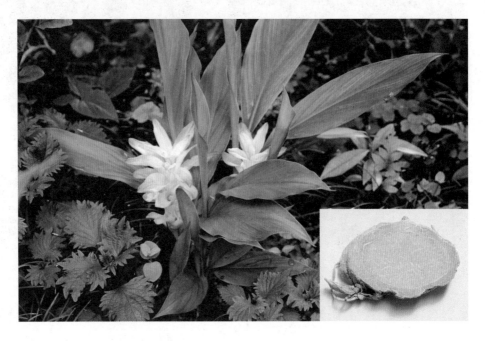

高良姜

【别名】高凉姜、良姜、蛮姜、海良姜。

【来源】为姜科植物高良姜 *Alpinia officinarum* Hance 的根茎。

【植物形态】多年生草本。根茎圆柱状形，横生，棕红色，具节，节上有环形膜质鳞片，节上生根。茎丛生，直立。叶片线状披针形，全缘；叶鞘开放，抱茎，具膜质边缘；叶舌膜质，不开裂。总状花序顶生，直立，花序轴被绒毛；花萼筒状；花冠管漏斗状，花冠裂片3，白色且有红色条纹。蒴果球形，不开裂，被绒毛，熟时橙红色。种子具假种皮，有钝棱角，棕色。

【生长环境】荒坡灌丛、疏林中或栽培。

【采　　制】夏末秋初采挖，除去须根和残留的鳞片，洗净，切段，晒干。

【性味功效】辛，热。归脾、胃经。温胃止呕，散寒止痛。

【应　　用】用于脘腹冷痛，胃寒呕吐，嗳气吞酸。

【选　　方】①治霍乱吐痢腹痛：高良姜，火炙令焦香。每用五两，打破，以酒一升，煮取三四沸，顿服。(《肘后备急方》)

②治心脾痛：高良姜、槟榔等份，各炒。上为细末，米汤调下。(《百一选方》)

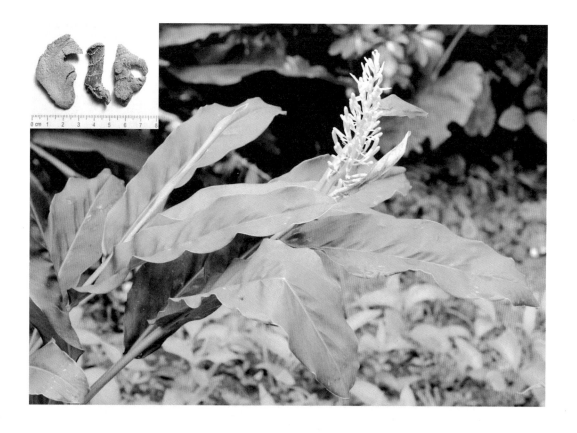

海金沙

【别名】海金砂、左转藤灰。

【来源】为海金沙科植物海金沙 Lygodium japonicum（Thunb.）Sw. 的干燥成熟孢子。

【植物形态】攀援植物，株高 1~4m。叶轴具两条窄边，羽片多数，对生于叶轴短距两侧；不育羽片尖三角形，两侧有窄边，二回羽状，叶干褐色，纸质；能育羽片卵状三角形，孢子囊穗长 2~4mm，超过小羽片中央不育部分，排列稀疏，暗褐色，无毛。

【生长环境】灌木丛、林缘溪谷丛林。

【采　　制】立秋前后，孢子成熟时，选晴天清晨露水未干时割茎叶，放在衬有纸或布的筐内，避风晒干，搓揉、抖动，使孢子脱落，筛除茎叶。

【性味功效】甘、咸，寒。清利湿热，通淋止痛。

【应　　用】用于热淋，石淋，血淋，膏淋，尿道涩痛。

【选　　方】①治小便不通，脐下满闷：海金沙一两，腊面茶半两，二味捣研令细，每服三钱，生姜、甘草汤调下。（《本草图经》）

②治热淋急痛：海金沙为末，生甘草汤冲服。（《泉州本草》）

③治膏淋：海金沙、滑石各一两（为末），甘草二钱半（为末），上研匀，每服二钱，食前，煎麦门冬汤调服，灯心汤亦可。（《世医得效方》卷八）

④治小便出血：海金沙为末，以新汲水调下，砂糖水调下亦可。（《普济方》）

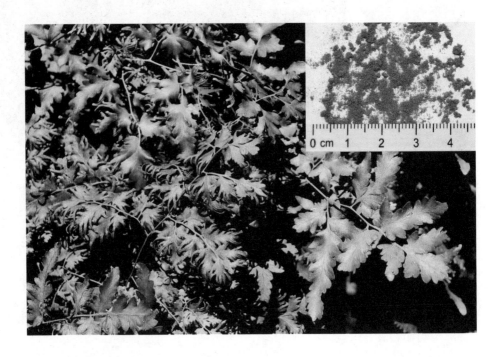

海南砂仁

【别名】海南壳砂仁、壳砂。

【来源】为姜科植物海南砂仁 *Amomum longiligulare* T. L. Wu 的果实。

【植物形态】多年生草本，高 1~1.5m；具匍匐根茎。叶片线形或线状披针形，先端长尾尖，基部渐狭，两面无毛；叶舌披针形，膜质，无毛。总花梗长 1~3cm；苞片披针形，褐色；小苞片包卷住萼管；花萼白色，顶端 3 齿裂；花冠管较萼管略长；唇瓣圆匙形，白色，顶端具突出、2 裂的黄色小尖头，中脉隆起，紫色；雄蕊长约 1cm，药隔附属体 3 裂。蒴果卵圆形，种子紫褐色。

【生长环境】山谷密林。

【采　　制】夏、秋果实成熟时摘收，晒干或低温干燥。

【性味功效】辛，温。理气开胃，消食。

【应　　用】用于脘腹胀痛、食欲不振、呕吐。

【选　　方】① 消食和中，下气止心腹痛：砂仁炒研，袋盛浸酒，煮饮。（《本草纲目》）

② 治骨鲠：砂仁、威灵仙各 4.5g，用水二钟，入砂糖半碗，煎一钟，含在口中慢慢咽下，四五次即出。（《疡科选粹》）

③ 治牙齿常疼痛：砂仁常嚼之。（《直指方》）

④ 治口疮：砂仁火煅存性为末，掺上。（《疡医大全》）

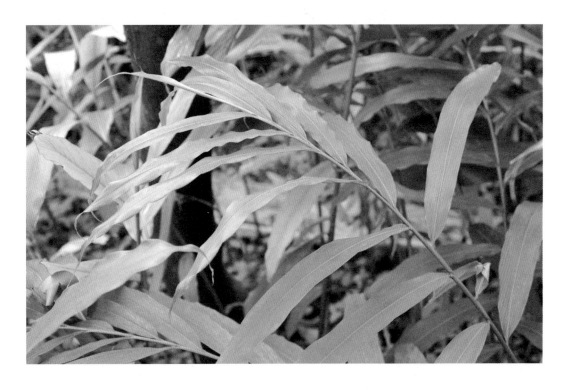

海桐皮

【别名】钉桐皮、刺桐皮。

【来源】为豆科植物刺桐 *Erythrina variegata* L 的干燥树皮。

【植物形态】枝有明显叶痕及短圆锥形的黑色直刺，羽状复叶具3小叶，常密集枝端；托叶披针形，早落；叶柄通常无刺；小叶膜质，宽卵形或菱状卵形，先端渐尖而钝，基部宽楔形或截形；基脉3条，侧脉5对；小叶柄基部有一对腺体状的托叶。总状花序顶生，上有密集、成对着生的花；花萼佛焰苞状，口部偏斜，一边开裂；花冠红色，旗瓣椭圆形，龙骨瓣2片离生，雄蕊10，荚果黑色，肥厚，种子间略缢缩，种子1~8颗，肾形，暗红色。

【生长环境】常见于树旁或近海溪边或栽于公园。

【采　　制】初夏剥取有钉刺的树皮，干燥。

【性味功效】辛、微苦，平。有毒。归肝，脾经。祛风湿，通经络。

【应　　用】用于风湿性关节炎，腰膝酸痛。外治皮肤湿疹。

【选　　方】① 治中恶霍乱：海桐皮煮汁服之。（《圣济总录》）

② 治虫牙痛：海桐皮煎水漱之。（《太平圣惠方》）

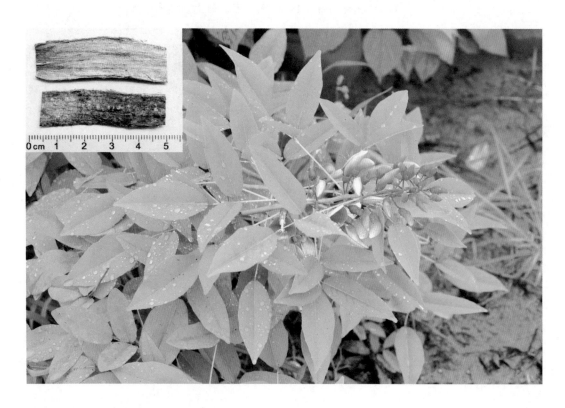

海芋

【别名】痕芋头、广东狼毒、野芋头、山芋头。

【来源】为天南星科植物海芋 *Alocasia odora*（Roxb.）K. Koch 的根茎。

【植物形态】多年生草本。茎粗壮。叶互生；阔卵形，极大，先端短尖，基部广心状箭头形，2裂，裂片先端浑圆，近叶柄处合生，裂口狭，全缘或微呈波状；叶柄粗壮，下部粗大，抱茎。花单性，同株；花序柄粗壮，每一叶腋内约有2个；佛焰苞粉绿色，苞片舟状，绿黄色，先端锐尖；肉穗花序短于佛焰苞。浆果红色。

【生长环境】山野间。

【采　制】全年可采，去外层粗皮，鲜用或切片晒干。

【性味功效】辛、涩，寒。有毒。归心、肝、胆、大肠经。清热解毒，消肿。

【应　用】用于感冒，肺结核，肠伤寒；外用治虫、蛇咬伤，疮疡肿毒。

【选　方】①治感冒暑气，头痛身倦：野芋根用湿纸封，煨热之，擦头额及腰脊、前后心、手腕脚踝，可令人遍身顺适。（《岭南采药录》）

②治痧胀腹痛：海芋四两（炒黄），岗松叶二两（炒黄）。先将野芋煎好，再将岗松叶趁沸放下煎片刻，去渣温服。忌饮米汤。（《岭南草药志》）

③治痔疮便血：海芋二斤煮鸡，煮十二小时，取汤饮之，亦可将鸡共服下。（《岭南草药志》）

④治痈疽肿毒：尖尾野芋头切片，火焙热贴，冷又换热者。（《生草药性备要》）

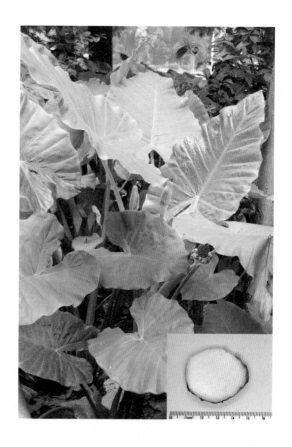

荷莲豆草

【别名】串钱草、水荷兰、水流冰、青钱草。

【来源】为石竹科植物荷莲豆 *Drymaria diandra* Blume 的全草。

【植物形态】一年生披散草本。茎光滑，近基部分枝，枝柔弱，长 60~90cm。叶对生，具短柄；叶片卵圆形至近圆形，宽 1~2.5cm，先端圆而具小凸尖，基部阔楔形或近楔形，3~5 脉，膜质；托叶刚毛状。花序疏散，腋生或顶生；花小，绿色，花梗纤细；苞片具膜质边缘；萼片 5，狭长圆形，长 3~3.5mm，有 3 脉，边缘膜质；花瓣 5，2 裂至中部以下，裂片狭，短于萼片；雄蕊 3~5，和萼片对生；花柱短，2 裂，基部连合。蒴果卵圆形。

【生长环境】生于山野阴湿地带。

【采　　制】夏季采全草，晒干或鲜用。

【性味功效】气微，味微涩。清热解毒。

【应　　用】治疮疖痈肿，黄疸，疟疾，风湿脚气。

【选　　方】①治黄疸：团叶鹅儿肠、金针花各一两。煎水服。（《贵州民间药物》）

②治风湿脚气：团叶鹅儿肠一两。泡酒服。（《贵州民间药物》）

③治痞块：团叶鹅儿肠捣烂，炒热包患处。（《贵州民间药物》）

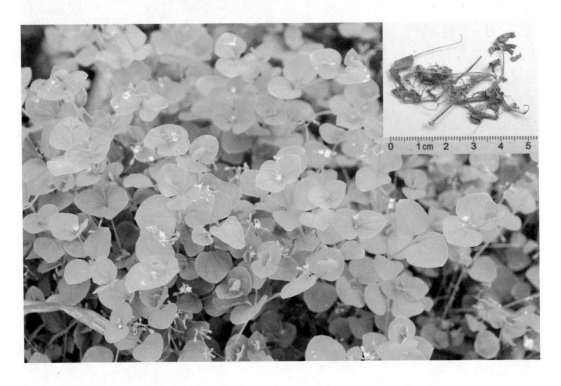

积雪草

【别名】崩大碗、马蹄草、铜钱草、落得打。

【来源】为伞形科植物积雪草 Centella asiatica（L.）Urb. 的全草。

【植物形态】多年生匍匐草本。茎节上生根。单叶互生，叶片圆形或肾形，边缘有钝齿，上面光滑，下面有细毛；叶有长柄。伞形花序单生，伞梗生于叶腋；每一花梗的顶端有花 3~6 朵，通常聚生成头状花序，花序又为 2 枚卵形苞片所包围；花瓣 5，红紫色，卵形；雄蕊 5，短小，与花瓣互生；子房下位，花柱 2。双悬果扁圆形，光滑。

【生长环境】路旁、沟边、田坎边稍湿润而肥沃的土地。

【采　　制】夏、秋二季采收，除去杂质，晒干。

【性味功效】苦、辛，寒。归肝、脾、肾经。清热利湿，解毒消肿。

【应　　用】用于湿热黄疸，中暑腹泻，石淋血淋，痈肿疮毒，跌扑损伤。

【选　　方】①治湿热黄疸：积雪草一两，冰糖一两。水煎服。（《江西民间草药》）

②治石淋：积雪草一两。第二次的淘米水煎服。（《江西民间草药验方》）

③治跌打肿痛：鲜积雪草捣烂绞汁一两，调酒，炖温服；渣敷患处。（《福建中草药》）

④治咽喉肿痛：鲜积雪草二两。洗净，放碗中捣烂，开水冲出汁，候温，频频含咽。（《江西民间草药》）

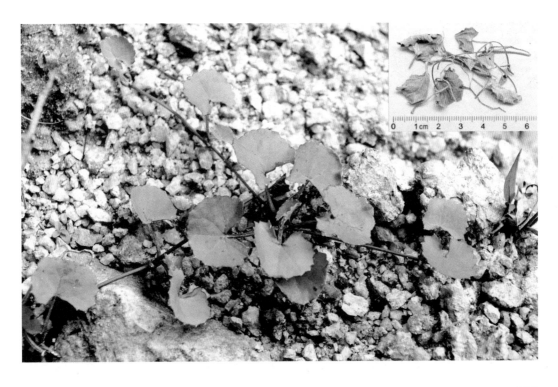

莲子草

【别名】满天星、虾钳菜、白花仔、节节花。

【来源】为苋科植物莲子草 *Alternanthera sessilis* (L.) DC. 的全草。

【植物形态】多年生草本，高 10~45cm；圆锥根粗，直径可达 3 毫米；茎上升或匍匐，绿色或稍带紫色，有条纹及纵沟，沟内有柔毛，在节处有一行横生柔毛。叶片形状及大小有变化，条状披针形、矩圆形、倒卵形、卵状矩圆形，花药矩圆形；退化雄蕊三角状钻形，比雄蕊短，顶端渐尖，全缘；花柱极短，柱头短裂。胞果倒心形，深棕色，包在宿存花被片内。种子卵球形。

【生长环境】生长于旷野路边、水边、田边潮湿处，村庄附近的草坡、水沟处。

【采　　制】夏秋采收。洗净晒干。

【性味功效】微甘、淡，凉。清热凉血，利湿消肿，拔毒止痒。

【应　　用】用于痢疾、鼻衄、咯血、便血、尿道炎、咽炎、乳腺炎、小便不利；外用治疮疖肿毒、湿疹、皮炎、体癣、毒蛇咬伤。

【选　　方】黑发髭：莲子草半两，升麻（锉）半两，牛膝（切）半两，茜草（切）半两，丁香半两，生地黄（切）2 两。（《圣济总录》）

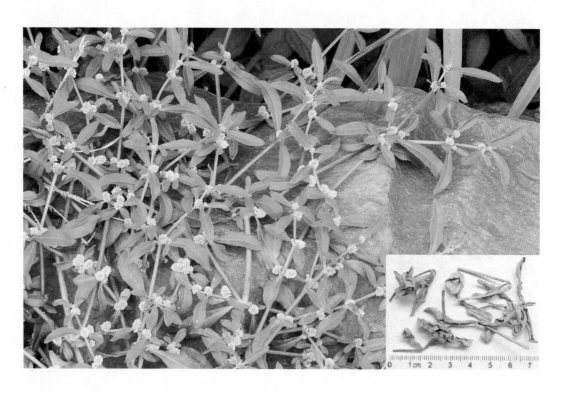

凉粉草

【别名】仙人草，仙人冻，仙草。

【来源】为唇形科植物凉粉草 *Platostoma palustre* （Blume）A. J. Paton 的全草。

【植物形态】一年生草本。茎下部伏地，上部直立。叶卵形或卵状长圆形，先端稍钝，基部渐收缩成柄，边缘有小锯齿，两面均有疏长毛；着生于花序上部的叶较小，呈苞片状，卵形至倒三角形，基部常带淡紫色，结果时脱落。总状花序柔弱；花小，轮生；萼小，钟状，2唇形；花冠淡红色，全缘或齿裂。小坚果椭圆形。

【生长环境】干沙地草丛或水沟边。

【采　　制】春夏采收，洗净，切段，鲜用或晒干。

【性味功效】甘、淡，凉。归肺、胃、肝经。清热利湿，凉血解暑。

【应　　用】用于急性风湿性关节炎，高血压，中暑，感冒，黄疸，急性肾炎，糖尿病。

【选　　方】治花柳毒入骨：仙人冻六两，蒸数次，加生麻雀八只，连毛，浸双料酒四斤，浸二十天。每次服三两为度。（《岭南采药录》）

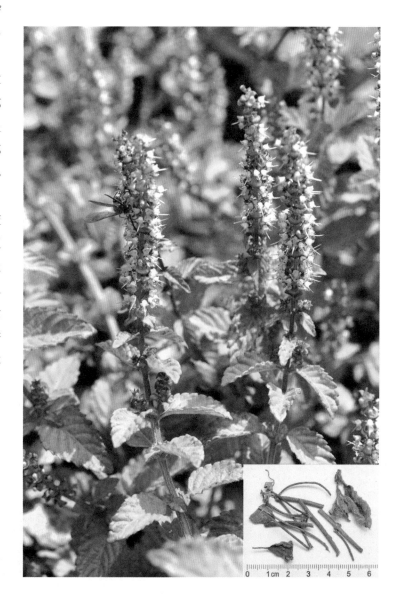

留兰香

【别名】香花菜、绿薄荷、青薄荷、鱼香菜。

【来源】为唇形科植物留兰香 *Mentha spicata* L. 的全草。

【植物形态】多年生草本。茎方形，多分枝，紫色或深绿色。叶对生，椭圆状披针形，顶端渐尖或急尖，基部圆形或楔形，边缘有疏锯齿，两面均无毛，下面有腺点；无叶柄。轮伞花序密集成顶生的穗状花序；苞片线形；花萼钟状，具5齿；花冠紫色或白色，有4裂片。小坚果卵形，黑色。

【生长环境】人工栽培或野生。

【采　　制】全年可采，鲜用或阴干。

【性味功效】辛、甘，微温。归肺、脾、胃经。疏风解表，理气止痛。

【应　　用】用于感冒咳嗽，胃痛，腹胀，神经性头痛；外用治跌打肿痛，眼结膜炎，小儿疮疖。

【选　　方】治风热型咽炎：绿薄荷、橄榄煎水取汁，萝卜100g切碎，绞汁合入，代茶饮。（《广州部队常用中草药手册》）

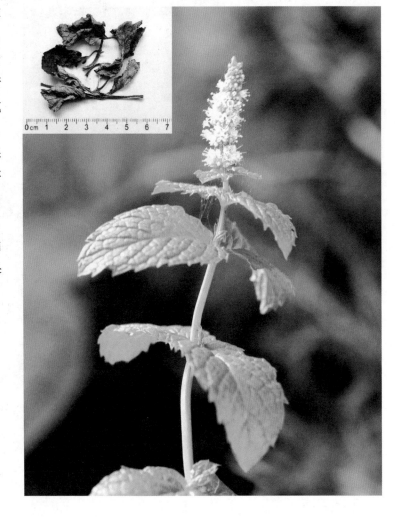

瓶尔小草

【别名】一支箭、一支枪、独叶一支枪、矛盾草。

【来源】 为瓶尔小草科植物瓶尔小草 Ophioglossum vulgatum L. 的全草。

【植物形态】多年生草本。根茎短，直立；根多数，黄色细长。营养叶1片，狭卵形或狭披针形，先端钝或稍急尖，基部短楔形，全缘，稍肉质；叶脉网状，中脉两侧的二次细脉与中脉平行。孢子叶初夏从营养叶腋间抽出。孢子囊10~50对，排列为2行，形成穗状，淡黄色；孢子囊无环状盖，熟时横裂；孢子球状四面形，具小突起。

【生长环境】阴湿的山地、河岸及沟边。

【采　　制】夏末秋初采收，洗净晒干。

【性味功效】甘、酸，凉。归肺、胃经。清热解毒，消肿止痛。

【应　　用】用于小儿肺炎，脘腹胀痛，毒蛇咬伤，疗疮肿毒；外用治急性结膜炎，角膜云翳，眼睑缘炎。

【选　　方】①治痔疮、疗疮：瓶尔小草五钱。水煎服。(《贵州草药》)

②治蛇咬伤：瓶尔小草三至五钱，煎水服；另捣绒敷患处。此药又可含口中，预防蛇毒。(《贵州草药》)

③治心胃气痛，顽固久病：瓶尔小草干粉，每服五厘，酒送下。(《广西药植图志》)

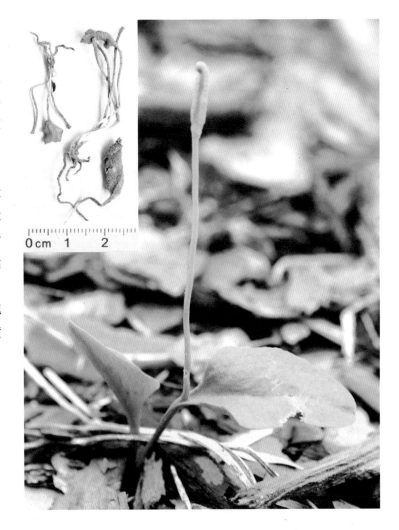

287

秦皮

【别名】岑皮，梣皮，秦白皮，蜡树皮。

【来源】为木犀科植物苦枥白蜡树 *Fraxinus rhynchophylla* Hance 的干燥枝皮或干皮。

【植物形态】落叶乔木，高约15m；树皮淡黄色，粗糙，树皮灰褐色，纵裂；小枝无毛或疏被长柔毛，旋脱落；羽状复叶小叶3~7，硬纸质，卵形、长圆形或披针形，先端锐尖或渐尖，基部圆钝或楔形，具整齐锯齿，上面无毛，下面延中脉被白色长柔毛或无毛；圆锥花序，花序轴无毛或被细柔毛；花雌雄异株；雄花密集，无花冠；雌花疏离，无花冠；翅果匙形，先端锐尖，常梨头状，翅下延至坚果中部。

【生长环境】多为栽培。

【采　　制】春、秋二季剥取，晒干。

【性味功效】苦、涩，寒。归肝、胆、大肠经。清热燥湿，收涩止痢，止带，明目。

【应　　用】用于湿热泻痢，赤白带下，目赤肿痛，目生翳膜。

【选　　方】① 治慢性细菌性痢疾：秦皮20g，生地榆、楂皮各15g。水煎服。(《河北中药手册》)

② 治银屑病：秦皮50~100g。加半面盆水煎，煎液洗患处，每日或隔2~3日洗一次。药液温热后仍可用，每次煎水可洗三次。洗至痊愈为止。(《全展选编·皮肤病》)

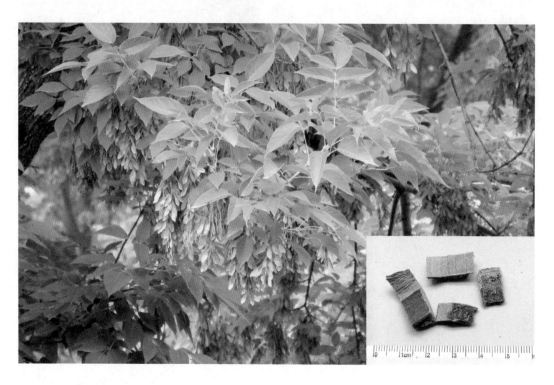

桑

【别名】桑树、家桑、蚕桑。

【来源】为桑科植物桑 *Morus alba* L. 的干燥叶、干燥根皮、干燥嫩枝。

【植物形态】落叶乔木或为灌木。高 3~10m 或更高，胸径可达 50cm。树皮厚，灰色，具不规则浅纵裂；冬芽红褐色，卵形，芽鳞覆瓦状排列。叶卵形或广卵形，先端急尖、渐尖或圆钝，基部圆形至浅心形，边缘锯齿粗钝，表面鲜绿色；托叶披针形，外面密被细硬毛。聚花果桑椹卵状椭圆形，长 1~2.5cm，成熟时红色或暗紫色。

【生长环境】潮湿肥沃土壤。

【采　制】四季可采，洗净晒干或鲜用。

【性味功效】淡涩，凉。退热、清肝、明目。

【应　用】用于风湿骨痛，祛湿。

【选　方】①治风湿骨痛：老桑枝 1 斤、白酒 1 斤，先以老桑枝在锅上炒至干脆，以酒徐徐洒之，洒完为度。乃以清水十五碗，煎至四碗，分二天服完。（《广州市中医验方选集第一集》）

②治高血压：桑树的主根 3 钱，水煎当茶，饮后脑子清爽，血压降低。（《中医验方汇编第一集》）

③治鹅口疮：鲜桑珠粗枝 1 条，在一头上挖一个槽，将明矾一块放在里面，在火上煅烧成枯矾，研成细末，撒敷在患处。（《中医验方汇编第二集》）

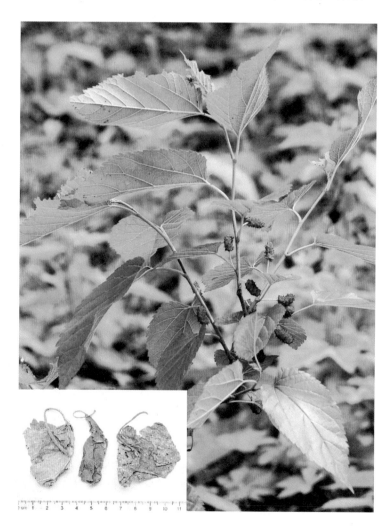

桑寄生

【别名】桑上寄生、寄生树、寄生草。

【来源】为桑寄生科植物桑寄生 *Taxillus chinensis*（DC.）Danser 的干燥带叶茎枝。

【植物形态】灌木，高 0.5~1m。嫩枝、叶密被褐色或红褐色星状毛，有时具散生叠生星状毛，小枝黑色，无毛，具散生皮孔。叶近对生或互生，革质，卵形、长卵形或椭圆形，长 5~8cm，宽 3~4.5cm，顶端圆钝，基部近圆形，上面无毛，下面被绒毛；侧脉 4~5 对，在叶上面明显；叶柄长 6~12mm，无毛。

【生长环境】平原或低山常绿阔叶林。寄生于桑树、桃树、李树、龙眼、荔枝、杨桃、油茶、油桐、橡胶树、榕树、木棉、马尾松或水松等多种植物上。

【采　　制】冬季至次春采割，除去粗茎，切段，干燥或蒸后干燥。

【性味功效】苦、甘，平。祛风湿，补肝肾，强筋骨，安胎。

【应　　用】用于风湿痹痛，腰膝酸软，筋骨无力，崩漏经多，妊娠漏血，胎动不安，头晕目眩。

【选　　方】①治腰背痛，肾气虚弱，卧冷湿地当风所得：独活三两，寄生、杜仲、牛膝、细辛、秦艽、茯苓、桂心、防风、川芎、人参、甘草、当归、芍药、干地黄各二两，上十五味细锉，以水一斗，煮取三升，分三服，温身勿冷也。（《备急千金要方》）

②治妊娠胎动不安，心腹刺痛：桑寄生一两半，艾叶半两（微炒），阿胶一两（捣碎，炒令黄燥），上药，锉，以水一大盏半，煎至一盏，去滓，食前分温三服。（《太平圣惠方》）

③治下血止后，但觉丹田元气虚乏，腰膝沉重少力：桑寄生，为末，每服一钱，非时白汤点服。（《杨氏护命方》）

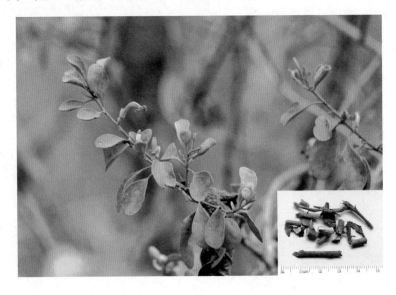

桑螵蛸

【别名】蜱蛸、桑蛸、冒焦、螵蛸、致神。

【来源】为螳螂科昆虫大刀螂 *Tenodera sinensis* Saussure 的干燥卵鞘。

【植物形态】略呈圆柱形或半圆形，由多层膜状薄片叠成，长 2.5~4cm，宽 2~3cm。表面浅黄褐色，上面带状隆起不明显，底面平坦或有凹沟。体轻，质松而韧，横断面可见外层为海绵状，内层为许多放射状排列的小室，室内各有一细小椭圆形卵，深棕色，有光泽。气微腥，味淡或微咸。

【采　制】自深秋至翌年春季均可采收，采得后，除去树枝，置蒸笼内蒸30~40分钟，杀死虫卵，晒干或烤干。

【性味功效】甘、咸，平；固精缩尿，补肾助阳。

【应　用】用于遗精滑精，遗尿尿频，小便白浊。

【选　方】治遗精白浊，盗汗虚劳：桑螵蛸（炙）、白龙骨等分，为细末。每服二钱，空心用盐汤送下。(《本草纲目》)

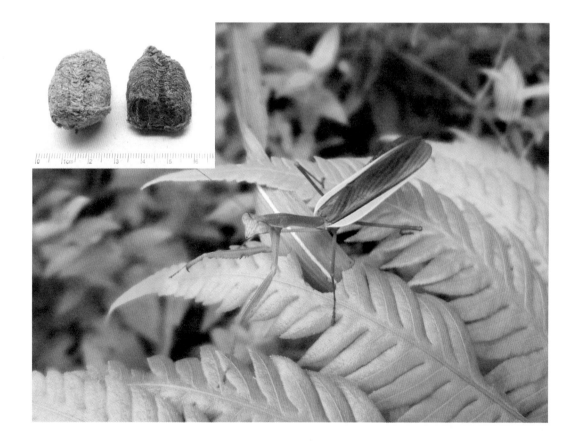

扇叶铁线蕨

【别名】过坛龙、铁线草、黑骨芒萁、乌脚枪。

【来源】为铁线蕨科植物扇叶铁线蕨 Adiantum flabellulatum L. Sp. 的全草。

【植物形态】多年生草本，高 20~45cm。根茎短而直立，被狭披针形鳞片。叶片扇形，叶干后近革质，孢子囊群每羽片 2~5 枚，横生于裂片上缘和外缘，以缺刻分开；囊群盖半圆形或长圆形，上缘平直，革质，褐黑色，全缘，宿存；孢子具不明显的颗粒状纹饰。

【生长环境】海拔 100~1100m 的阳光充足的酸性红、黄壤。

【采　制】洗净晒干。

【性味功效】苦、甘。清热解毒、舒筋活络、利尿、化痰、消肿、止血、止痛。

【应　用】治跌打内伤，外敷治烫火伤，毒蛇、蜈蚣咬伤及疮痛初起，还治乳猪下痢、猪丹毒及牛瘟。

【选　方】①治风湿性关节酸痛：鲜铁线草一两，浸酒一斤。每次一小杯（约二两），温服。（《泉州本草》）

②治皮肤瘙痒及疮疖湿疹：鲜扇叶铁线蕨二两，煎汤洗。（《泉州本草》）

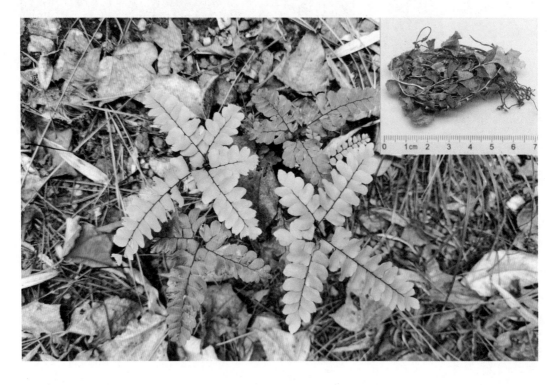

射干

【别名】乌扇、扁竹、较剪草、蝴蝶花。

【来源】为鸢尾科植物射干 *Belamcanda chinensis*（L.）DC. 的根茎。

【植物形态】多年生草本。茎鲜黄色，须根多数。茎直立。叶2列，扁平，嵌叠状广剑形，绿色，常带白粉，先端渐尖，基部抱茎，叶脉平行。总状花序顶生，二叉分枝；花梗基部具膜质苞片，苞片卵形至卵状披针形，花被片椭圆形，橘黄色且具有暗红色斑点。蒴果椭圆形，具3棱，成熟时3瓣裂。种子黑色，近球形。

【生长环境】山坡、草原、田野等空旷地。

【采　　制】春初刚发芽或秋末茎叶枯萎时采挖，除去须根及泥沙，干燥。

【性味功效】苦，寒。归肺经。清热解毒，消痰，利咽。

【应　　用】用于热毒痰火郁结，咽喉肿痛，痰涎壅盛，咳嗽气喘。

【选　　方】①治咽喉肿痛：射干花根、山豆根。阴干为末。吹喉。（《袖珍方》）

②治喉痹：射干，细锉。每服五钱匕，水一盏半，煎至八分，去滓，入蜜少许，旋旋服。（《圣济总录》）

③治瘰疬结核，因热气结聚者：射干、连翘、夏枯草各等分，为丸。每服二钱，饭后白汤下。（《本草汇言》）

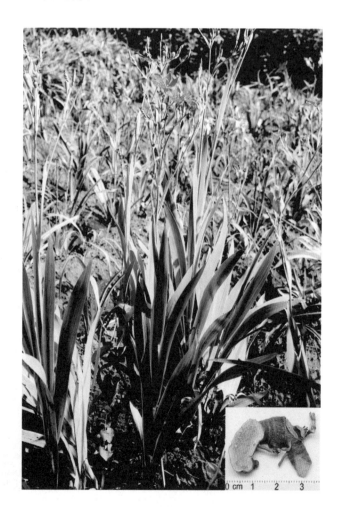

桃金娘

【别名】山稔、当梨子、稔果、多莲。

【来源】为桃金娘科植物桃金娘 Rhodomyrtus tomentosa（Ait.）Hassk. 的果实。

【植物形态】灌木。嫩枝有灰白色柔毛。叶对生，叶片革质，椭圆形或倒卵形，下表面有灰色茸毛，全缘；离基三出脉，网脉明显。花单生，紫红色，有长梗，花萼裂片5，宿存；花瓣5枚，倒卵形；雄蕊红色，多数。浆果卵状壶形，熟时紫黑色。种子多数，每室2列。

【生长环境】丘陵坡地，为酸性土指示植物。

【采　　制】秋季果实成熟时采收，晒干。

【性味功效】甘、涩，平。归肝、脾经。养血止血，涩肠固精。

【应　　用】用于血虚体弱，吐血，鼻衄，劳伤咯血，便血，崩漏，遗精，带下，痢疾，脱肛，烫伤，外伤出血。

【选　　方】①治血虚：熟桃金娘果1kg，焙干，蒸熟3次，用好酒1kg浸一星期后，每日服3次，每次服30g。(《广西民间常用中草药》)

②治鼻血：桃金娘干15g，塘虱鱼2条，以清水3碗煎至大半碗，服之则愈。(《岭南草药志》)

③治结肠炎：桃金娘果60g，土丁桂、野麻草各30g。水炖服。(《福建药物志》)

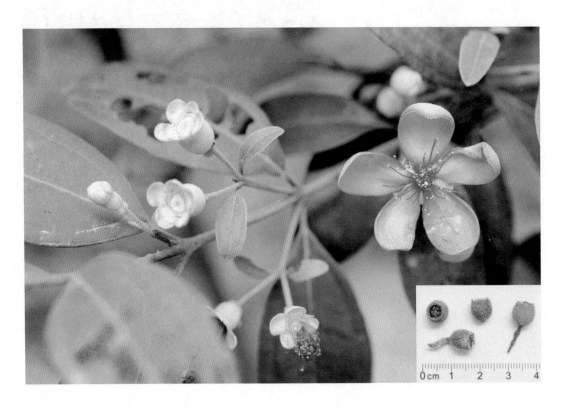

铁包金

【别名】狗脚利、老鼠草、老鼠耳、鼠乳头。

【来源】为鼠李科植物铁包金 *Berchemia lineata*（L.）DC. 的根。

【植物形态】藤状灌木。嫩枝黄绿色，密被短柔毛。叶互生；托叶披针形，宿存；叶片卵形至卵状椭圆形，全缘，无毛，上面深绿色，下面灰绿色，侧脉4~5对。花两性或杂性，2~10余朵簇生于叶腋或枝顶，呈聚伞总状花序，花序轴被毛；花瓣5，匙形，白色。核果圆柱形，肉质，熟时黑色或紫黑色，有宿存的花盘和萼筒。

【生长环境】低海拔的山野、矮林、路旁、坡地及丘陵。

【采　　制】秋后采根，鲜用或切片晒干。

【性味功效】苦、微涩，平。归心、肺经。消肿解毒，止血镇痛，祛风除湿。

【应　　用】用于痈疽疔毒，咳嗽咯血，消化道出血，跌打损伤，烫伤，风湿骨痛，风火牙痛。

【选　　方】① 治青蛇咬伤：铁包金捣烂，调米粉敷贴伤口。（《岭南草药志》）

② 治肺结核，肺燥咳嗽，内伤咯血，肝炎：铁包金干品一至二两。水煎服。（《广州部队常用中草药手册》）

③ 治跌打损伤，蛇咬伤：铁包金浸酒外擦。（《广州部队常用中草药手册》）

④ 治荨麻疹：铁包金一两。水煎服。（《福建中草药》）

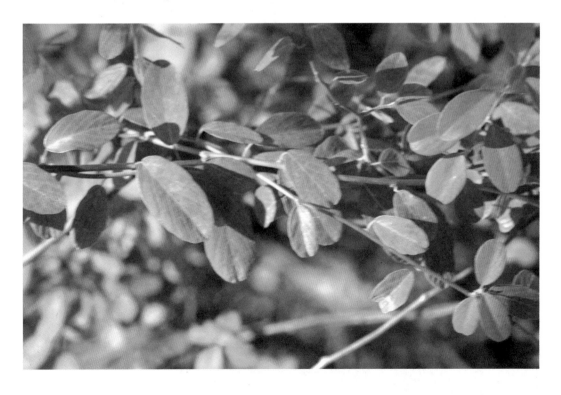

铁皮石斛

【别名】铁皮兰、黑节草。

【来源】为兰科植物铁皮石斛 *Dendrobium officinale* Kimura et Migo 的茎。

【植物形态】草本植物。茎直立，圆柱形，不分枝，具多节，常在中部以上互生 3~5 枚叶；叶二列，纸质，长圆状披针形，基部下延为抱茎的鞘，边缘和中肋常带淡紫色；叶鞘常具紫斑。总状花序常具 2~3 朵花，淡黄绿色；花序轴回折状弯曲；花苞片干膜质，浅白色，卵形；萼片和花瓣黄绿色，长圆状披针形，具 5 条脉；唇瓣白色。

【生长环境】树上或岩石上。

【采　制】11 月至翌年 3 月采收，除去杂质，剪去部分须根，边加热边扭成螺旋形或弹簧状，烘干；或切成段，干燥或低温烘干，前者习称"铁皮枫斗"（耳环石斛）；后者习称"铁皮石斛"。

【性味功效】甘，微寒。归胃、肾经。益胃生津，滋阴清热。

【应　用】用于热病津伤，口干烦渴，胃阴不足，食少干呕，病后虚热不退，阴虚火旺，骨蒸劳热，目暗不明，筋骨痿软。

【选　方】①治眼目昼视精明，暮夜昏暗，视不见物，名曰雀目：石斛、淫羊藿各一两，苍术（米泔浸，切，焙）半两，上三味，捣罗为散，每服三钱匕，空心米饮调服。（《圣济总录》）

②治温热有汗，风热化火，热病伤津，温疟舌苔变黑：鲜石斛三钱，连翘（去心）三钱，天花粉二钱，鲜生地四钱，麦冬（去心）四钱，参叶八分。水煎服。（《时病论》）

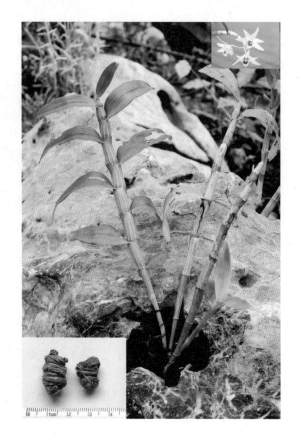

铁苋

【别名】人苋、血见愁、海蚌含珠、叶里含珠。

【来源】为大戟科植物铁苋菜 *Acalypha australis* L. 的全草。

【植物形态】一年生草本。茎直立，分枝，被微柔毛。叶互生；叶片卵状菱形或卵状椭圆形，先端渐尖，基部楔形或圆形，基出脉3条，边缘有钝齿，两面均粗糙无毛。穗状花序腋生；花单性，雌雄同株；苞片展开时肾形，合时如蚌，边缘有钝锯齿，基部心形；花萼四裂；无花瓣。蒴果小，三角状半圆形，被粗毛。种子卵形，灰褐色。

【生长环境】山坡、沟边、路旁、田野较湿润的地方。

【采　　制】夏、秋季采割，除去杂质，晒干。

【性味功效】苦、涩、凉。归心、肺、大肠、小肠经。清热解毒，利湿，收敛止血。

【应　　用】用于肠炎，痢疾，吐血、衄血、便血、尿血，崩漏；外治痈疖疮疡，皮炎湿疹。

【选　　方】①治痢疾坠胀：铁苋、辰砂草、过路黄。水煎服。(《四川中药志》)

②治皮炎，湿疹：铁苋煎水外洗。(《广州部队常用中草药手册》)

③治肠炎，痢疾，吐血，衄血，便血，咳嗽气喘：铁苋干品一至二两。水煎服。(《广州部队常用中草药手册》)

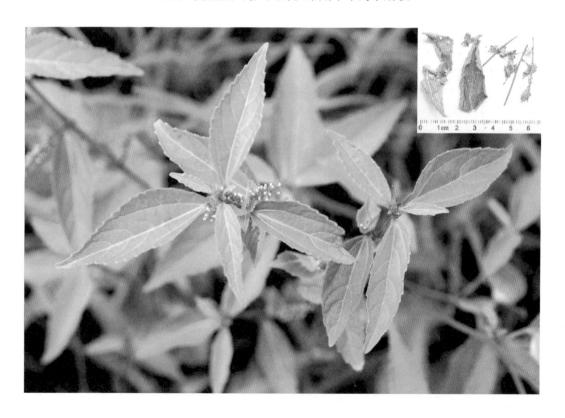

通草

【别名】寇脱、离南、倚商、花草。

【来源】为五加科植物通脱木 *Tetrapanax papyrifer*（Hook.）K.Koch 的茎髓。

【植物形态】灌木，高可达 6m。茎木质而不坚，中有白色的髓，幼时呈片状，老则渐次充实，幼枝密被星状毛，或稍具脱落性灰黄色绒毛。叶大，通常聚生于茎的上部，掌状分裂，长可达 1m，基部心脏形，叶片 5~7 裂；叶柄粗壮；托叶 2，膜质，披针状凿形，基部鞘状抱茎。花小，有柄，苞片披针形，萼不明显，花瓣 4，雄蕊 4；花盘微凸，核果状浆果扁球形，外果皮肉质，硬而脆。

【生长环境】山地灌木丛、林缘和沟谷。

【采　　制】选择生长 2~3 年的植株，秋季采收，割取地上茎，截成段，趁鲜时取出茎髓，晒干。将茎髓切制成方形薄片，称为"方通草"；修切下的边条，称为"丝通草"。

【性味功效】甘、淡，微寒。清热利尿，通气下乳。

【应　　用】用于湿热淋证，水肿尿少，乳汁不下。

【选　　方】①治热气淋涩，小便亦如红花汁者：通草三两，葵子一升，滑石四两（碎），石韦二两，以水六升，煎取二升，去滓，分温三服。（《普济方》）

②治一身黄肿透明，亦治肾肿：通草（蜜涂炙干），木猪苓（去里皮）各等分，并入研细去土地龙、麝香少许，每服半钱或一钱，米饮调下。（《小儿卫生总微论方》）

③治伤寒后呕吐：通草三两，生芦根（切）一升，橘皮一两，粳米三合，上四味，以水五升煮，取二升稍饮；不差，更作，取差止。（《备急千金要方》）

④治鼻痈，气息不通，不闻香臭，并有息肉：木通、细辛、附子（炮制，去皮、脐）各等分，上为末，蜜和，绵裹少许，纳鼻中。（《三因方》）

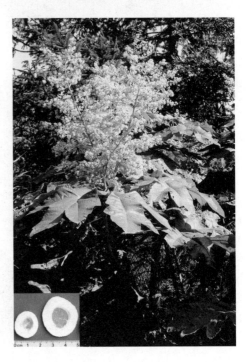

通奶草

【别名】通乳草、小飞扬草。

【来源】为大戟科植物通乳草 *Euphorbia hypericifolia* L. 的全草。

【植物形态】一年生草本，根纤细，常不分枝，少数由末端分枝。茎直立，自基部分枝或不分枝。叶对生，狭长圆形或倒卵形。花序数个簇生于叶腋或枝顶，每个花序基部具纤细的柄，柄长 3~5mm；总苞陀螺状，高与直径各约 1mm 或稍大。蒴果三棱状，无毛，成熟时分裂为 3 个分果爿。种子卵棱状，每个棱面具数个皱纹，无种阜。花果期 8~12 月。

【生长环境】生于旷野荒地，路旁，灌丛及田间。

【采　制】全草入药。

【性味功效】酸，凉。清热解毒、健脾通奶、利水、散瘀止血。

【应　用】用于乳汁不通、肠炎、水肿、痢疾、泄泻、湿疹、皮炎、脓疱疮、烧烫伤等。

【选　方】①治血痢：通奶草 30g。水煎服。(《常用中草药原色图谱》)

②治小儿疳积：通奶草、地耳草、白花蛇舌草各 10g，猪肝 30g。水煎服。(《常用中草药原色图谱》)

③治小儿腹泻：通奶草、铁扫帚、叶下珠、鸡眼草各 10g。水煎服。(《常用中草药原色图谱》)

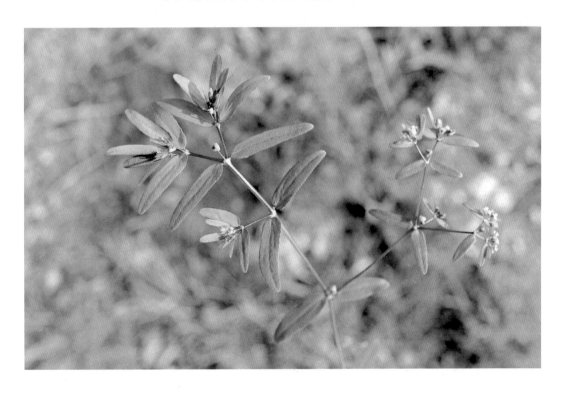

透明草

【别名】小叶冷水花。

【来源】为荨麻科植物小叶冷水花 *Pilea microphylla*（L.）Liebm. 以全草入药。

【植物形态】纤细小草本，无毛，铺散或直立。茎肉质，多分枝，干时常变蓝绿色，密布条形钟乳体。叶很小，同对的不等大，倒卵形至匙形，上面绿色，下面浅绿色。雌雄同株，有时同序，聚伞花序密集成近头状。瘦果卵形，熟时变褐色，光滑。花期夏秋季，果期秋季。

【生长环境】生于湿墙上或村舍旁。

【采　　制】夏、秋季采收，洗净，鲜用或晒干。

【性味功效】淡、涩，凉。清热解毒。

【应　　用】主治痈疮肿痛，丹毒，无名肿毒，烧伤烫伤，毒蛇咬伤。

【选　　方】①治痈疮肿痛，无名肿毒：鲜全草捣烂，调红糖少许，外敷。（《全国中草药汇编》）

②治烧伤，烫伤：鲜全草捣烂，绞汁外涂。（《全国中草药汇编》）

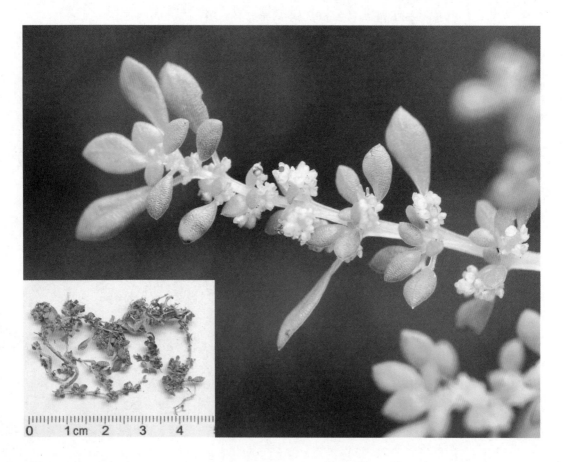

夏枯草

【别名】棒槌草、铁色草、大头花、夏枯头。

【来源】为唇形科植物夏枯草 Prunella vulgaris L. 的果穗。

【植物形态】多年生草本。茎方形，基部匍匐，全株密生细毛。叶对生；近基部的叶有柄，上部叶无柄；叶片椭圆状披针形。轮伞花序顶生，呈穗状；苞片肾形，背面有粗毛；花萼唇形；花冠紫色或白色，唇形。小坚果褐色，长椭圆形，具3棱。

【生长环境】荒地、路旁及山坡草丛。

【采　　制】夏季果穗呈棕红色时采收，晒干。

【性味功效】辛、苦，寒。归肝、胆经。清肝泻火，明目，散结消肿。

【应　　用】用于目赤肿痛，目珠夜痛，头痛眩晕，瘰疬，瘿瘤，乳痈，乳癖，乳房胀痛。

【选　　方】①治乳痈初起：夏枯草、蒲公英各等分。酒煎服，或作丸亦可。(《本草汇言》)
②治肝虚目睛疼，冷泪不止，筋脉痛，及眼羞明怕光：夏枯草半两，香附子一两，共为末。每服一钱，腊茶调下，无时。(《简要济众方》)
③治赤白带下：夏枯草花，开时采，阴干为末。每服二钱，食前米饮下。(《本草纲目》)
④治头目眩晕：夏枯草(鲜)二两，冰糖五钱。开水冲炖，饭后服。(《闽东本草》)

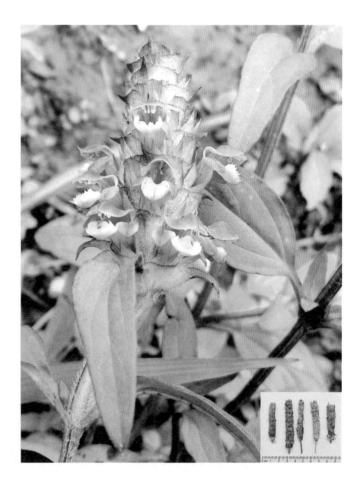

鸭脚木

【别名】鸭脚板、鹅掌柴、五指通、伞托树。

【来源】为五加科植物鹅掌柴 *Schefflera octophylla* (Lour.) Harms 的根皮、茎皮。

【植物形态】乔木或灌木。小枝粗壮。叶有小叶 6~9，最多至 11，小叶片纸质至革质，椭圆形、长圆状椭圆形或倒卵状椭圆形。圆锥花序顶生；伞形花序有花 10~15 朵；总花梗纤细；花瓣 5~6，开花时反曲，无毛；花盘平坦。果实球形，黑色。

【生长环境】山谷疏林中或山沟两旁。

【采　制】全年可采，洗净，切片晒干。

【性味功效】辛、苦，凉。归肺、肝经。清热解表，祛风除湿，舒筋活络。

【应　用】用于感冒发热，咽喉肿痛，烫伤，无名肿毒，风湿痹痛，跌打损伤，骨折。

【选　方】治外伤：鸭脚木根、树皮各 9g，加酸浆草适量，捣烂敷伤处。(《贵州民间药物》)

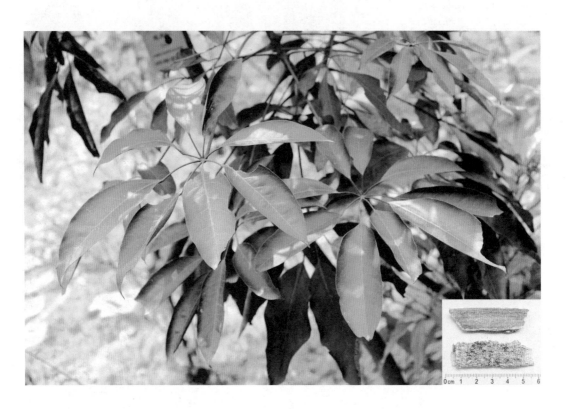

鸭跖草

【别名】兰花草、竹叶草。

【来源】为鸭跖草科植物鸭跖草 *Commelina communis* L. 的地上部分。

【植物形态】一年生草本。茎圆柱形，肉质，下部茎匍匐状，节常生根，表面呈绿色或暗紫色，具纵细纹。叶互生，带肉质；卵状披针形。总状花序，花 3~4 朵，深蓝色，着生于二叉状花序柄上的苞片内；苞片心状卵形，折叠状，绿色；花被 6 枚，2 列，绿白色，萼片状。蒴果椭圆形，压扁状。种子呈三棱状半圆形，暗褐色。

【生长环境】野外草地、湿地。

【采　　制】夏、秋二季采收，晒干。

【性味功效】甘、淡，寒。归肺、胃、小肠经。清热泻火，解毒，利水消肿。

【应　　用】用于感冒发热，热病烦渴，咽喉肿痛，水肿尿少，热淋涩痛，痈肿疔毒。

【选　　方】① 治五淋，小便刺痛：鲜鸭跖草枝端嫩叶四两。捣烂，加开水一杯，绞汁调蜜内服，每日三次。体质虚弱者，药量酌减。（《泉州本草》）

② 治水肿、腹水：鲜鸭跖草二至三两。水煎服，连服数日。（《浙江民间常用草药》）

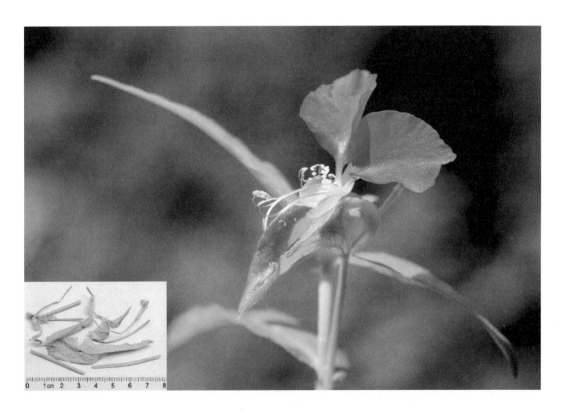

鸭嘴花

【别名】鸭嘴花、牛舌兰、大叶驳骨兰、大接骨。

【来源】为爵床科植物鸭嘴花 *Adhatoda vasica* Nees 的全草

【植物形态】灌木。枝圆柱状，灰色，有皮孔。叶纸质，矩圆状披针形至披针形，或卵形或椭圆状卵形，全缘，中脉在上面具槽；茎叶揉后有特殊臭气。穗状花序卵形或稍伸长；苞片卵形或阔卵形，被微柔毛；小苞片披针形，萼裂片5，矩圆状披针形，花冠白色，有紫色条纹或粉红色。蒴果近木质，上部具4粒种子，下部实心短柄状。

【生长环境】山岭林荫下。

【采　　制】四季可采，洗净晒干或鲜用。

【性味功效】苦、辛，温。归肝、脾经。活血止痛，接骨续伤，止血。

【应　　用】用于筋伤骨折，扭伤，瘀血肿痛，风湿痹痛，腰痛，月经过多，崩漏。

【选　　方】治风湿痹痛：大驳骨二两，泽兰一两，透骨消一两，双飞蝴蝶五钱，小驳骨二两，肉郎伞三两，鸡骨香五钱。共捣烂，酒炒热外敷。(《广西中药志》)

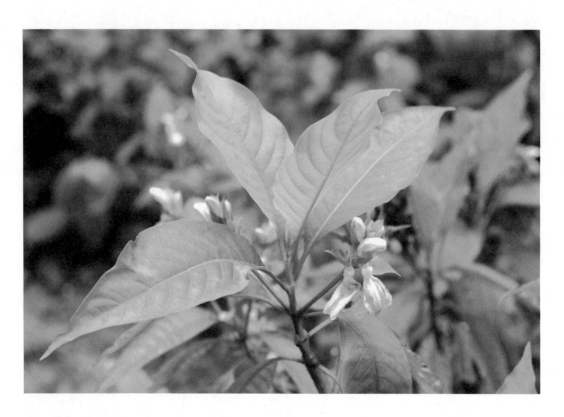

盐肤木

【别名】五倍子树，五倍柴，五倍子。

【来源】为漆树科植物盐肤木 *Rhus chinensis* Mill 已去掉软木的根皮。

【植物形态】小枝棕褐色，叶片多形，卵形或椭圆状卵形或长圆形，先端急尖，基部圆形，顶生小叶基部楔形，叶面暗绿色，叶背粉绿色，小叶无柄。圆锥花序宽大，多分枝，雌花序较短，密被锈色柔毛；苞片披针形，花白色，裂片长卵形，花瓣倒卵状长圆形，开花时外卷；花丝线形，花药卵形，子房不育；卵形，核果球形，略压扁，成熟时红色。

【生长环境】生于海拔 170~2700m 的向阳山坡、沟谷、溪边的疏林或灌丛中。

【性味功效】咸、涩、凉。祛风湿，散瘀血，清热解毒。

【应　　用】治咳嗽，风湿骨痛，水肿，黄疸，跌打损伤，肿毒疮疥，蛇咬伤。

【选　　方】①治跌打损伤：鲜盐肤木根皮、鲜楤木根皮各等量。捣烂敷。(《陕西中草药》)

②治黄疸：盐肤木根皮五钱，黄栀子根五钱。水煎服。(《浙江民间常用草药》)

③治小儿疳积：盐肤木根皮四钱，叶下珠（连果实的全草）二钱。用猪瘦肉二两炖服，以汤同药煎服。(《江西民间草药验方》)

④治毒蛇咬伤：盐肤木鲜根皮捣烂敷脑后。(《福建中草药》)

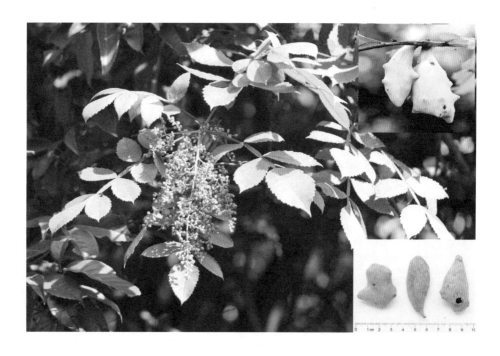

艳山姜

【别名】砂红、土砂仁、野山姜、玉桃

【来源】为姜科植物艳山姜 *Alpinia zerumbet*（Pers.）Burtt. et Smith 的根茎和果实。

【植物形态】株高2~3m。叶片披针形，长 30~60cm，宽 5~10cm，顶端渐尖而有一旋卷的小尖头，基部渐狭，边缘具短柔毛，两面均无毛；叶柄长 1~1.5cm；叶舌长 5~10mm，外被毛。

【生长环境】喜高温潮湿环境，耐阴但不耐寒，适合保水性良好肥沃的土壤。

【采　制】根茎全年均可采，鲜用或切片晒干。果实将熟时采收，烘干。

【性味功效】辛、涩，温。燥湿祛寒，除痰截疟，健脾暖胃的功效。

【应　用】治疗缓解脘腹冷痛，胸腹胀满，痰湿积滞，消化不良，呕吐腹泻，咳嗽等症状。

【选　方】①治胃痛：艳山姜、五灵脂各 6g。共研末。每次 3g，温开水送服。（《福建药物志》）
②治疟：艳山姜根茎60g，生姜 2 片，江南香 0.3g。共捣烂敷患处。（《福建药物志》）

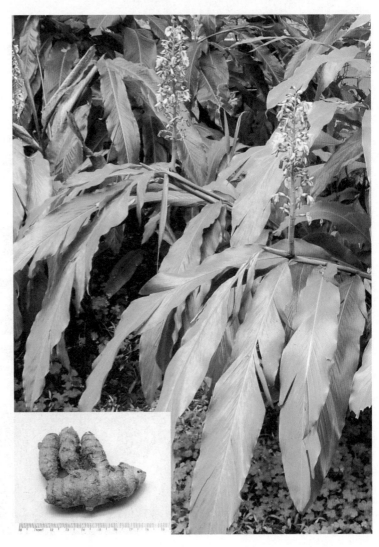

益母草

【别名】益母艾、红花艾、坤草、茺蔚。

【来源】为唇形科植物益母草 Leonurus japonicus Houtt. 的地上部分。

【植物形态】一年或二年生草本。茎直立，方形。叶对生；叶形多种，一年根生叶片略呈圆形，叶缘 5~9 浅裂；茎中部的叶 3 全裂，裂片近披针形；最上部的叶不分裂，线形，两面均被短柔毛。花多数，生于叶腋，呈轮伞状；苞片针刺状；花萼钟形；花冠唇形，淡红色或紫红色，花冠外被长绒毛。小坚果褐色，三棱状。

【生长环境】山野荒地、田埂、草地、溪边等处。

【采　　制】鲜品春季幼苗期至初夏花前期采割；干品夏季茎叶茂盛、花未开或初开时采割，晒干或切段晒干。

【性味功效】苦、辛，微寒。归肝、心、膀胱经。活血调经，利尿消肿，清热解毒。

【应　　用】用于月经不调，痛经、闭经，恶露不尽，水肿尿少，疮疡肿毒。

【选　　方】①治产后恶露不下：益母草捣绞取汁，每服一小盏，入酒一合，暖过搅匀服之。(《太平圣惠方》)
②妇人分娩后服之，助子宫之整复：益母草九钱，当归三钱。水煎，去渣，一日三回分服。(《现代实用中药》)
③治产后血运，心气绝：益母草，研，绞汁，服一盏。(《子母秘录》)
④治尿血：益母草汁（服）一升。(《外台秘要方》)

【附　　注】茺蔚子为本植物的成熟果实。辛、苦，微寒。归心包、肝经。活血调经，清肝明目。用于月经不调，闭经、痛经，目赤翳障，头晕胀痛。

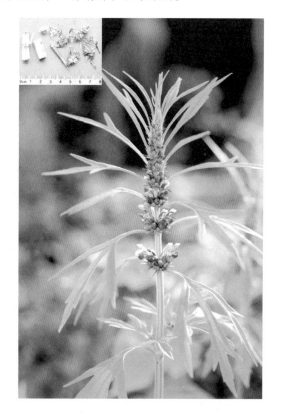

益智

【别名】益智仁、益智子。

【来源】为姜科植物益智 *Alpinia oxyphylla* Miq. 的成熟果实。

【植物形态】多年生草本。根茎延长。茎直立，丛生。叶2列，具短柄；叶片披针形，先端尾尖，基部阔楔形，边缘具脱落性小刚毛；叶舌膜质，被淡棕色疏柔毛。总状花序顶生，花序轴棕色，被短毛，下端具一环形苞片，包围花轴；花萼筒状；花冠外被疏短毛，唇瓣倒卵形，具红色条纹。蒴果椭圆形至纺锤形，被疏毛，表面有纤维束线条，果柄短。

【生长环境】阴湿林下。

【采　制】夏、秋间果实由绿变红时采收，晒干或低温干燥。

【性味功效】辛，温。归脾、肾经。暖肾固精缩尿，温脾止泻摄唾。

【应　用】用于肾虚遗尿，小便频数，遗精白浊，脾寒泄泻，腹中冷痛，口多唾涎。

【选　方】①治小儿遗尿，亦治白浊：益智仁、白茯苓各等分，上为末。每服一钱，空心米汤调下。(《补要袖珍小儿方论》)

②治小便赤浊：益智仁、茯神各二两，远志、甘草（水煮）各半斤。为末，酒糊丸，梧桐子大。空心姜汤下五十丸。(《本草纲目》)

③治妇人崩中：益智子，炒研细，米饮入盐服一钱。(《经效产宝》)

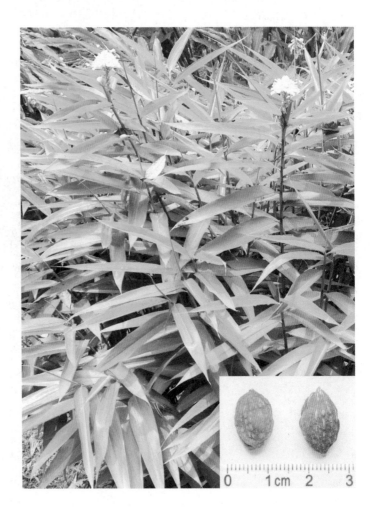

菝葜

【别名】金刚兜、金刚刺、金刚藤。

【来源】为百合科植物菝葜 *Smilax china* L. 的干燥根茎。

【植物形态】攀援灌木。根状茎粗厚，坚硬，为不规则的块状，径2~3cm。茎长1~5m，疏生刺。叶薄革质或坚纸质，圆形、卵形或宽卵形，常淡绿色。花绿黄色，外花被片长3.5~4.5mm，宽1.5~2mm，内花被片稍窄；雄花花药比花丝稍宽，常弯曲；雌花有6枚退化雄蕊。浆果熟时红色，有粉霜。

【生长环境】林下、灌丛、河谷或山坡。

【采　　制】秋末至次年春采挖，除去须根，洗净，晒干或趁鲜切片，干燥。

【性味功效】甘、微苦、涩，平。利湿去浊，祛风除痹，解毒散瘀。

【应　　用】用于小便淋浊，带下量多，风湿痹痛，疔疮痈肿。

【选　　方】①治一切伏热，烦躁困闷：菝葜1两，贯众（摘碎，刮去毛）1两，人参半两，甘草（炙，锉）半两，上为散，每服2钱匕，水1盏，煎至7分，温服，如热渴即冷作饮。（《圣济总录》卷三十四）
②治沙石淋重：菝葜2两，上为细散。每服1钱匕，米饮调下，服毕用地椒煎汤，浴连腰浸，须臾即通。（《圣济总录》卷九十八）

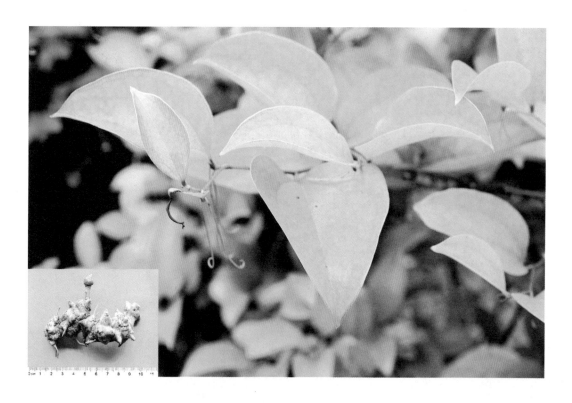

菜豆树

【别名】接骨凉伞、森木凉伞、豆角木、牛尾木。

【来源】为紫葳科植物菜豆树 *Radermachera sinica*（Hance）Hemsl. 的根、叶、果。

【植物形态】落叶乔木。根直，根皮肥厚，色白。树皮锈黑色，枝叶聚生于干顶。叶对生，2~3 回单数羽状复叶；小叶对生，卵形至卵状披针形，先端尾状急尖，基部近圆形，全缘，两面绿色无毛。总状花序顶生；花冠白色，长筒状，裂片 5。果实长圆柱状，似豆荚，长 50~80cm，熟时 2 纵裂，种子多数。

【生长环境】石灰岩、山谷或平地疏林。

【采　　制】根全年可采，洗净切片，晒干；秋前采叶，晒干或鲜用；果成熟时采，晒干或鲜用。

【性味功效】苦，寒。清热解毒，散瘀消肿。

【应　　用】用于伤暑发热。外用治跌打骨折，毒蛇咬伤，痈肿。

【选　　方】治毒蛇咬伤：菜豆树叶或果捣烂敷头部囟门（先剃去头发）处。（《广西中草药》）

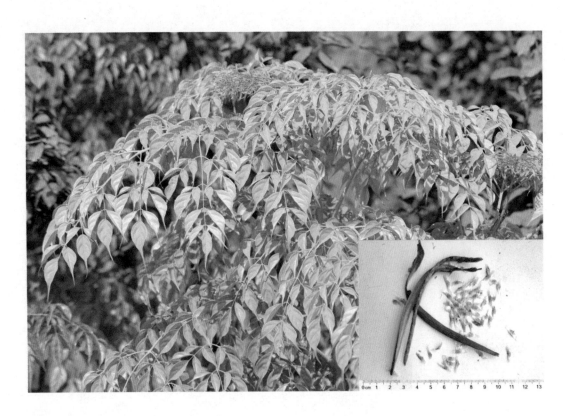

淡竹叶

【别名】竹叶、碎骨子、山鸡米、竹叶卷心。

【来源】为禾本科植物淡竹叶 *Lophatherum gracile* Brongn. 的干燥茎叶。

【植物形态】多年生草本，具木质根头。须根中部膨大呈纺锤形小块根。秆直立，疏丛生。叶鞘平滑或外侧边缘具纤毛；叶舌质硬，褐色，背有糙毛；叶片披针形，基部收窄成柄状。圆锥花序，分枝斜升或开展；小穗线状披针形，具极短柄；颖顶端钝，具5脉，边缘膜质；雄蕊2枚。颖果长椭圆形。花果期6~10月。

【生长环境】生于山坡、林地或林缘、道旁蔽荫处。

【采　制】栽后3~4年开始采收。在6~7月将开花时，除留种以外，其余一律离地2~5cm处割起地上部分，晒干，理顺扎成小把即成。但在晒时，不能间断，以免脱节；夜间不能露天堆放，以免黄叶。可连续收获几年。

【性味功效】甘、淡，寒。归心、肺、胃、膀胱经。清热泻火，除烦，利尿。

【应　用】用于热病烦渴，口疮尿赤，热淋涩痛。

【选　方】①治眼赤：淡竹叶10g，黄连4枚，青钱20文，大枣（去皮核）20枚，栀子7枚，车前草10g。上六味，以水四升，煮取一升以洗眼，每日6~7遍。忌猪肉。（《外台秘要方》）

②治伤寒、温病、暑病之后，余热未清，气津两伤证：竹叶6g，石膏50g，半夏9g，麦门冬20g，人参6g，甘草（炙）6g，粳米10g。上七味，以水一斗，煮去六升，去渣，内粳米，煮米熟，汤成去米，温服一升，日三服。（《伤寒论》）

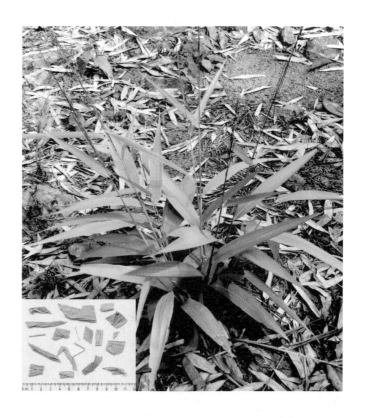

梵天花

【别名】虱麻头，三角枫、三合枫、小桃花。

【来源】为锦葵科植物梵天花 Urena procumbens L. 的全草。

【植物形态】灌木。高约1m。枝条密生星状短柔毛。叶通常3~5深裂，裂口深达中部以下，裂片倒卵形或菱形。花单生或簇生叶腋；花瓣5，淡红色，倒卵形。果球形，直径约6mm，具刺和长硬毛，刺端有倒钩。种子平滑无毛。

【生长环境】山野、路边、荒坡或灌丛。

【采　制】夏、秋采，去根，晒干。

【性味功效】甘、苦，凉。祛风利湿，消热解毒。

【应　用】用于风湿痹痛，泄泻，痢疾，感冒，咽喉肿痛，肺热咳嗽，风毒流注，疮疡肿毒，跌打损伤，毒蛇咬伤。

【选　方】①治风毒流注：梵天花四两，羊肉八两，酌加酒水各半炖三小时服，日一次。(《福建民间草药》)
②治毒蛇咬伤：梵天花鲜叶捣烂，浸米泔水洗之，以渣敷伤口。(《褐建中草药》)
③治痢疾：梵天花三至五钱，水煎服。(《广西实用中草药新选》)

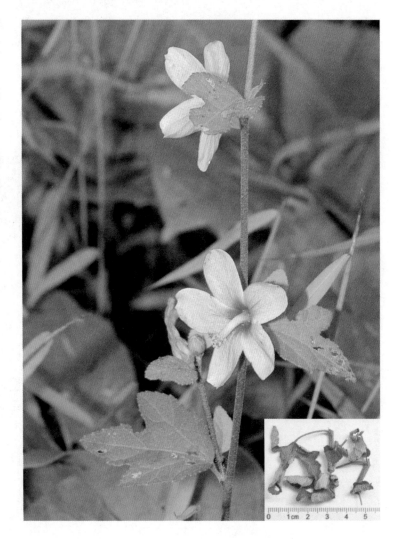

黄独

【别名】黄药、黄药根、苦药子。

【来源】为薯蓣科植物黄独 *Dioscorea bulbifera* L. 的块茎。

【植物形态】多年生草本野生藤蔓植物。块茎卵圆形或梨形，外皮紫黑色，密布须根，茎左旋，单叶互生，广心状形，基部宽心形，先端长尾状，叶全缘，单性花，雄花序穗状下垂，丛生于叶腋、花小密集，浅绿白色；雌花紧贴中轴，茎中结有若干卵圆形小球，似山药豆。

【生长环境】该种适应性较大，既喜阴湿，又需阳光充足之地，以海拔几十米至2000m的高山地区都能生长，多生于河谷边、山谷阴沟或杂木林边缘。

【采　制】植株经霜后逐渐萎蔫，此时将枯茎割下，除去支架，用锹将块茎挖出，除净泥土和须根，趁鲜切成0.5~1cm的厚片，晒干或烘干即可。

【性味功效】苦，平。无毒。凉血，降火，消瘿，解毒。

【应　用】治吐血，衄血，喉痹，瘿气，疮痈瘰疬。

【选　方】①治吐血不止：黄药（万州者）一两，捣碎，用水二盏，煎至一盏，去滓温热服。（《圣济总录》）

②治吐血：真蒲黄，黄药等分。用生麻油调，以舌舐之。（《百一选方》）

③治鼻衄不止：黄药一两，捣罗为散。每服二钱匕，煎阿胶汤调下。良久，以新汲水调生面一匙投之。（《圣济总录》）

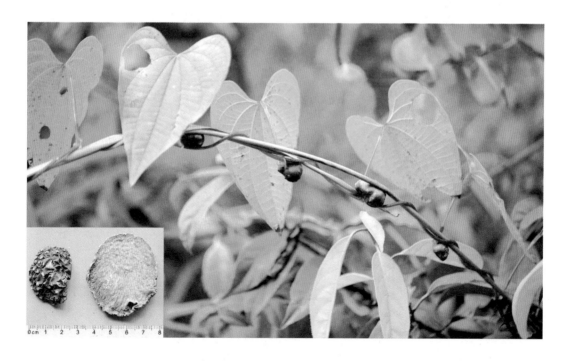

黄花夹竹桃

【别名】黄花状元竹、酒杯花、柳木子。

【来源】为夹竹桃科植物黄花夹竹桃 Thevetia peruviana（Pers.）K. Schum. 的叶及种子。

【植物形态】乔木，高达 5m。树皮棕褐色，皮孔明显；多枝柔软，小枝下垂；全株具丰富乳汁。叶互生，近革质，无柄，线形或线状披针形，两端长尖，长 10~15cm，宽 5~12mm，光亮，全缘，边稍背卷；中脉在叶面下陷，在叶背凸起，侧脉两面不明显。花黄色，芳香味，顶生聚伞花序；花梗长 2~4cm；花萼绿色；花冠漏斗状。

【生长环境】干热地区的路旁、池边、山坡疏林。

【采　　制】果实成熟后，取出种子，晒干；叶随时可采。

【性味功效】辛、苦，温。有大毒。强心，利尿，消肿。

【应　　用】用于各种心脏病引起的心力衰竭（对左心衰竭疗效较好），阵发性室上性心动过速，阵发性心房纤颤。叶可灭蝇、蛆、孑孓。

【选　　方】治蛇头疗：黄花夹竹桃鲜叶捣和蜜调匀，包敷患处，日换 2~3 次。（《福建中草药》）

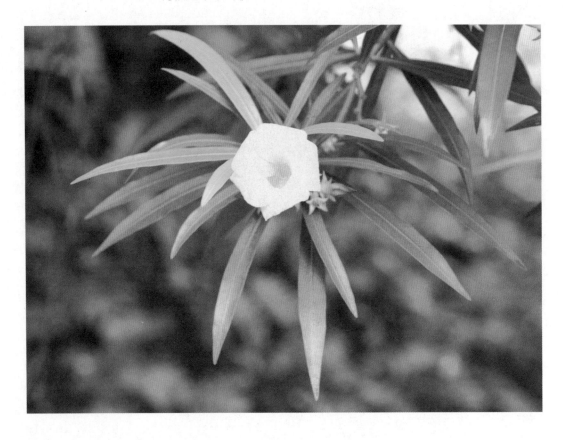

黄金间碧竹

【别名】花竹、黄金间碧玉、埋罕、青丝金竹。

【来源】为禾本科植物黄金间碧竹 *Bambusa vulgaris* Schrader ex Wendland cv. Vittata McClure 的茎。

【植物形态】竿黄色，竿稍疏离，高 8~15m，直径 5~9cm，尾梢下弯，下部挺直或略呈"之"字形曲折；节间正常，但具宽窄不等的绿色纵条纹，长 20~30cm，幼时稍被白蜡粉，并贴生以淡棕色刺毛，老则无粉无毛，竿壁稍厚；节处稍隆起，竿基数节具短气根，并于箨环之上下方各环生一圈灰白色绢毛；分枝常自竿下部节开始，每节数枝至多枝簇生，主枝较粗长。

【生长环境】耐寒性稍弱，喜光而略耐半阴，在疏松湿润的砂壤土或冲积土上生长快。

【采　　制】四季可采，鲜用。或切片晒干备用。

【性味功效】微苦、甜，温。清火解毒，利胆退黄。

【应　　用】用于黄疸、眩晕、小便热涩疼痛。

【选　　方】①治黄疸：黄金间碧竹 30g，三丫苦 30g，十大功劳 30g，竹叶兰 30g，大黄藤 15g，定心藤 30g。煎汤服。（景洪市傣医波温囡验方）

②治眩晕：黄金间碧竹 20g，煎服。（西双版纳州傣医院傣医康郎腊验方）

③治小便热涩疼痛：黄金间碧竹 30g，车前草 20g，野芦谷根 30g。煎汤内服。（景洪市傣医波温囡验方）

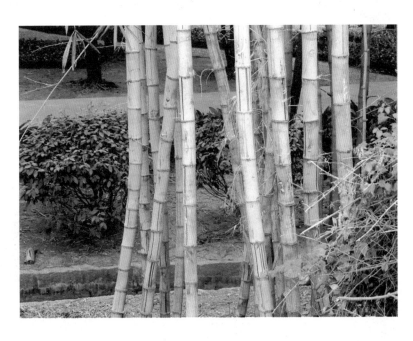

假蒟

【别名】蛤蒌、假蒌、山蒌。

【来源】为胡椒科植物假蒟 *Piper sarmentosum* Roxb. 的根。

【植物形态】多年生、匍匐、逐节生根草本；小枝近直立，无毛或幼时被极细的粉状短柔毛。叶近膜质，有细腺点，下部的阔卵形或近圆形；叶脉7条，干时呈苍白色，背面显著凸起；上部的叶小，卵形或卵状披针形；叶柄被极细的粉状短柔毛；叶鞘长约为叶柄之半。花单性，雌雄异株，聚集成与叶对生的穗状花序。浆果近球形。花期4~11月。

【生长环境】生于林下或村旁湿地上。

【采　　制】全年均可采收，鲜用或阴干。

【性味功效】味苦，性温。归心、肺、脾、大肠经。祛风散寒，行气止痛，活络，消肿。

【应　　用】用于风寒咳喘，风湿痹痛，脘腹胀满，泄泻痢疾，产后脚肿，跌打损伤。

【选　　方】治龋齿痛：假蒌根五钱。水煎含漱。(《广西中草药》)

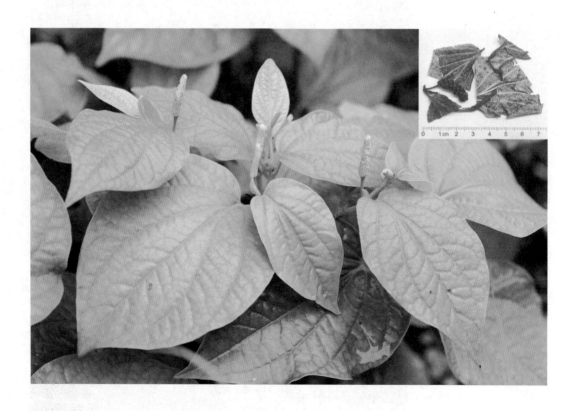

假鹰爪

【别名】山指甲、狗牙花。

【来源】为番荔枝科植物假鹰爪 *Desmos chinensis* Lour. 的根。

【植物形态】直立或攀援灌木，除花外，全株无毛；枝皮粗糙，叶片薄纸质或膜质，长圆形或椭圆形，少数为阔卵形，上面有光泽，下面粉绿色。花黄白色，单朵与叶对生或互生；花梗无毛；萼片卵圆形，外轮花瓣比内轮花瓣大，长圆形或长圆状披针形，两面被微柔毛，内轮花瓣长圆状披针形，花托凸起，果有柄，念珠状，种子球状，夏至冬季开花，6月至翌年春季结果。

【生长环境】生于丘陵山坡、林缘灌木丛中或低海拔旷地、荒野及山谷等地。

【采　　制】全年均可采收，切片晒干。

【性味功效】辛，温；有小毒。归肝、脾经。祛风止痛，行气化瘀，杀虫止痒。

【应　　用】用于风湿痹痛，跌打损伤，产后瘀滞腹痛，消化不良，胃痛腹胀，疥癣。

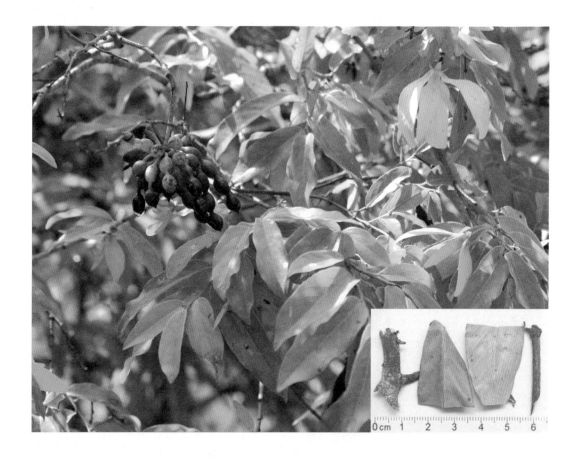

接骨草

【别名】蒴藋、陆英、排风藤、大臭草。

【来源】为忍冬科植物接骨草 *Sambucus chinensis* Lindl 地上部分。

【植物形态】高大草本或半灌木，高可达2m。茎髓部白色。羽状复叶的托叶叶状或成蓝色的腺体；小叶2~3对，互生或对生，窄卵形，长6~13cm，嫩时上面被疏长柔毛，先端长渐尖，两侧不等，具细锯齿，小叶无托叶。杯形不孕性花宿存，可孕性花小；萼筒杯状，萼齿三角形；花冠白色，基部联合；花药黄或紫色。果实红色，近圆形，表面有小疣状突起。

【生长环境】山坡、林下、沟边和草丛。

【采　制】根，秋后采根，洗净，鲜用或切片晒干；或剥取根皮，切段，晒干。茎叶，夏、秋季采收，切段，鲜用或晒干。果实，9~10月采收，鲜用。

【性味功效】甘、苦，平。归肝经。祛风利湿，活血，止血。

【应　用】用于风湿痹痛，痛风，大骨节病，急慢性肾炎，风疹，跌打损伤，骨折肿痛，外伤出血。

【选　方】治从高坠损，骨折伤筋：接骨草2两，紫葛根1两（锉），石斛1两（去根、锉），巴戟1两，丁香1两，续断1两，阿魏1两（面裹煨，面熟为度），上为粗散，不拘时候，以温酒调下2钱。（《太平圣惠方》）

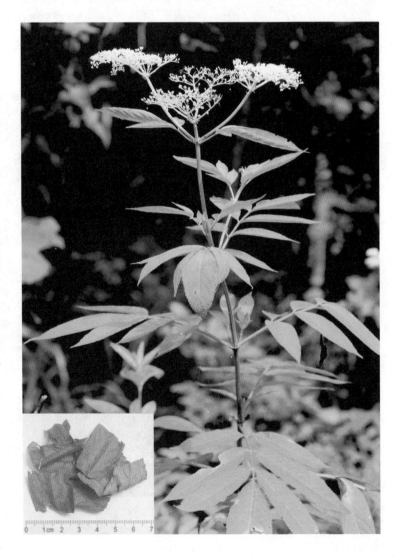

救必应

【别名】铁冬青、熊胆木、白木香、大叶冬青。

【来源】为冬青科植物铁冬青 *Ilex rotunda* Thunb. 的树皮或根皮。

【植物形态】常绿乔木或灌木。枝灰色，小枝有棱，红褐色。叶互生，卵圆形至椭圆形，两端短尖，全缘，上面有光泽；侧脉 8 对，两面明显；纸质。花单性，雌雄异株，排列为具梗的伞形花序；雄花花瓣 4~5，绿白色，卵状矩圆形；雄蕊 4~5；雌花较小，花柄较粗壮。核果球形至椭圆形，熟时红色，顶端有宿存柱头。

【生长环境】山下疏林或沟、溪边。

【采　　制】全年可采，刮去外层粗皮，切碎，晒干或鲜用。

【性味功效】苦，寒。归肺、肝、大肠经。清热解毒，利湿，止痛。

【应　　用】用于感冒发热，扁桃体炎，咽喉肿痛，急慢性肝炎，急性肠胃炎，胃及十二指肠溃疡，风湿关节痛，跌打损伤，水火烫伤。

【选　　方】①治外感风热头痛：救必应一两，水煎，日服三次。(《广西中草药》)

②治跌打肿痛：救必应树皮二钱研粉，白糖一两，开水冲服。(《广西中草药》)

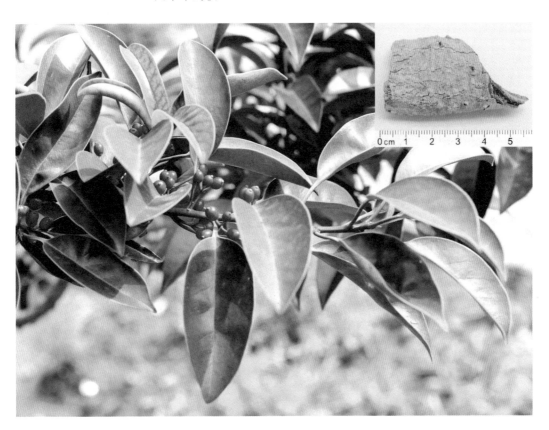

菊叶三七

【别名】土三七、水三七、紫背三七。

【来源】为菊科植物三七草 *Gynura segetum*（Lour.）Merr. 的根或全草。

【植物形态】多年生直立草本，高达 110cm。根茎肉质肥大，淡黄褐色。茎有纵条纹。单叶互生，长椭圆形，长达 15cm，宽 7cm，羽状深裂，裂片顶端渐尖，边有不规则的锯齿，基部楔形，两面有疏柔毛，下面紫绿色；茎上部叶近无柄。花金黄色，全为管状；头状花序多个，排成顶生的圆锥花序。瘦果狭圆柱形，被毛，有丰富的白色冠毛。花期 9~10 月。

【生长环境】生于沟边及屋舍旁肥厚湿润的土壤中。

【采　　制】秋、冬挖根，除去残茎、须根及泥土晒干。夏、秋采全草，洗净，鲜用或晒干。

【性味功效】甘、微苦，温。散瘀止血，解毒消肿。

【应　　用】用于吐血，衄血，尿血，便血，功能性子宫出血，产后瘀血腹痛，大骨节病；外用治跌打损伤，痈疖疮疡，蛇咬伤，外伤出血。

【选　　方】①治跌打损伤，经闭，咯血，吐血：三七草全草五钱至一两。水煎或捣汁，冲烧酒服。（《湖南药物志》）

②治衄血：三七草全草五钱。水煎服。（《湖南药物志》）

③治乳痈：三七草全草五钱。水煎服。（《湖南药物志》）

④治无名肿毒：土三七叶，红赤葛根皮。捣绒包敷。（《四川中药志》）

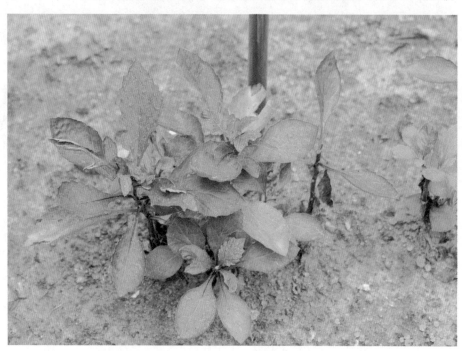

犁头尖

【别名】芋头草、小野芋、犁头草、大叶半夏。

【来源】为天南星科植物犁头尖 *Typhonium divaricatum*（L.）Decne. 的块茎及全草。

【植物形态】多年生草本。块茎近球形，直径约1cm。叶具长柄；戟形或深心状戟形，先端渐尖，基部裂片卵状披针形至矩圆形，广歧，边全缘或近3裂。花序柄长2.5~5cm或更长；佛焰苞下部绿色，管状，上部扩大而成一卵状披针形、深紫色的苞片，上部极狭，有时旋扭；肉穗花序深紫色，子房数列，在花序的基部，接着有数列短而锥尖、直立的中性花；附属体线形。浆果倒卵形。

【生长环境】生长于浙江、江西、福建、湖南、广东、广西、四川、云南等地海拔1200m以下，生于地边、田头、草坡、石隙中。

【采　　制】秋季采挖，洗净，鲜用或晒干。

【性味功效】苦、辛，温，有毒。归肝、脾经。解毒消肿，散瘀止血。

【应　　用】用于痈疽疔疮，无名肿毒，瘰疬，血管瘤，疥癣，毒蛇咬伤，蜂螫伤，跌打损伤，外伤出血。

【选　　方】①治淋巴结结核：犁头尖鲜全草适量。配醋、糯米饭各少许，共捣烂敷患处，日换2次。(《全国中草药汇编》)

②治血管瘤：鲜犁头尖块茎用米酒（或烧酒）磨汁，外涂，每日3~4次。(《全国中草药汇编》)

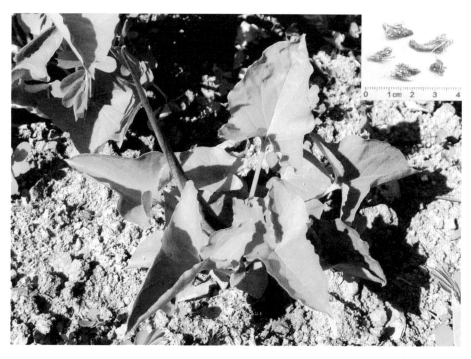

麻风树

【别名】芙蓉树、麻风树、小桐子、臭油桐。

【来源】为大戟科植物麻风树 *Jatropha curcas* L. 的叶、树皮。

【植物形态】灌木或小乔木，高 2~5m，具水状液汁，树皮平滑；枝条苍灰色，无毛，疏生突起皮孔，髓部大。叶纸质，近圆形至卵圆形。花序腋生，苞片披针形；雄花：萼片 5 枚；花瓣长圆形，黄绿色；腺体 5 枚，近圆柱状；雄蕊 10 枚，外轮 5 枚离生；萼片离生；花瓣和腺体与雄花同。蒴果椭圆状或球形，黄色；种子椭圆状，黑色。花期 9~10 月。

【生长环境】生长于海拔 300~1800m 的温暖无霜的地区，常见于路旁和干河沟地带灌丛边缘。

【采　　制】四季可采，多鲜用。

【性味功效】苦、涩，凉，有毒。散瘀消肿，止血止痒。

【应　　用】外用治跌打肿痛，创伤出血，皮肤瘙痒，麻风，癞痢头，慢性溃疡，关节挫伤，阴道滴虫，湿疹，脚癣。内服治急性胃肠炎腹痛，霍乱吐泻。

【选　　方】①治跌打瘀肿，创伤出血：鲜麻疯树叶适量，捣烂敷患处。（《广西中草药》）

②治皮肤瘙痒，湿疹：鲜麻疯树叶，置火上烤热至叶柔软时揉烂擦患处。（《广西中草药》）

③治各型骨折：麻枫树鲜皮或叶，配铜锤草、刺五加、胡椒敷粒捣细，酒炒外敷。（《云南思茅中草药选》）

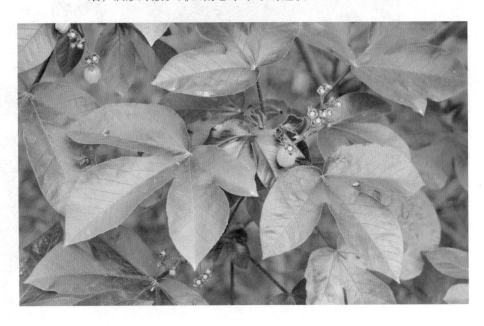

曼陀罗

【别名】枫茄花（上海），狗核桃（云南），洋金花（山东），闹羊花（广东）。

【来源】为茄科植物白曼陀罗 *Datura stramonium* Linn 的干燥花。

【植物形态】一年生直立草木而呈半灌木状，高 0.5~1.5m，全体近无毛；茎基部稍木质化。叶卵形或广卵形，顶端渐尖，基部不对称圆形、截形或楔形，侧脉每边 4~6 条。花单生于枝杈间或叶腋。花萼筒状，裂片狭三角形或披针形；花冠长漏斗状，筒中部之下较细，向上扩大呈喇叭状，裂片顶端有小尖头，白色、黄色或浅紫色。蒴果近球状或扁球状，疏生粗短刺，不规则 4 瓣裂。种子淡褐色。花果期 3~12 月。

【生长环境】分布于热带及亚热带地区，温带地区普遍栽培，常生于向阳的山坡草地或住宅旁。

【采　　制】一般在含苞未放时连花萼一起采下带花萼的花朵，其麻醉有效成分含量最高，质量也好，过早过晚均会降低质量，连花柄采回的鲜花应在 12 小时内晒（烘）干，否则易发酵腐烂，药材质量以晒干为好（也可用箱式太阳灶烘干），阴雨天也可以低温（<60℃）烘干。

【性味功效】辛，温，有大毒。归肺、肝经。平喘止咳，镇痛，解痉。

【应　　用】用于哮喘咳嗽，脘腹冷痛，风湿痹痛，小儿慢惊等症。

【选　　方】①治脸上生疮：用曼陀罗花晒干，研为末，取少许敷贴疮上。（《本草纲目》）
②治小儿慢惊：用曼陀罗花七朵，天麻二钱半，全蝎（炒）十枚，天南星（炮）、丹砂、乳香各二钱半，共研为末。每服半钱，薄荷汤调下。（《本草纲目》）

【附　　注】①曼陀罗叶为茄科植物白曼陀罗或毛曼陀罗的叶。味苦、辛，性温；有毒。归肺、肝经。镇咳平喘，止痛拔脓。主喘咳、痹痛、脚气、脱肛、痈疽疮疖。
②曼陀罗子为茄科植物白曼陀罗或毛曼陀罗的果实或种子。味辛、苦，性温；有毒。归肺、脾经。平喘，祛风，止痛。主治喘咳，惊痫，风寒湿痹，脱肛，跌打损伤，疮疖。
③曼陀罗根为茄科植物白曼陀罗或毛曼陀罗的根。味辛、苦，性温；有毒。归心、肝经。镇咳，止痛，拔脓。主治喘咳，风湿痹痛，疖癣，恶疮，狂犬咬伤。

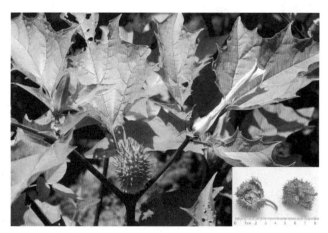

排钱树

【别名】排钱草、虎尾金钱、钱串草、阿婆钱。

【来源】为豆科植物排钱树 *Phyllodium pulchellum* Linn. 的根、叶。

【植物形态】灌木，高 0.5~2m。小枝被白色或灰色短柔毛。托叶三角形，长约 5mm，基部宽 2mm；叶柄长 5~7mm，密被灰黄色柔毛；小叶革质，顶生小叶卵形，椭圆形或倒卵形，长 6~10cm，宽 2.5~4.5cm，侧生小叶约比顶生小叶小一半，侧脉 6~10 对。花萼长约 2mm；花冠白或淡黄色，长 5~6mm。荚果长 6mm，宽 2.5mm，通常有荚 2 节。种子近圆形。

【生长环境】丘陵荒地或山坡疏林。

【采　　制】夏秋采收，切碎，晒干或鲜用。

【性味功效】淡、涩，平。清热利湿，活血祛瘀，软坚散结。

【应　　用】用于感冒发热，疟疾，肝炎，肝硬化腹水，血吸虫病肝脾肿大，风湿疼痛，跌打损伤。

【选　　方】①治感冒、发热：排钱树干叶三至六钱，水煎服。（广州部队《常用中草药手册》）

②治关节炎：排钱树二至四两，黄酒二两，加水适量煎服。（《福建民间草药》）

③治腹水：排钱树二至三两，水煎服。（《福建民间草药》）

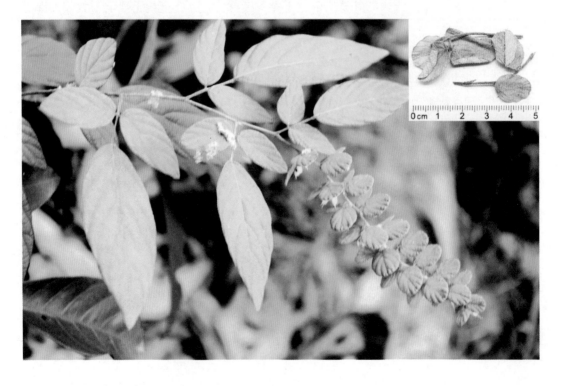

商陆

【别名】章柳、山萝卜、见肿消、倒水莲。

【来源】为商陆科植物商陆 *Phytolacca acinosa* Roxb. 的干燥根。

【植物形态】多年生草本，高达 1.5m。全株光滑无毛。根粗壮，圆锥形，肉质，外皮淡黄色，有横长皮孔，侧根甚多。茎绿色或紫红色，多分枝。单叶互生，具柄；柄的基部稍扁宽；叶片卵状椭圆形或椭圆形，先端急尖或渐尖，基部渐狭，全缘。总状花序生于枝端或侧生于茎上，花序直立；花被片 5，初白色后渐变为淡红色。浆果，扁圆状，有宿萼，熟时呈深红紫色或黑色。种子肾形黑色。花、果期 5~10 月。

【生长环境】普遍野生于海拔 500~3400m 的沟谷、山坡林下、林缘路旁，也可栽植于房前屋后及园地中，多生于湿润肥沃地。

【采　制】秋季至次年春季采挖，除去须根及泥沙，切成块或片，晒干或阴干。

【性味功效】苦，寒；有毒。归肺、脾、肾、大肠经。逐水消肿，通利二便；外用解毒散结的功效。·

【应　用】用于水肿胀满，二便不通；外治痈肿疮毒。

【选　方】①治水气通身红肿，喘呼气急，烦躁多渴，大小便不利，服热药不得者：泽泻、商陆、赤小豆（炒）、羌活（去芦）、大腹皮、椒目、木通、秦艽（去芦）、茯苓皮、槟榔，上等分，细切，每服四钱，水一盏半，生姜五片，煎七分，去滓温服，不拘时候。（《济生方》）

②治产后血块时攻心腹，疼痛不可忍：商陆（干者）、当归（切、炒）各一分，紫葳、蒲黄各一两。上四味捣罗为散，空腹温酒调下二钱匕。（《圣济总录》）

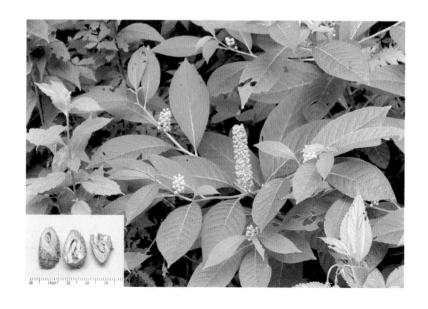

325

蛇莓

【别名】蛇泡草、龙吐珠、三爪风。

【来源】为蔷薇科植物蛇莓 *Duchesnea indica* (Andr.) Focke 的全草。

【植物形态】多年生草本，全株有柔毛。小叶片倒卵形至菱状长圆形，长 2~3.5cm，宽 1~3cm；花单生于叶腋；直径 1.5~2.5cm；瘦果卵形，长约 1.5mm，光滑或具不明显突起，鲜时有光泽。花期 6~8 月，果期 8~10 月。

【生长环境】生于山坡、河岸、草地、潮湿的地方，海拔 1800m 以下；全国各地都有分布。

【采　　制】6~11 月采收全草，洗净，晒干或鲜用。

【性味功效】甘、苦，寒。入肺、肝、大肠经。清热解毒，散瘀消肿，凉血止血。

【应　　用】用于热病，惊痫，感冒，痢疾，黄疸，目赤，口疮，咽痛，疟腮，疖肿，毒蛇咬伤，吐血，崩漏，月经不调，烫火伤，跌打肿痛。

【选　　方】①治感冒发热咳嗽:（蛇莓）鲜品 30~60g。水煎服。(《山西中草药》)

②治痢疾，肠炎:（蛇莓）全草 15~30g。水煎服。(《浙江民间常用草药》)

③治咽喉:蛇莓适量，研细面，每服 6g，开水冲服。(《河南中草药手册》)

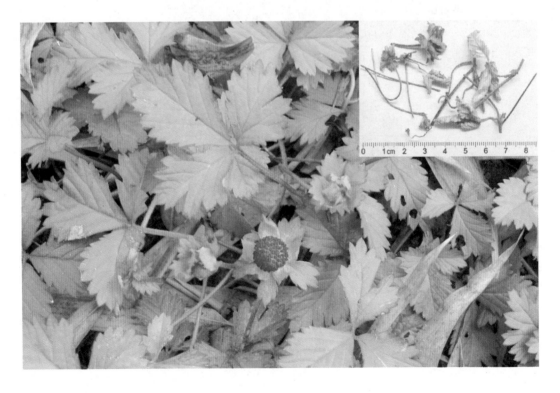

匙羹藤

【别名】狗屎藤、武靴藤、金刚藤、蛇天角。

【来源】为萝藦科植物匙羹藤 *Gymnema sylvestre*（Retz.）Schult. 全株。

【植物形态】木质藤本。茎长达 4m，具乳汁；茎皮灰褐色，具皮孔，幼枝被微毛，老渐无毛。叶倒卵形或卵状长圆形，长 3~8cm，宽 1.5~4cm，仅叶脉上被微毛；侧脉每边 4~5 条，弯拱上升；叶柄长 3~10mm，被短柔毛，顶端具丛生腺体。聚伞花序伞形状；花小，绿白色；花萼裂片卵圆形；花冠绿白色，钟状。蓇葖卵状披针形；种子卵圆形。

【生长环境】山坡林或灌木丛。

【采　　制】全年可采，晒干或鲜用。

【性味功效】苦，平。清热解毒，祛风止痛。

【应　　用】用于风湿关节痛，痈疖肿毒，毒蛇咬伤。

【选　　方】① 治痈，疽，疔：匙羹藤（根）30g，银花 15g，水煎服。（《福建药物志》）

② 无名肿毒，湿疹：匙羹藤（根）30g，土茯苓 15g，水煎服。（《福建药物志》）

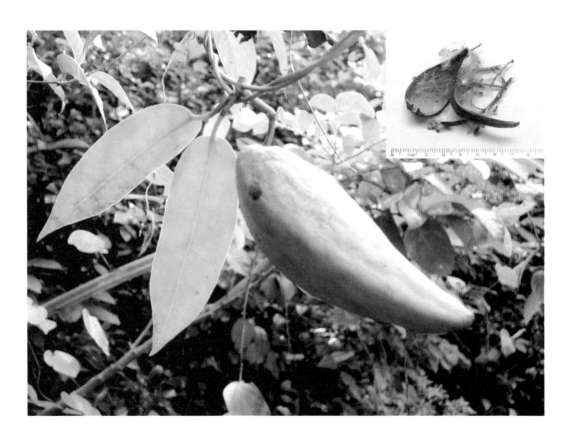

菘蓝

【别名】板蓝根、大青叶

【来源】为十字花科植物菘蓝 *Isatis tinctoria* L. 的根、叶。

【植物形态】二年生草本，高 40~100cm。茎直立，绿色，顶部多分枝，植株幼苗多被白色柔毛，稍带白粉霜。基生叶莲座状，椭圆形或披针形，具柄；茎中部叶无柄，椭圆形或披针形，稀线状椭圆形，基部箭形或耳状。花瓣黄色，宽楔形至宽倒披针形，顶端平截，基部渐窄，具爪。短角果宽楔形，顶端平截，基部楔形，果梗细长。种子长圆形，淡褐色。

【生长环境】山坡、林下、沟边和草丛。

【采　　制】秋季采挖（根）（摘叶），除去泥沙，晒干。

【性味功效】苦，寒。清热解毒，凉血消斑，利咽止痛。

【应　　用】用于瘟疫时毒，发热咽痛，温毒发斑，痄腮，烂喉丹痧，大头瘟疫，丹毒，痈肿。

【选　　方】①治流行性感冒：板蓝根一两，羌活五钱，煎汤，一日二次分服，连服二至三日。（《江苏验方草药选编》）

②治肝炎：板蓝根一两，水煎服。（《辽宁常用中草药手册》）

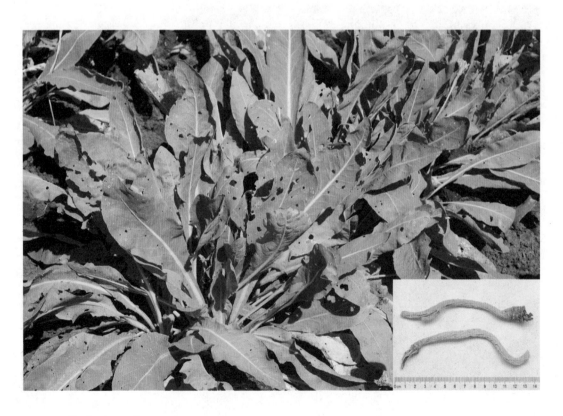

铜锤玉带草

【别名】地茄子草、翳子草、地浮萍、马莲草。

【来源】为桔梗科植物铜锤玉带草 *Pratia nummularia* (Lam.) A. Br. et Aschers. 的全草。

【植物形态】多年生草本，有白色乳汁。茎平卧，被开展的柔毛，不分枝或在基部有长或短的分枝，节上生根。叶互生，叶片圆卵形、心形或卵形，先端钝圆或急尖，基部斜心形，边缘有牙齿，两面疏生短柔毛，叶脉掌状至掌状羽脉。花单生叶腋；花梗无毛；花萼筒坛状，无毛，裂片条状披针形；花冠紫红色、淡紫色、绿色或黄白色。果为浆果，紫红色，椭圆状球形。种子多数，近圆球状，稍压扁，表面有小疣突。

【生长环境】生于田边、路旁以及丘陵、低山草坡或疏林中的潮湿地。

【采　　制】全年可采，洗净晒干或鲜用。

【性味功效】辛、苦，平。祛风利湿，活血散瘀。

【应　　用】用于风湿疼痛，月经不调，白带，遗精；外用治跌打损伤，创伤出血。

【选　　方】①治风湿疼痛，月经不调，子宫脱垂：铜锤玉带草三至五钱，煎水服或配伍用。(《云南中草药》)

②治跌打损伤，骨折：鲜铜锤玉带草捣烂敷患处。(《云南中草药》)

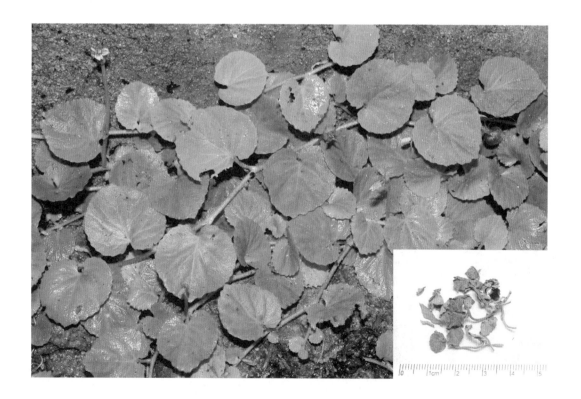

望江南

【别名】金豆子、羊角豆、狗屎豆、野扁豆。

【来源】为豆科植物望江南 *Cassia occidentalis* Linn. 的茎叶。

【植物形态】直立、少分枝的亚灌木或灌木，无毛；枝带草质，有棱；根黑色；叶长约20cm；叶柄近基部有大而带褐色、圆锥形的腺体1枚；托叶膜质；花数朵组成伞房状总状花序，腋生和顶生，长约5cm；苞片线状披针形或长卵形，长渐尖，早脱；花长约2cm；花瓣黄色，外生的卵形；雄蕊7枚发育，3枚不育，无花药；荚果带状镰形，褐色；果柄长1~1.5cm；种子30~40颗，种子间有薄隔膜。

【生长环境】常生于河边滩地、旷野或丘陵的灌木林或疏林中，也是村边荒地习见植物。

【采　制】秋季采收成熟果实，打下种子，晒干；少数地区用成熟果实。夏季采收茎叶，晒干或鲜用。秋季挖根，洗净，晒干。

【性味功效】味苦，性寒。归肝、胃经。肃肺，清肝，利尿、通便，解毒消肿。

【应　用】用于咳嗽气喘，头痛目赤，小便血淋，大便秘结，痈肿疮毒，蛇虫咬伤。

【选　方】①治肿毒：望江南叶，晒研，醋和敷，留头即消；或酒下二三钱。(《本草纲目拾遗》)

②治血淋：望江南全草30g。水煎服。(《福建民间草药》)

【附　注】望江南子为本植物的种子。味甘、苦，性凉。归肝、胃、大肠经。清肝，健胃，通便，解毒。用于目赤肿痛，头晕头胀，消化不良，胃痛，痢疾，便秘，痈肿疔毒。

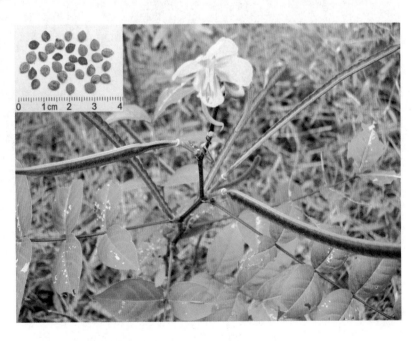

旋覆花

【别名】金佛花，金佛草、六月菊、旋复花。

【来源】为菊科植物旋覆花 *Inula japonica* Thunb. 或的干燥头状花序。

【植物形态】多年生直立草本，茎高 20~60cm，不分枝，有平伏毛。基生叶及下部叶较小，中部叶披针形、长椭圆状披针形或长圆形，长 5~10cm，宽 1~3cm，先端锐尖，基部急狭，无柄或半抱茎，全缘，两面有疏毛。头状花序直径 2.5~3cm，多个排成伞房花序，总苞半球形，绿黄色；舌状花 1 层，黄色，管状花多数，密集。

【生长环境】生于海拔 150~2400m 的山坡路旁、湿润草地、河岸和田埂和路旁，以及河岸、湿润坡地。

【采　　制】夏、秋二季花开放时采收，除去杂质，阴干或晒干。

【性味功效】苦、辛、咸，微温。归肺、脾、胃、大肠经。降气，消痰，行水，止呕。

【应　　用】用于风寒咳嗽，痰饮蓄结，胸膈痞闷，喘咳痰多，呕吐噫气，心下痞硬。

【选　　方】①治外感风寒，内蕴痰湿，咳嗽痰多：常与半夏、麻黄等同用，如金沸草散。(《和剂局方》)

②治痰饮内停，浊服上犯而致咳嗽气促，胸膈痞闷者：可与泻肺化痰、利水行气之桑白皮、槟榔等同用。如旋覆花汤。(《圣济总录》)

③治痰浊中阻，胃气上逆而噫气呕吐，胃脘痞闷者：常与赭石、半夏、生姜等同用，如旋覆代赭汤。(《伤寒论》)

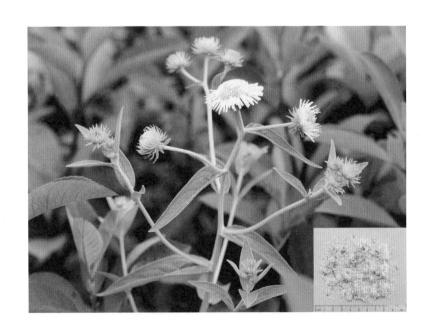

崖姜

【别名】穿石剑、皇冠蕨。

【来源】为水龙骨科植物崖姜 *Pseudodrynaria coronans* (Wall. ex Mett.) Ching 的根状茎。

【植物形态】根状茎横卧，粗大，肉质，密被蓬松的长鳞片，有被毛茸的线状根混生于鳞片间，弯曲的根状茎盘结成为大块的垫状物，由此生出一丛无柄而略开展的叶，形体极似巢蕨；鳞片钻状长线形，深锈色，边缘有睫毛。叶一型，长圆状倒披针形，叶脉粗而很明显，侧脉斜展，隆起，通直；叶硬革质，两面均无毛，干后硬而有光泽，裂片往往从关节处脱落。孢子囊群位于小脉交叉处。

【生长环境】附生雨林或季雨林中生树干上或石上，海拔 100~1900m。

【采　　制】春夏采集，去毛，洗净切片，晒干。

【性味功效】苦、微涩，温。祛风除湿，舒筋活络。

【应　　用】用于风湿疼痛，跌打损伤，骨折，中耳炎。

【选　　方】治中耳炎：3~5 钱，晒干研粉吹入耳内。(《全国中草药汇编》)

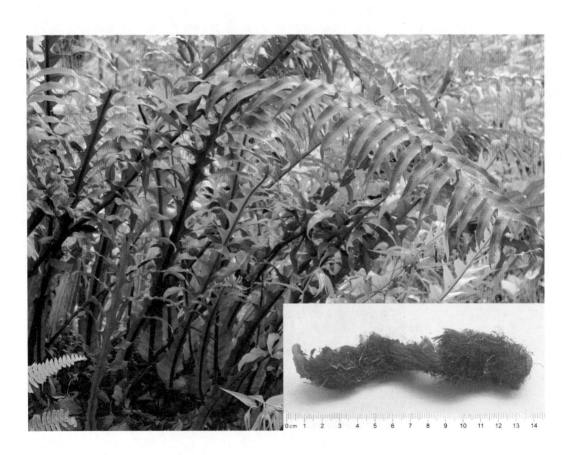

野慈姑

【别名】慈姑，水慈姑，狭叶慈姑，三脚剪。

【来源】为泽泻科植物野慈姑 *Sagittaria trifolia* L. 的全草。

【植物形态】多年生水生或沼生草本。根状茎横走，较粗壮。挺水叶箭形，叶片长短、宽窄变异很大，通常顶裂片短于侧裂片；叶柄基部渐宽，鞘状，边缘膜质，具横脉。花葶直立，挺水。花序总状或圆锥状，具分枝 1~2 枚，具花多轮，每轮 2~3 花；苞片3 枚，基部多少合生，先端尖。花单性；花被片反折，外轮花被片椭圆形或广卵形；内轮花被片白色或淡黄色。瘦果两侧压扁，倒卵形，具翅。种子褐色。

【生长环境】生于湖泊、池塘、沼泽、沟渠、水田等水域。

【采　　制】秋季采收球茎，洗净，除去须根，蒸后晒干。夏、秋季开花时采收叶、花，鲜用或切段晒干。

【性味功效】辛、甘，寒。归肺、肝、胆经。清热解毒，凉血消肿。

【应　　用】用于黄疸，瘰疬，蛇咬伤。

【选　　方】①治水肿：野慈姑 10g，竹叶菜 20g，水煎服。（《新编中草药图谱及常用配方 6》）
②治蛇咬伤：鲜野慈姑适量，捣烂取汁外搽患处。（《新编中草药图谱及常用配方 6》）

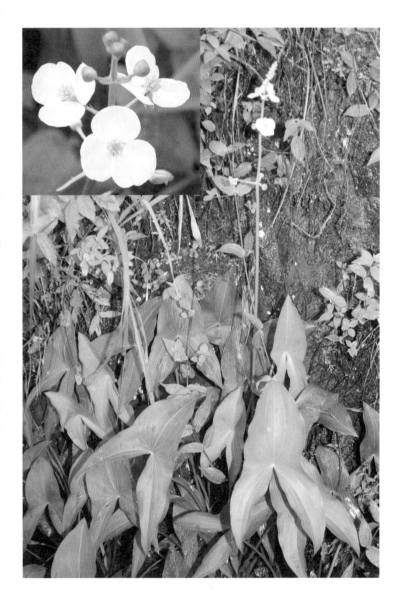

野甘草

【别名】冰糖草。

【来源】为玄参科植物野甘草 *Scoparia dulcis* L. 的全株。

【植物形态】直立草本或半灌木。茎多分枝，枝有棱角及窄翅。叶对生或轮生，菱状卵形至菱状披针形，枝上部叶较小而多，顶端钝，基部长渐窄，全缘而成短柄，前半部有齿。花单朵或更多成对生于叶腋，花梗细；雄蕊4，近等长，花药箭形，花柱挺直，柱头截形或凹入。蒴果卵圆形至球形，室间室背均开裂，中轴胎座宿存。

【生长环境】荒地及路边。

【采　制】全年可采，鲜用或晒干。

【性味功效】甘，凉。疏风止咳，清热利湿。

【应　用】用于感冒发热，肺热咳嗽，咽喉肿痛，肠炎，痢疾，小便不利，脚气水肿，湿疹，痱子。

【选　方】①治脚气水肿：鲜野甘草一两，红糖一两，水煎，饭前服，日二次。（《福建民间草药》）

②防治麻疹：野甘草水煎作茶饮，连服三天。（《闽南民间草药》）

③治湿疹，热痱：鲜野甘草捣汁外擦。（《广西中草药》）

④治丹毒：鲜野甘草二两，食盐少许，同捣烂，水煎服。（《福建中草药》）

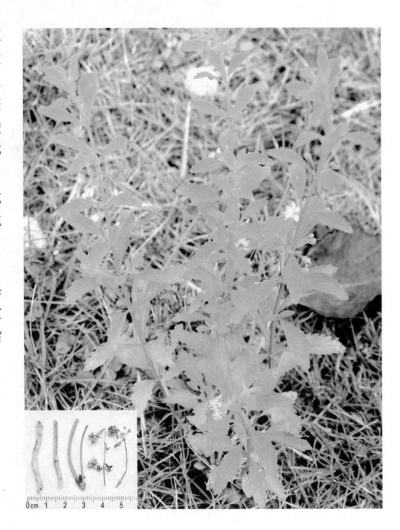

野花椒

【别名】大花椒、黄椒、刺椒。

【来源】为芸香科植物野花椒 *Zanthoxylum simulans* Hance 的根和叶。

【植物形态】乔木或灌木状，枝干散生基部宽扁锐刺，幼枝被柔毛或无毛；奇数羽状复叶，叶轴具窄翅；小叶对生，无柄，卵圆形、卵状椭圆形或菱状宽卵形，先端尖或短尖，基部宽楔形，密被油腺点，上面疏被刚毛状倒伏细刺，下面无毛或沿中脉两侧被疏柔毛；聚伞状圆锥花序顶生；果红褐色，果瓣基部骤窄成长短柄，密被微凸油腺点。

【生长环境】生于平地、低丘陵或略高的山地疏或密林下。

【采　　制】四季可采，洗净晒干或鲜用。

【性味功效】辛，温。祛风散寒，健胃驱虫，除湿止泻，活血通经。

【应　　用】用于风寒湿痹；闭经；跌打损伤；皮肤瘙痒。

【选　　方】①治妇女经闭：野花椒叶干末泡酒服，每次二钱。（《泉州本草》）

②治跌打损伤：野花椒叶五钱至一两。煎汤，黄酒送服。（《泉州本草》）

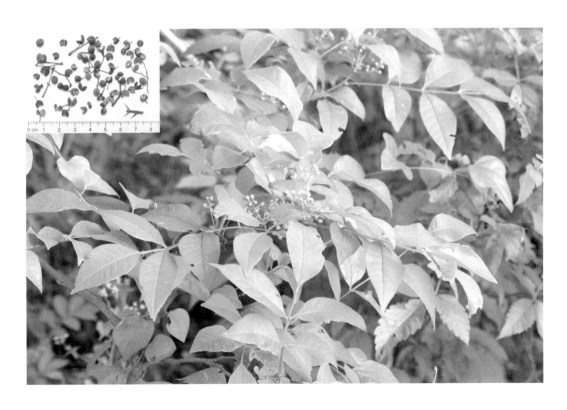

野菊

【别名】油菊、疟疾草、苦薏、路边黄。

【来源】为菊科植物野菊 *Dendranthema indicum*（L.）Des Moul. 的花。

【植物形态】多年生草本，有地下长或短匍匐茎。茎直立或铺散，分枝或仅在茎顶有伞房状花序分枝。茎枝被稀疏的毛。基生叶和下部叶花期脱落；中部茎叶卵形、长卵形或椭圆状卵形，羽状半裂、浅裂或分裂不明显而边缘有浅锯齿；基部截形或稍心形或宽楔形；淡绿色，或干后橄榄色，有稀疏的短柔毛。头状花序直径 1.5~2.5cm。总苞片约 5 层，苞片边缘白色或褐色宽膜质。舌状花黄色。

【生长环境】生于山坡草地、灌丛、河边水湿地、滨海盐渍地、田边及路旁。

【采　　制】秋、冬二季花初开放时采摘，晒干或蒸后晒干。

【性味功效】苦、辛，凉。归肝、心经。清热解毒，疏风散热，散瘀，明目，降血压。

【应　　用】用于疔疮痈肿，目赤肿痛，头痛眩晕等病症。防治流行性脑脊髓膜炎，预防流行性感冒，治疗高血压、肝炎、痢疾、痈疖疔疮都有明显效果。

【选　　方】①治疔疮：野菊花根、菖蒲根、生姜各一两。水煎，水酒对服。（《医钞类编》）

②治妇人乳痈：路边菊叶加黄糖捣烂，敷患处。（《岭南草药志》）

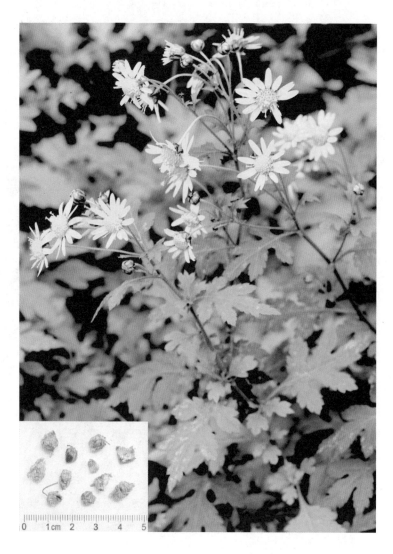

野牡丹

【别名】山石榴、活血丹。

【来源】为野牡丹科植物野牡丹 *Melastoma candidum* D.Don 的根、叶。

【植物形态】常绿灌木。分枝多，茎钝四棱形或近圆柱形，密被紧贴的鳞片状糙伏毛。叶片坚纸质，卵形或广卵形，两面被糙伏毛及短柔毛；叶柄密被鳞片状糙伏毛。伞房花序生于分枝顶端，近头状，花3~5朵，稀单生；花梗密被鳞片状糙伏毛；花萼密被鳞片状糙伏毛及长柔毛；花瓣玫瑰红色或粉红色。蒴果坛状球形，与宿存萼贴生；种子镶于肉质胎座内。

【生长环境】120m以下的阳坡松林下、开阔的灌草丛。

【采　制】秋季采收根、叶，鲜用或晒干。

【性味功效】甘、酸、涩、平。活血消肿，清热解毒。

【应　用】用于治跌打损伤，痈肿疔毒，乳汁不行。

【选　方】①治膝盖肿痛：野牡丹八钱，忍冬藤三钱，水煎服，日两次。（《福建民间草药》）

②治痈肿：鲜野牡丹叶一至二两，水煎服，渣捣烂外敷。（《福建中草药》）

③治乳汁不通：野牡丹一两，猪瘦肉四两，酌加酒水炖服。（《福建民间草药》）

④解木薯中毒：野牡丹叶或根二至三两煎服。（《南方主要有毒植物》）

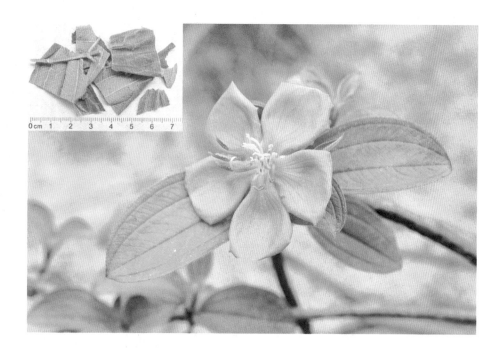

野木瓜

【别名】七叶莲、沙引藤、山芭蕉、牛芽标。

【来源】为木通科植物野木瓜 *Stauntonia chinensis* DC. 的全株。

【植物形态】常绿木质藤本。茎绿色，具线纹，老茎皮厚，粗糙，浅灰褐色，纵裂。掌状复叶互生，总叶柄长 5~10cm；小叶 5~7 片，小叶柄长 0.6~2.5cm；小叶片长圆形、椭圆形或长圆状披针形，先端渐尖，基部钝、圆或楔形，边缘略加厚。花单性，雌雄同株，常 3~4 朵排成伞房花序式的总状花序，总花梗纤细。

【生长环境】湿润通风的杂木林、山路边及溪谷旁。山地密林、山腰灌丛或山谷溪边疏林中。

【采　制】全年均可采收，洗净，藤茎切段，根切片，晒干或鲜用。

【性味功效】微苦，平。祛风止痛，舒筋活络。

【应　用】用于风湿痹痛，腰腿疼痛，头痛，牙痛，痛经，跌打伤痛。

【选　方】本品制丸用于外伤疼痛。[《中药大辞典（下）》]

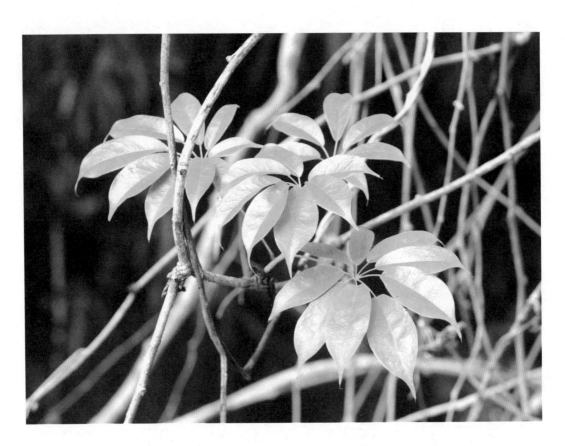

野山楂

【别名】南山楂、小叶山楂、红果子。

【来源】为蔷薇科植物野山楂 *Crataegus cuneata* Sieb. et Zucc. 的果实。

【植物形态】落叶灌木。枝密生，有细刺，幼枝有柔毛。叶倒卵形，长2~6cm，宽0.8~2.5cm，先端常3裂，基部窄楔形下延至柄，边缘有不规则尖锐重锯齿。伞房花序，总花梗和花梗均有柔毛，花白色。梨果球形或梨形，红色或黄色，直径约1~1.2cm，宿萼反折。

【生长环境】向阳山坡或灌木丛。

【采　制】秋季果实成熟时采收，置沸水中略烫后干燥或直接干燥。

【性味功效】酸、甘，微温。消食健胃，行气散瘀，化浊降脂。

【应　用】用于肉食积滞，胃脘胀满，泻痢腹痛，瘀血经闭，产后瘀阻，心腹刺痛，胸痹心痛，疝气疼痛，高脂血症。

【选　方】① 治小儿积食：取野山楂、怀山药各3~10g。水煎服。（《中药大辞典》）

② 治冻疮：野山楂，煎水洗擦。（《中药大辞典》）

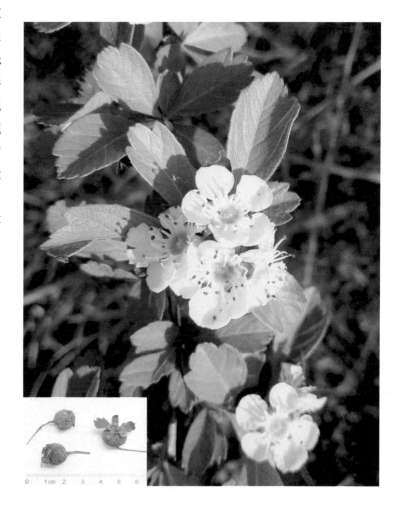

野茼蒿

【别名】革命菜、安南菜、野塘蒿、野地黄菊。

【来源】为菊科植物野茼蒿 *Crassocephalum crepidioides*（Benth.）S. Moore 的全草。

【植物形态】直立草本，高 20~120cm，茎有纵条棱。无毛叶膜质，椭圆形或长圆状椭圆形，顶端渐尖，基部楔形，边缘有不规则锯齿或重锯齿，或有时基部羽状裂，两面无或近无毛。头状花序数个在茎端排成伞房状，总苞钟状基部截形，有数枚不等长的线形小苞片；小花全部管状，两性，花冠红褐色或橙红色。瘦果狭圆柱形，赤红色，有肋，被毛；冠毛极多数，白色，绢毛状，易脱落。花期 7~12 月。

【生长环境】常生于海拔 300~1800m 荒地路旁、水旁或灌丛中。山坡林下、灌丛中或水沟旁阴湿地上。

【采　制】夏季采收，鲜用或晒干。

【性味功效】辛，平。归脾、胃经。健脾、消肿。

【应　用】用于消化不良、脾虚浮肿等症。

【选　方】治感冒发热，痢疾，肠炎，尿路感染，营养不良性水肿，乳腺炎：内服，煎汤，野茼蒿 0.5~1 两。（《广西本草选编》）

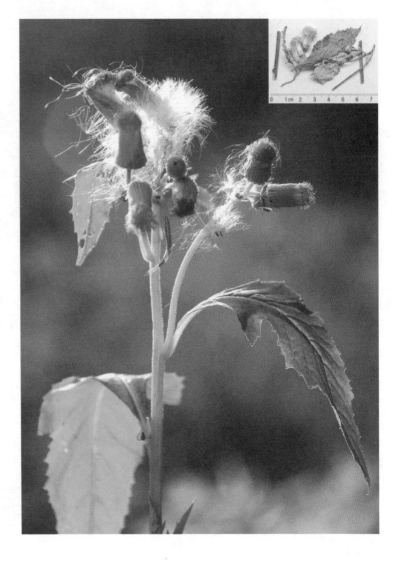

野芋

【别名】野芋头、红芋、野山芋、红广菜。

【来源】为天南星科植物野芋 *Colocasia antiquorum* Schott 的全草。

【植物形态】多年生湿生草本。根茎球状，上生褐色的纤毛。叶基生，有肉质长柄；叶片大，盾状卵形，基部心形。佛焰苞苍黄色，肉穗花序短于佛焰苞，雌花序与不育雄花序等长，各长 2~4cm；能育雄花序和附属器各长 4~8cm。

【生长环境】林下阴湿处。

【采　　制】夏秋采收，晒干。

【性味功效】辛，寒。解毒，消肿止痛。

【应　　用】用于痈疖肿毒，急性颈淋巴结炎，指头疔，创伤出血，虫蛇咬伤。

【选　　方】① 治乳痈：野芋头和香糟捣敷。(《本草纲目拾遗》)

② 治毒蛇咬伤：鲜野芋根捣烂如泥，或同井水磨糊状药汁，敷或涂搽于伤口周围及肿处。(江西《草药手册》)

③ 治黄蜂、蜈蚣咬伤：野芋根适量，磨水外搽；或以鲜野芋根适量捣烂涂搽。(《江西草药》)

④ 治土鳖咬伤：野芋鲜根和芝麻籽共研碎，敷患处。(江西《草药手册》)

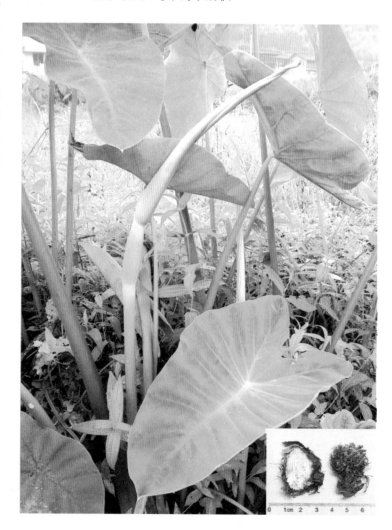

猪笼草

【别名】捕虫草、猴子埕、猪仔笼、担水桶。

【来源】为猪笼草科植物猪笼草 *Nepenthes mirabilis* (Lour.) Merr. 的茎叶。

【植物形态】直立或攀援草本，基生叶密集，近无柄，基部半抱茎；叶片披针形，边缘具睫毛状齿；卷须短于叶片；瓶状体大小不一，狭卵形或近圆柱形，被疏柔毛和星状毛，具2翅，翅缘睫毛状，瓶盖着生处有距2~8条，瓶盖卵形或近圆形，内面密具近圆形的腺体。总状花序，被长柔毛，与叶对生或顶生；花被片4，红至紫红色，椭圆形或长圆形。蒴果栗色，熟后开裂为4瓣果，狭披针形；种子丝状。

【生长环境】生于海拔50~400m的沼地、路边、山腰和山顶等灌丛中、草地上或林下。

【采　制】秋季采收，切段晒干。

【性味功效】甘、淡，凉。归肺、肝经。润肺止咳，清热利湿排石，解毒消肿。

【应　用】用于肺燥咳血，感冒咳嗽，百日咳，黄疸，痢疾，尿路结石；亦可用于胃及十二指肠溃疡，高血压，糖尿病，疮疡痈肿。

【选　方】治高血压：猪笼草1000g，豨莶草260g，桑椹子260g。水煎2次，每次1小时，浓缩成1000ml。口服，每日3次，每次20ml。(《农村中草药制剂技术》)

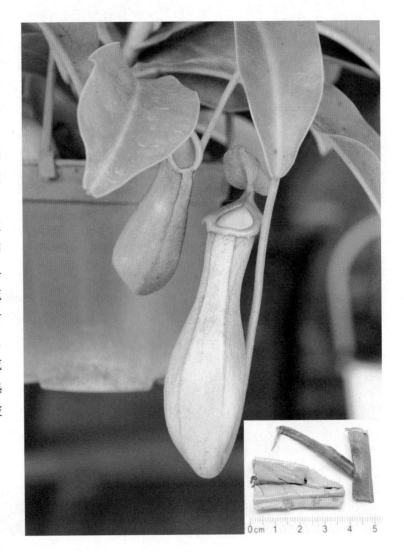

猪屎豆

【别名】野花生、猪屎青、土沙苑子、大马铃。

【来源】为豆科植物猪屎豆 *Crotalaria pallida* Ait. 的全草。

【生长环境】生长在海拔 100~1000m 的荒山草地及沙质土壤之中。

【采　　制】秋季采收茎叶，打去荚果及种子，晒干或鲜用。

【性味功效】味苦、辛，性平。归大肠、膀胱经。清热利湿，解毒散结。

【应　　用】用于痢疾，湿热腹泻，小便淋沥，小儿疳积，乳腺炎。

【选　　方】治乳腺炎：① 猪屎豆全草适量，和酒糟捣敷患处；并可取茎叶浓煎，于换药时熏洗患处。② 猪屎豆全草 30g，海金沙全草 30g，珍珠菜 15g。水煎服，红糖、米酒为引。（江西《草药手册》）

【植物形态】多年生草本植物，或灌木状；茎枝圆柱形，密被紧贴的短柔毛。托叶极细小，刚毛状，叶三出，小叶片长圆形或椭圆形，基部阔楔形；总状花序顶生，有花；苞片线形，早落，小苞片的形状与苞片相似，花丝极细小，花萼近钟形，五裂，萼齿三角形，花冠黄色，伸出萼外，龙骨瓣最长，具长喙，子房无柄。荚果长圆形，幼时被毛，成熟后脱落，果瓣开裂后扭转。种子 20~30 颗。

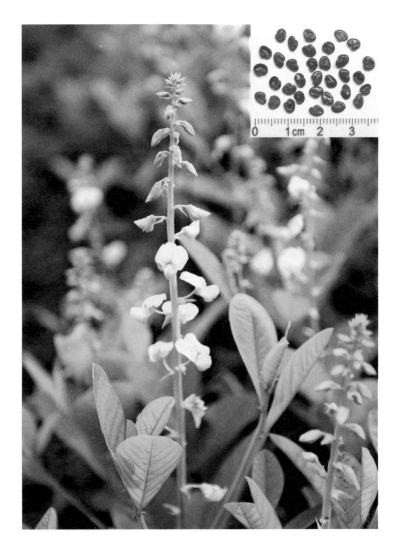

萹蓄

【别名】萹蓄、大萹蓄、鸟蓼、扁竹。

【来源】为蓼科植物萹蓄 *Polygonum aviculare* L. 的干燥地上部分。夏季叶茂盛时采收，除去根和杂质，晒干。

【植物形态】本品茎呈圆柱形而略扁，有分枝，长15~40cm，直径0.2~0.3cm。表面灰绿色或棕红色，有细密微突起的纵纹；节部稍膨大，有浅棕色膜质的托叶鞘，节间长约3cm；质硬，易折断，断面髓部白色。叶互生，近无柄或具短柄，叶片多脱落或皱缩、破碎，完整者展平后呈披针形，全缘，两面均呈棕绿色或灰绿色。

【生长环境】生长于田野、路旁以及潮湿阳光充足之处。

【采　　制】除去杂质，洗净，切段，干燥。

【性味功效】苦，微寒。归膀胱经。利尿通淋，杀虫，止痒。

【应　　用】用于热淋涩痛，小便短赤，虫积腹痛，皮肤湿疹，阴痒带下。

【选　　方】萹蓄汤。祛湿杀虫：主脱肛，肛头虫痒。萹蓄1握，水煎服。(《类证治裁》卷七)

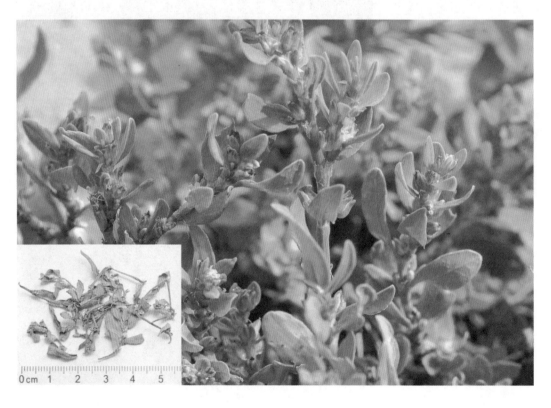

博落回

【别名】落回、号筒草、叭拉筒、山梧桐。

【来源】为罂粟科植物博落回 *Macleaya cordata*（Wild.）R.Br. 的全草。

【植物形态】多年生高大草本或呈亚灌木状，高达 2.5m，折断有黄色汁液。根粗大，橘红色。茎直立，圆柱形，中空，表面有白粉。叶互生，广卵形，边缘波状或具波状牙齿，下面有白粉，掌状脉。大型圆锥花序顶生或腋生。蒴果倒披针形或狭倒卵形，有白粉。种子 4~6 粒，熟时黑色，有光泽。

【生长环境】生于海拔 150~830m 的丘陵或低山林中、灌丛中或草丛间。

【采　　制】夏、秋二季采挖全草，去泥土，晒干。

【性味功效】辛、苦，温。有大毒。归心、肝、胃经。消肿解毒，杀虫止痒。

【应　　用】用于疔毒脓肿、慢性溃疡、烫伤、蜂虫叮咬、顽癣。

【选　　方】①治臁疮：博落回全草，烧存性，研极细末，撒于疮口内，或用麻油调搽，或同生猪油捣和成膏敷贴。（《江西民间草药验方》）

②治中耳炎：博落回同白酒研末，澄清后用灯芯洒滴耳内。（《安徽中草药》）

③治黄癣（癫痢）：先剃发，再用博落回二两，明矾一两，煎水洗，每日一次，共七天。（江西《草药手册》）

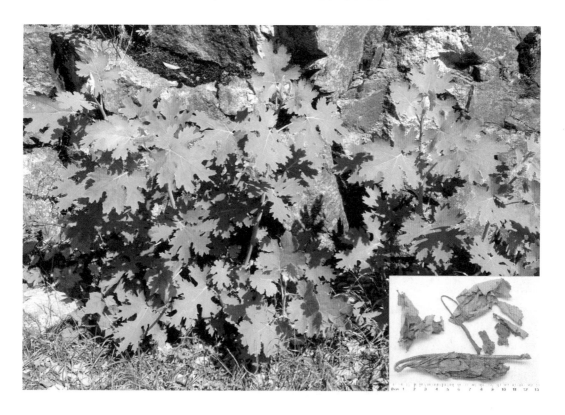

楮实子

【别名】砂纸树、构树子。

【来源】为桑科植物构树 *Broussonetia papyrifera*（L.）Vent. 的干燥成熟种子。

【植物形态】本品略呈球形或卵圆形，稍扁，直径约 1.5mm。表面红棕色，有网状皱纹或颗粒状突起，一侧有棱，一侧有凹沟，有的具果梗。质硬而脆，易压碎。胚乳类白色，富油性。气微，味淡。

【生长环境】生于山坡林缘或村寨道旁。

【采　　制】秋季果实成熟时采摘，洗净，晒干，除去灰白色膜状宿萼及杂质。

【性味功效】甘，寒。归肝经、肾经。补肾清肝，明目，利尿。

【应　　用】用于肝肾不足，腰膝酸软，虚劳骨蒸，头晕目昏，目生翳膜，水肿胀满。

【选　　方】①治目昏：楮实子、荆芥穗、地骨皮各等分。上为细末，炼蜜为丸，梧桐子大。每服二十丸，米汤下。（《儒门事亲》）

②治石疽，状如痤疖而皮厚，亦治金疮：楮实子敷之。（《备急千金要方》）

③治水肿：楮实子 6g，大腹皮 9g，水煎服。（《青岛中草药手册》）

④治喉痹喉风：楮实子（阴干），每用一个为末，井华水服之，重者两个。（《濒湖集简方》）

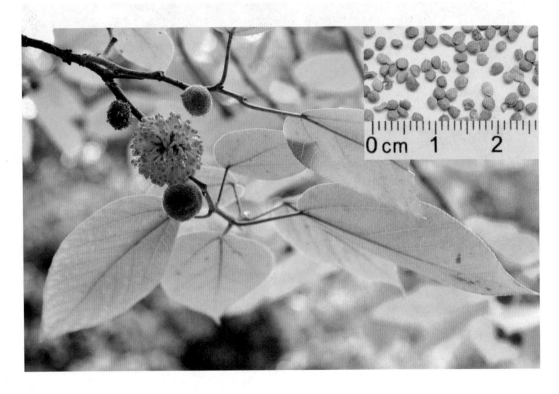

鹅不食草

【别名】球子草、石胡荽、地胡椒、三牙戟。

【来源】为菊科植物鹅不食草 Centipeda minima (L.) A. Br. et Aschers. 的干燥全草。

【植物形态】一年生匍匐状柔软草本。枝多广展，高 8~20cm，近秃净或稍被绵毛。叶互生；叶片小，匙形，长 7~20mm，宽 3~5mm，先端钝，基部楔形，边缘有疏齿。头状花序无柄，直径 3~4mm，腋生；总苞片约 2 列，边缘膜质；花托平坦或稍隆起；花杂性，淡黄色或黄绿色，管状；瘦果四棱形，棱上有毛，无冠毛。花期 9~11 月。

【生长环境】生于稻田或阴湿处、路旁。

【采　　制】夏、秋二季花开时采收，洗去泥沙，晒干。

【性味功效】辛，温。归肺经。

【应　　用】发散风寒，通鼻窍，止咳。用于风寒头痛，咳嗽痰多，鼻塞不通，鼻渊流涕。

【选　　方】①伤风头痛，鼻塞：鹅不食草（鲜或干均可）搓揉，嗅其气，即打喷嚏，每日 2 次。（《贵阳民间药草》）

②治鼻炎，鼻窦炎，鼻息肉，鼻出血：鹅不食草、辛夷花各 3g。研末吹入鼻孔，每日 2 次；或加凡士林 20g，做成膏状涂鼻。（《青岛中草药手册》）

③治小儿疳积：鹅不食草全草 3g，或研粉每日用 15g，蒸瘦肉或猪肝服。（《广西本草选编》）

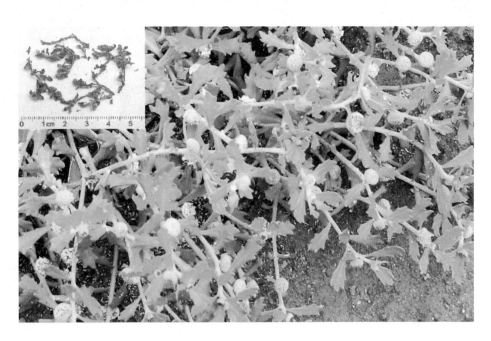

鹅肠菜

【别名】牛繁缕、鹅肠草、鹅儿肠、抽筋草。

【来源】为石竹科植物牛繁缕 *Myosoton aquaticum*（Linn.）Moench 的全草。

【植物形态】多年生草本。茎多分枝。单叶对生，叶膜质，卵形或宽卵形。花顶生枝端或单生叶腋；花梗细长，有毛；萼片5，基部稍合生，外面有短柔毛；花瓣5，白色，远长于萼片，顶端2深裂达基部。蒴果5瓣裂，种子多数，近圆形。

【生长环境】生于田野，菜地。

【采　　制】夏、秋采，洗净切段，晒干或鲜用。

【性味功效】酸，平。清热凉血，消肿止痛，消积通乳。

【应　　用】用于小儿疳积，牙痛，痢疾，痔疮肿毒，乳腺炎，乳汁不通；外用治疮疖。

【选　　方】①治高血压：鹅肠菜五钱。煮鲜豆腐吃。（《云南中草药》）

②治痢疾：鲜鹅肠菜一两。水煎加糖服。（《陕西中草药》）

③治牙痛：鲜鹅肠菜，捣烂加盐少许，咬在痛牙处。（《陕西中草药》）

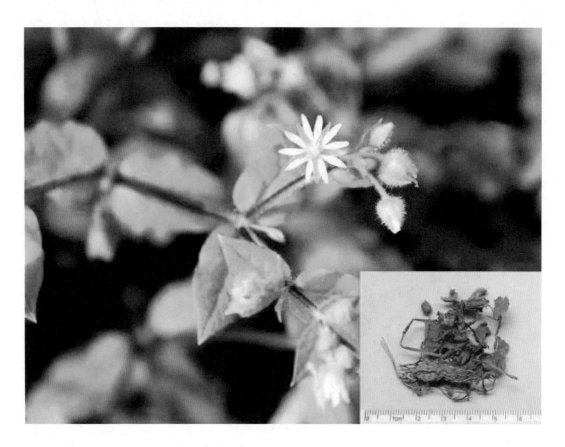

粪箕笃

【别名】犁壁藤、千金藤、田鸡草、铁板膏药草。

【来源】为防己科植物粪箕笃 *Stephania longa* Lour 的全株。

【植物形态】多年生缠绕草本。茎柔弱，有纵行线条，无毛。叶纸质或膜质；三角状卵形，长 3~9cm，宽 2~6cm，先端极钝或稍凹入而剖、突尖，基部浑圆或截头形，上面绿色，下面淡绿或粉绿色，主脉约 10 条，由叶柄着生处向四周放射，在叶背略凸起；叶柄盾状着生，长 3~5cm。花小，雌雄异株，为假伞形花序。核果红色，干后扁平，马蹄形，长约 6mm，宽 4~5mm。花期 6~8 月。

【生长环境】生于山地、疏林中干燥处，常缠绕于灌木上。分布于我国南部，主要为广东、广西等地。

【采　　制】四季可采，晒干或鲜用。

【性味功效】微苦、涩，平。清热解毒，利尿消肿。

【应　　用】用于肾盂肾炎，膀胱炎，慢性肾炎，肠炎，痢疾，毒蛇咬伤；外用治痈疖疮疡，化脓性中耳炎。

【选　　方】① 治小便不利：粪箕笃 30g，车前草 15g。水煎，饭后服。(《福建药物志》)

② 治毒蛇咬伤：鲜粪箕笃全株适量，捣烂取汁，加酒少许冲服，渣外敷伤口周围。(《广西本草选编》)

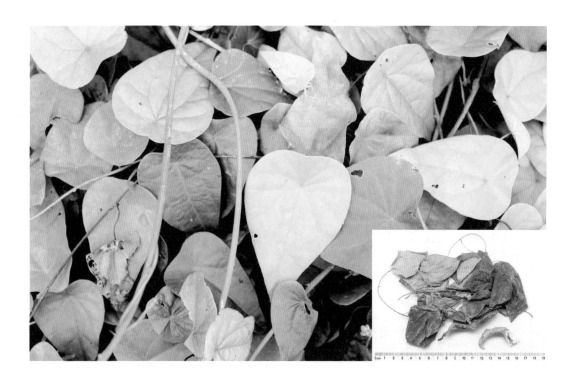

黑老虎

【别名】臭饭团、过山龙藤。

【来源】为木兰科植物黑老虎 *Kadsura coccinea*（Lem.）A.C.Smith 的根。

【植物形态】藤本，全株无毛。叶革质，长圆形至卵状披针形，长 7~18cm，宽 3~8cm，先端钝或短渐尖，基部宽楔形或近圆形，全缘，侧脉每边 6~7 条，网脉不明显；叶柄长 1~2.5cm。花单生于叶腋，稀成对，雌雄异株；聚合果近球形，红色或暗紫色，径 6~10cm 或更大；小浆果倒卵形，长达 4cm，外果皮革质，不显出种子。种子心形或卵状心形，长 1~1.5cm，宽 0.8~1cm。花期 4~7 月，果期 7~11 月。

【生长环境】产于江西、湖南、广东及香港、海南、广西、四川、贵州、云南。生于海拔 1500~2000m 的林中。越南也有分布。

【采　　制】全年均可采，掘起根部及须根，洗净泥沙，切成小段或割取老藤茎，刮去栓皮，切段，晒干。

【性味功效】辛、微苦，温。接骨，散瘀，消肿，解毒。

【应　　用】行气止痛；散瘀通络。主胃及十二指肠溃疡；慢性胃炎；急性胃肠炎；风湿痹痛；跌打损伤；骨折；痛经；产后瘀血腹痛；疝气痛。

【选　　方】①根药用，能行气活血，消肿止痛，治胃病，风湿骨痛，跌打瘀痛，并为妇科常用药。（《中国植物志》）

②治产后瘀痛，跌打：兰香草、黑老虎。煎汤或浸酒服。（《广东中药》Ⅱ）

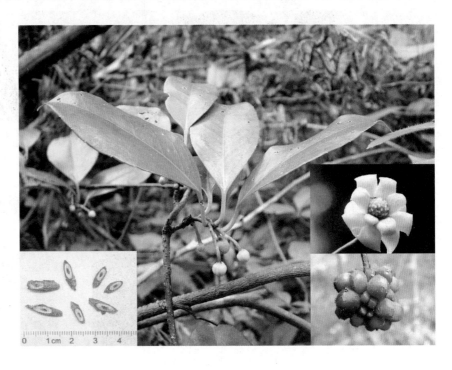

黑面神

【别名】黑面叶，钟馗草，狗脚刺，鬼画符。

【来源】为大戟科黑面神 *Breynia fruticosa*（Linn.）Hook.f. 的全株。

【植物形态】灌木；株高达 3m；小枝上部扁；叶革质，卵形、宽卵形或菱状卵形，长 3~7cm，下面粉绿色，干后黑色，具小斑点，侧脉 3~5 对；叶柄长 3~4mm，托叶三角状披针形；花单生或 2~4 朵簇生叶腋，雌花位于小枝上部，雄花位于下部，有时生于不同小枝；雄花花梗长 2~3mm；花萼陀螺状，6 齿裂；蒴果球形，径 6~7mm，花萼宿存。

【生长环境】分布于中国、越南、老挝、泰国。在中国主要分布于浙江、福建、广东、海南、广西、四川、贵州、云南等，也散生于山坡、平地旷野灌木丛中。

【采　　制】全年可采收，割取嫩枝叶，晒干。

【性味功效】气微，味淡微涩。清热祛湿，活血解毒。

【应　　用】用于腹痛吐泻，湿疹，缠腰火丹，皮炎，漆疮，风湿痹痛，产后乳汁不通，阴痒。现代有用于慢性支气管炎，漆过敏，湿疹，刀伤出血，阴道炎等。

【选　　方】治高热不退：黑面神根 30g。煎服。（西双版纳州傣医院傣医康郎香验方）

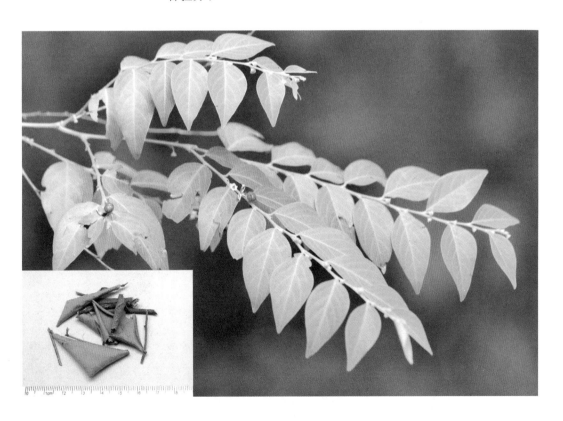

黑叶小驳骨

【别名】驳骨丹、接骨草、小还魂、小叶金不换。

【来源】为爵床科植物黑叶小驳骨 *Gen-darussa vulgaris* Nees 的干燥地上部分。

【植物形态】亚灌木，直立无毛，高约 1m。茎圆柱形，节膨大，分枝多，嫩枝常深紫色。叶对生；纸质；叶柄长不及 1cm；叶片狭披针形至披针状线形，长 5~10cm，宽 5~15mm，先端渐尖，基部渐狭，全缘；侧脉每边 6~8 条，呈深紫色。

【生长环境】生于村旁或路边的灌丛中。

【采　制】全年均可采收，除去杂质，晒干。

【性味功效】辛，温。归肝、肾经。祛瘀止痛，续筋接骨。

【应　用】用于骨折，跌打损伤，风湿关节痛，腰腿痛，外伤出血。

【选　方】①治风湿痛：小驳骨、大风艾、过山香、水营蒲、红鹰不扑各适量。用水煲，熏洗患处。(《广西民间常用草药》)

②治四肢神经痛：小驳骨、枫寄生、埔银、土烟头、钮子茄及一条根各 20g。水煎服。(《台湾植物药材志》)

③治经痛：小驳骨 40g。水煎服。(《台湾植物药材志》)

④治跌打伤：小驳骨茎及根 40~75g，水煎服；或全草捣烂，酒炒后，趁热推跌打骨折处。(《台湾植物药材志》)

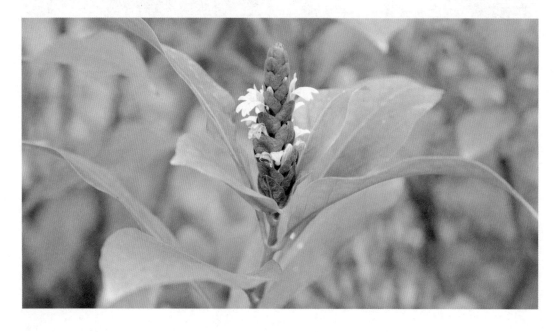

葫芦茶

【别名】葫芦叶、咸鱼草、田刀柄。

【来源】为豆科植物葫芦茶 *Desmodium triquetrum*（Linn.）DC. 的全草。

【植物形态】亚灌木状草本或亚灌木。枝具棱，有毛，后渐脱落。单叶互生，卵状长椭圆形至披针形。花多数，排成顶生或腋生的总状花序；花萼钟形，萼齿较长；蝶形花冠紫红色，旗瓣近圆形，翼瓣倒卵形，基部具钝而向下的耳，龙骨瓣镰刀状弯曲，爪与瓣片近等长。荚果扁平，长圆形，被毛，具5~8节荚，每节种子1粒。

【生长环境】生于丘陵、山坡、林缘、路旁的灌木丛中或草地上。

【采　制】夏、秋季割取地上部分，除去粗枝，洗净，切细，鲜用或晒干。

【性味功效】苦、涩，凉。归肺、膀胱、肝经。清热解毒、利水除湿、消食杀虫。

【应　用】用于感冒发热、咽喉肿痛、肠炎、痢疾，痈疽肿毒、肾炎水肿、小便短赤、小儿疳积、钩虫病。外用治疗阴道滴虫病。

【选　方】① 治咽喉肿痛：葫芦茶 100g。煎水含咽。（《岭南草药志》）

② 治咳嗽咯血：葫芦茶干全草 12.5g。清水煎服。（《泉州本草》）

③ 治痢疾：葫芦茶全草、细叶扯头孟根各 100~150g。加鸡蛋一个同煎，煎至鸡蛋熟时，将蛋壳除去再煎，加生盐调味，汤蛋同服。（《岭南草药志》）

④ 治风湿性关节酸痛：葫芦茶茎，每次 100g，合猪脚节炖服。（《泉州本草》）

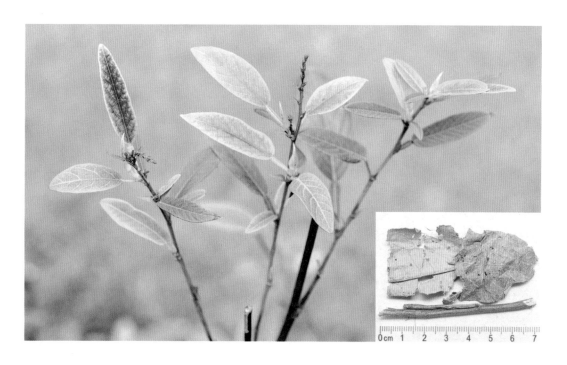

景天三七

【别名】土三七、墙头三七、见血散、血山草。

【来源】为景天科植物景天三七 Sedum aizoon L. 的根。

【植物形态】茎直立，圆柱形，粗壮，不分枝，基部常紫色。叶互生或近于对生。聚伞花序顶生，花枝平展，多花，花下有苞叶；花瓣5，黄色，长圆形呈椭圆状披针形，长6~10mm，先端有短尖。蓇葖果，黄色或红棕色，呈星芒状排列。种子细小，褐色，平滑，椭圆形，边缘有狭翅。

【生长环境】阳性植物，稍耐阴，耐寒，耐干旱瘠薄，在山坡岩石上和荒地上均能旺盛生长。

【采　　制】夏、秋间开花时割取地上部分，晒干。

【性味功效】甘、微酸，平。归心、肝经。散瘀止血，安神镇痛。

【应　　用】用于血小板减少性紫癜，衄血，吐血，咯血，牙龈出血，消化道出血，子宫出血，心悸，烦躁失眠；外用治跌打损伤，外伤出血，烧烫伤。

【选　　方】①治跌打损伤：鲜景天三七适量。捣烂外敷。(《上海常用中草药》)

②治尿血：景天三七五钱。加红糖引，水煎服。(《山西中草药》)

③治蝎子蜇伤：鲜景天三七适量。加食盐少许，捣烂敷患处。(《山西中草药》)

④治筋骨伤痛：鲜景天三七根四五条。洗去泥沙，用陈酒二三杯，红糖煎汤调服，有活血止痛功效。(《浙江中医杂志》)

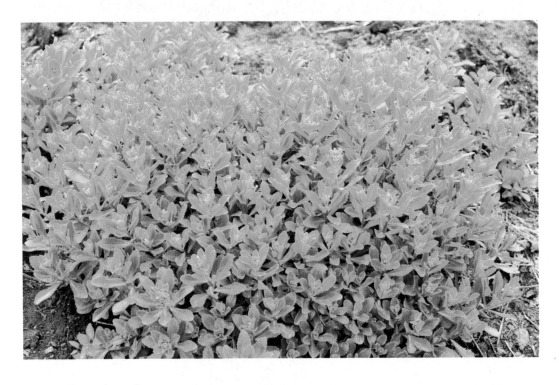

阔叶十大功劳

【别名】土黄柏、土黄连、八角刺、刺黄柏。

【来源】为小檗科植物阔叶十大功劳 *Mahonia bealei*（Fort.）Carr. 的叶。

【植物形态】常绿灌木，高达 4m。根、茎断面黄色。羽状复叶互生，长 30~40cm 叶柄基部扁宽抱茎；小叶 7~15，厚革质，广卵形至卵状椭圆形，长 3~14cm，宽 2~8cm。总状花序粗壮，丛生于枝顶；苞片小，密生；萼片 9，3 轮，花瓣 6，淡黄色，先端 2 浅裂，近基部内面有 2 密腺；雄蕊 6；子房上位，1 室。浆果卵圆形，熟时蓝黑色，有白粉。花期 7~10 月，果期 10~11 月。

【生长环境】生于山谷、林下阴湿处。分布于甘肃、河南、浙江、安徽等。

【采　　制】全年可采，晒干。

【性味功效】气微，味苦。补肺气，退潮热，益肝肾。

【应　　用】用于肺结核潮热、咳嗽、咯血、腰膝无力、头晕、耳鸣、肠炎腹泻、黄疸、目赤肿痛。

【选　　方】① 治虚劳咳嗽。（《本草再新》）

②治结核，止咳化痰，退虚热，杀虫。（《饮片新参》）

③性滋养强壮药。功效与女贞子相似，适用于潮热、骨蒸、腰酸、膝软、头晕、耳鸣等症。（《现代实用中药》）

【附　　注】根、茎、果实亦入药。

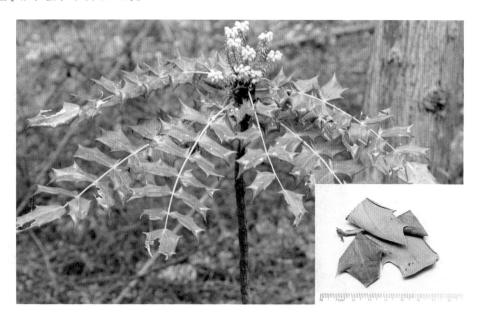

裂果薯

【别名】屈头鸡、水三七、长须果、冬叶七。

【来源】为蒟蒻薯科裂果薯 *Schizocapsa plantaginea* Hance 的块茎。

【植物形态】草质缠绕藤本；根状茎横生，栓皮显著片状剥离。茎左旋，近无毛。单叶互生，掌状心脏形，边比值作不等大的三角状浅裂、中裂或裂，顶端叶片近于全缘。花雌雄异株；雄花无梗，花常2~4朵簇生，顶端通常单一，花被碟形，顶端6裂；雄蕊6；雌花序穗状，常单生。蒴果；种子每室2枚，生于每室的基部，四周有不等宽的薄膜状翅，上方呈长方形，长约2倍于宽。

【生长环境】生于溪边、田边等潮湿地。

【采　　制】块茎：春、夏采挖，洗净，鲜用或切片晒干。叶：春、夏季采收，洗净，鲜用。

【性味功效】甘、苦，凉，有小毒。归肺、脾、肾、大肠经。清热解毒，止咳祛痰，理气止产，散瘀止血。

【应　　用】感冒发热，痰热咳嗽，百日咳，脘腹胀痛，泻痢腹痛，消化不良，小儿暗积，肝炎，咽喉肿痛，牙痛，疟腮，瘰疬，疮肿，烫，烧伤，带状疱疹，跌打损伤，外伤出血。

【选　　方】①治胀：水三七、车前子各三至五钱。水煎服。

②治初期肺结核：水三七三分至一钱。蒸冰糖服，每日一至二次。

③治百日咳：水三七三至五钱。煎水加蜂糖或冰糖冲服。每日三次，连服数日。

④治刀伤出血及伤口溃烂：水三七，磨水外搽，一日二次。

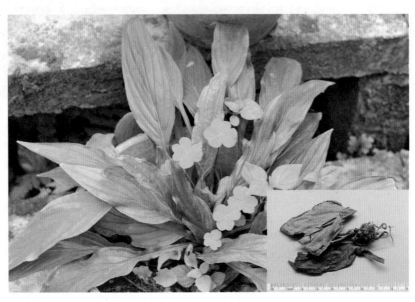

落地生根

【别名】打不死、脚目草、土三七。

【来源】为景天科植物落地生根 *Bryophyllum pinnatum*（L.f.）Okon 的全草。

【植物形态】多年生肉质草本。高 40~50cm，茎直立，多分枝，无毛，节明显，上部紫红色，密被椭圆形皮孔，下部有时稍木质化。叶对生，单叶或羽状复叶。花大，两性。蓇葖果包于花萼及花冠内。种子细小，多数，有条纹。

【生长环境】生于山坡、沟谷、路旁湿润的草地上。

【采　　制】全年可采，多鲜用。

【性味功效】微酸、涩，寒。归肺、肾经。解毒消肿、活血止痛、拔毒生肌。

【应　　用】用于咽喉肿痛、热性胃痛、热泻热痢、咯血、吐血、火眼、中耳炎、痈肿疔毒、乳痈、水火烫伤、外伤出血等。

【选　　方】①治创伤出血：落地生根鲜叶捣烂敷患处。（《福建中草药》）

②治疗疮，痈疽，无名肿毒：落地生根鲜叶一至二两。捣烂绞汁，调蜜饮服，渣敷患处。（《泉州本草》）

③治喉风肿痛：落地生根鲜叶五至十片。绞汁，含漱。（《泉州本草》）

④治乳腺炎：落地生根鲜叶一至二两。捣烂敷患处。（《泉州本草》）

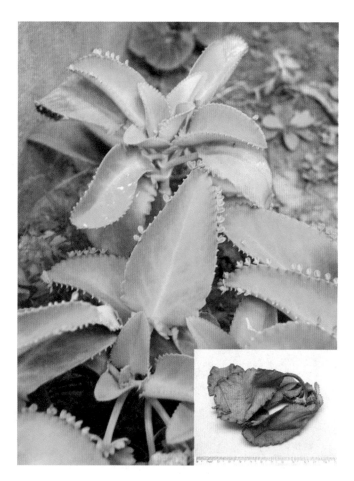

琴叶榕

【别名】牛奶子树、铁牛入石。

【来源】为桑科榕属植物琴叶榕 Ficus pandurata Hance，以根或叶入药。

【植物形态】落叶小灌木，高 1~2m。小枝及叶柄幼时生短柔毛，后变无毛。叶互生。隐头花序（榕果）单生于叶腋或已落叶的叶腋，卵圆形，成熟时紫红色，直径 6~10mm，先端有脐状突起，基部圆形或收缩成短柄，基部的苞片 3，卵形；总花梗长 3~10mm。

【生长环境】喜温暖、湿润和阳光充足环境，生长适温为 25~35℃，15℃左右休眠，5℃以上可安全越冬。

【采　　制】湿地上野外草地。

【性味功效】甘，温。行气活血，舒筋活络。

【应　　用】用于月经不调，乳汁不通，跌打损伤，腰痛疼痛；外用治乳腺炎。

【选　　方】①治黄疸：琴叶榕根二两，马蓝二两。水煎服。（《江西民间草药验方》）

②治疟疾：琴叶榕根一两至一两五钱，切片，酒炒，水煎二次，于疟发前四小时与二小时各服一次。（《江西民间草药验方》）

③治乳痈：鲜琴叶榕根二两，水煎去渣，用甜酒兑服。外用鲜琴叶榕叶捣敷患处。（《江西民间草药验方》）

④治腰背酸痛：琴叶榕干根一至二两，穿山龙干根五钱。酒水煎服。（《福建中草药》）

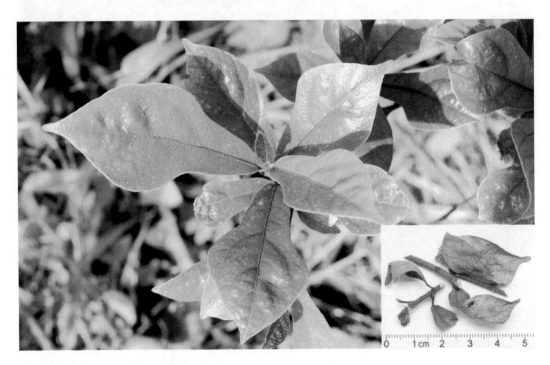

紫萼

【别名】紫玉簪，玉簪，白背三七，玉棠花。

【来源】为百合科植物紫萼 *Hosta ventricosa*（Salisb.）Steamn 的全草。

【植物形态】多年生草本。根茎粗壮。叶基生，卵形，长 8~16cm，宽 5~12cm，先端急尖，基部楔形，侧脉约 7 对，明显；叶柄长 20~30cm。花茎高 45~60cm，总状花序顶生，通常有叶状苞片；花淡紫色，长 3.5~5cm，花丝基部与花被管分离；蒴果三棱状圆柱形，长约 3cm。花期 8~9 月，果期 10 月。

【生长环境】生于山坡、林下阴湿处。

【采　　制】夏、秋季采收，鲜用或晒干。根全年可采，多鲜用。

【性味功效】甘，平，有毒。归肺、肾经。拔脓解毒。

【应　　用】主治乳痈、疮痈肿毒，中耳炎，小腿慢性溃疡。

【选　　方】治骨鲠：取紫萼根捣汁，以苇筒吹入喉内有效。(《品汇精要》)

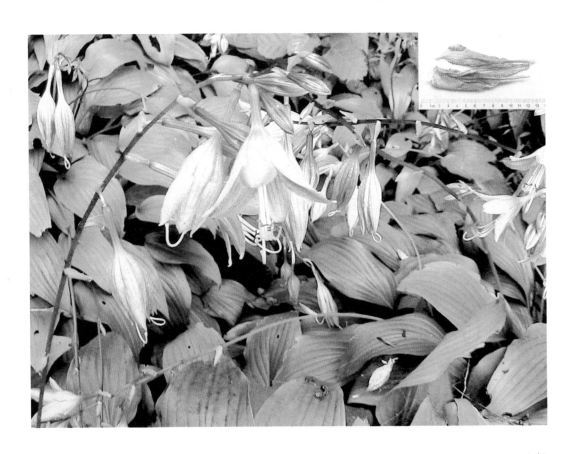

359

紫花地丁

【别名】地丁、金剪刀、紫地丁、箭头草。

【来源】为堇菜科植物紫花地丁 *Viola yedoensis* Makino 的干燥全草。

【植物形态】本品多皱缩成团。主根长圆锥形，直径 1~3mm；淡黄棕色，有细纵皱纹。叶基生，灰绿色，展平后叶片呈披针形或卵状披针形，长 1.5~6cm，宽 1~2cm；先端钝，基部截形或稍心形，边缘具钝锯齿，两面有毛；叶柄细，长 2~6cm，上部具明显狭翅。花茎纤细；花瓣 5，紫堇色或淡棕色；花距细管状。蒴果椭圆形或 3 裂，种子多数，淡棕色。气微，味微苦而稍黏。

【生长环境】生于路边、林缘、灌木丛、荒地、田埂阴湿处及水沟边。

【采　制】春、秋季采收全草，洗净，晒干。

【性味功效】苦、辛，寒。归心、肝经。清热解毒，凉血消肿。

【应　用】用于疔疮肿毒，痈疽发背，丹毒，毒蛇咬伤。

【选　方】①治肠炎痢疾：紫花地丁、红藤各 30g，蚂蚁草 60g，黄芩 10g。煎服。(苏州医学院《中草药手册》)

②治黄疸内热：紫花地丁末，酒服 6g。(《乾坤秘韫》)

③治前列腺炎：紫花地丁、紫参、车前草各 15g，海金沙 30g。煎汤，每日 1 剂，分 2 次服，连服数日。(苏州医学院《中草药手册》)

④治热病发斑：紫花地丁、生地黄各 15g，赤芍、丹皮、连翘各 9g，生石膏 30g（先煎）。煎服。(《安徽中草药》)

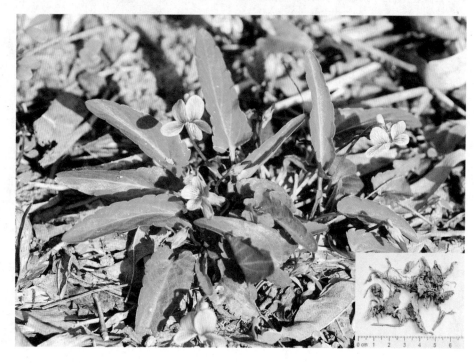

紫金牛

【别名】叶下红、叶底红、老勿大、平地木。

【来源】紫金牛科植物紫金牛 Ardisia japonica（Hornst.）Bl. 的全株。

【植物形态】常绿半灌木。根茎匍匐状。茎单一，枝及花序有褐色柔毛；叶对生，通常 3~4 叶集生茎梢，呈轮生状，纸质，椭圆形，顶端尖，基部楔形，边缘有尖锯齿，上面绿色，有光泽，下面淡紫色，两面疏生腺点。花着生于茎梢或顶端叶腋，2~6 朵集成伞形；核果球形，熟时红色，有黑色腺点。花期 7~8 月，果期 8~11 月。

【生长环境】生于林下、谷地、溪边阴湿处。

【采　制】全年均可采，挖出全株，洗净，晒干。

【性味功效】苦、辛，平。归脾、胃、肺三经。镇咳、祛痰、活血、利尿、解毒。

【应　用】用治慢性气管炎、肺结核咳嗽咯血、吐血、脱力劳伤、筋骨酸痛、肝炎、痢疾、急慢性肾炎、高血压、疝气、肿毒。

【选　方】①治支气管炎：紫金牛 20g，六月雪、肺经草各 10g。每日 1 剂，水煎分 2 次服。（《中国民族药志》）

②治慢性支气管炎：紫金牛 12g，胡颓子叶、鱼腥草各 15g，桔梗 6g。水煎 3 次分服，每日 1 剂。（《全国中草药汇编》）

③治肺痈：紫金牛 30g，鱼腥草 30g。水煎，2 次分服。（《江西民间草药》）

④治急性黄疸性肝炎：紫金牛、阴行草、车前草各 30g，白茅根 15g。水煎服。（《安徽中草药》）

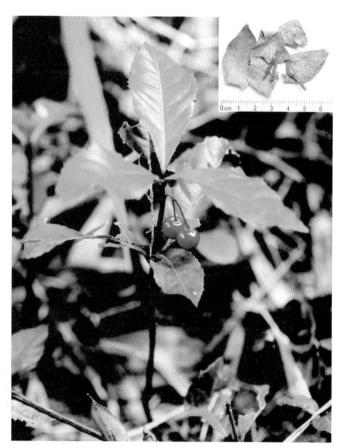

紫茉莉

【别名】胭脂花、粉豆花、夜饭花、状元花。

【来源】为紫茉莉科植物紫茉莉 *Mirabilis jalapa* L. 的根。

【植物形态】紫茉莉是一年生草本植物，高可达1m。根肥粗，倒圆锥形，黑色或黑褐色。茎直立，圆柱形，多分枝，无毛或疏生细柔毛，节稍膨大。叶片卵形或卵状三角形，长3~15cm，宽2~9cm，顶端渐尖，基部截形或心形，全缘，两面均无毛，脉隆起；叶柄长1~4cm，上部叶几无柄。花常数朵簇生枝端；瘦果球形，种子胚乳白粉质。

【生长环境】性喜温和而湿润的气候条件，不耐寒，土层深厚、疏松肥沃壤土。

【采　　制】秋后挖根，洗净切片晒干。一般以开白花者供药用。茎、叶多鲜用，随用随采。

【性味功效】甘、淡，凉。归膀胱经。清热利湿，活血调经，解毒消肿。

【应　　用】扁桃体炎，月经不调，白带，宫颈糜烂，前列腺炎，泌尿系感染，风湿关节酸痛。

【选　　方】①淋浊、白带：白花紫茉莉根一至二两（去皮洗净切片），茯苓三至五钱。水煎，饭前服，日服二次。（《福建民间草药》）

②治白带：白胭脂花根一两，白木槿五钱，白芍五钱。炖肉吃。（《贵阳民间药草》）

③治红崩：红胭脂花根二两，红鸡冠花根一两，头晕药一两，兔耳风五钱炖猪脚吃。（《贵阳民间药草》）

④治急性关节炎：鲜紫茉莉根三两。水煎服，体热加豆腐，体寒加猪脚。（《中草药手册》）

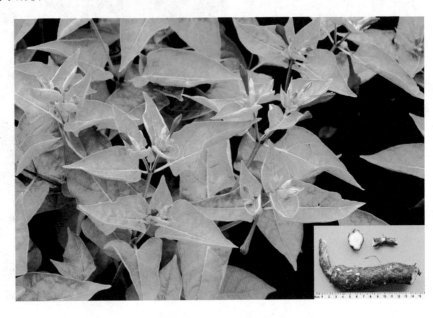

紫萁

【别名】野鸡膀子、小叶贯众、贯节、虎卷。

【来源】本品为紫萁科植物紫萁 Osmunda japonica Thunb. 的干燥根茎和叶柄残基。

【植物形态】本品略呈圆锥形或圆柱形，稍弯曲，长 10~20cm，直径 3~6cm。根茎横生或斜生，下侧着生黑色而硬的细根；上侧密生叶柄残基，叶柄基部呈扁圆形，斜向上，长 4~6cm，直径 0.2~0.5cm，表面棕色或棕黑色，切断面有 "U" 形筋脉纹（维管束），常与皮部分开。质硬，不易折断。

【生长环境】生于林下或山谷阴湿处。

【采　　制】春、秋季采挖根茎，削去地上部分，晒干。

【性味功效】苦，微寒。归脾、胃经。清热解毒、杀虫、止血。

【应　　用】用于疫毒感冒，热毒泻痢，痈疮肿毒，吐血，衄血，便血，崩漏，虫积腹痛。

【选　　方】① 治蛲虫病：贯众 9~12g。水煎服。另用紫萁 30g，煎水，晚上睡前洗肛门。（《陕西中草药》）

② 治乳痈，未成结者：紫萁一味，为细末。外用敷肿上。亦可服之。（《普济方》）

③ 治癣：紫萁、吴茱萸、官桂等分。为细末。先以手抓破，以药擦之，或用醋调敷亦得。（《百一选方》）

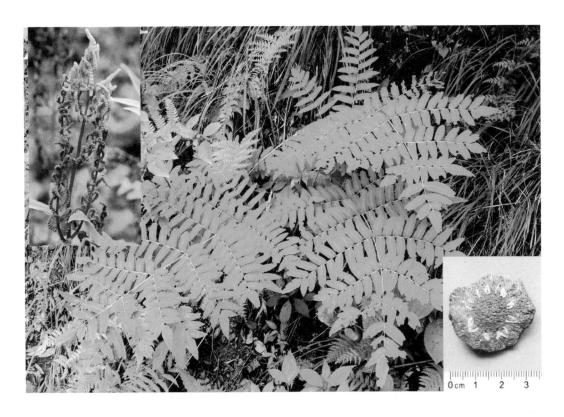

紫苏

【别名】苏叶、紫菜。

【来源】为唇形科植物紫苏 *Perilla frutescens*（L.）Britt. 的干燥叶（或带嫩枝）。

【植物形态】本品叶片多皱缩卷曲、破碎，完整者展平后呈卵圆形，长4~11cm，宽2.5~9cm。先端长尖或急尖，基部圆形或宽楔形，边缘具圆锯齿。两面紫色或上表面绿色，下表面紫色，疏生灰白色毛，下表面有多数凹点状的腺鳞。叶柄长2~7cm，紫色或紫绿色。质脆。带嫩枝者，枝的直径2~5mm，紫绿色，断面中部有髓。气清香，味微辛。

【生长环境】喜温暖湿润的气候，对土壤要求不严，但以疏松、肥沃、排水良好的砂质壤土为最佳，在稍黏的土壤也能生长，但生长发育较差。

【采　制】夏季枝叶茂盛时采收，除去杂质，晒干。

【性味功效】辛，温。入肺、脾经。解表散寒，行气和胃。

【应　用】用于风寒感冒，咳嗽呕恶，妊娠呕吐，鱼蟹中毒。

【选　方】①治伤寒不止：紫苏一把，水三升，煮取二升，稍稍饮。（《肘后备急方》）

②治乳痈肿痛：紫苏煎汤频服，并捣封之。（《海上名方》）

③治恶疮，疥癣：以大苏叶研细，外敷。（《普济方》）

④治跌扑伤损：紫苏捣敷之。疮口自合。（《谈野翁试验方》）

【附　注】①紫苏梗为本植物的干燥茎。性辛，温。归肺、脾经。理气宽中，止痛，安胎。用于胸膈痞闷，胃脘疼痛，嗳气呕吐，胎动不安。

②紫苏子为本植物的干燥成熟果实。性辛，温。归肺经。降气化痰，止咳平喘，润肠通便。用于痰壅气逆，咳嗽气喘，肠燥便秘。

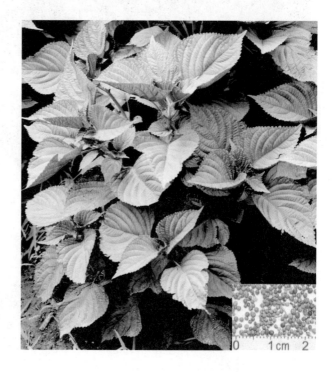

紫菀

【别名】青菀、辫紫菀、软紫菀。

【来源】为菊科植物紫菀 *Aster tataricus* L. f. 的干燥根和根茎。

【植物形态】本品根茎呈不规则块状，大小不一，顶端有茎、叶的残基；质稍硬。根茎簇生多数细根，长3~15cm，直径0.1~0.3cm，多编成辫状；表面紫红色或灰红色，有纵皱纹；质较柔韧。气微香，味甜、微苦。

【生长环境】生于山坡、草地、河边。

【采　制】春、秋季采挖，除去有节的根茎（习称"母根"）和泥沙，编成辫状晒干或直接晒干。

【性味功效】辛、苦，温。归肺经。润肺下气，消痰止咳。

【应　用】用于痰多喘咳，新久咳嗽，劳嗽咯血。

【选　方】①治小儿咳嗽，声不出者：紫菀末、杏仁泥等分。入蜜同研。丸芡实大。每服一丸，五味子汤下。（《全幼心鉴》）

②治吐血，咯血，嗽血：紫菀、茜根等分。为细末，炼蜜为丸，炼如樱桃子大。含化一丸，不以时。（《鸡峰普济方》紫菀丸）

③治小便不利：紫菀、车前子（布包）各12g。煎服。（《安徽中草药》）

④治习惯性便秘：紫菀、苦杏仁、当归、肉苁蓉各9g。煎服。（《安徽中草药》）

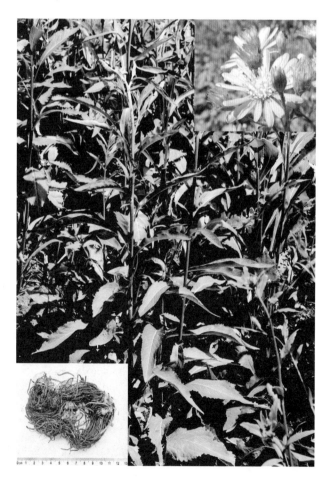

紫玉盘

【别名】小十八风藤、石龙叶、酒饼木、山梗子。

【来源】为番荔枝科植物紫玉盘 *Uvaria macrophylla* Roxb. var. *microcarpa*（Champ.）Finet et Gagnep. 的干燥根、叶。

【植物形态】直立灌木，高约 2m，枝条蔓延性；幼枝、幼叶、叶柄、花梗、苞片、萼片、花瓣、心皮和果均被黄色星状柔毛，老渐无毛或几无毛。叶革质，长倒卵形或长椭圆形。花 1~2 朵，与叶对生，暗紫红色或淡红褐色。果卵圆形或短圆柱形，暗紫褐色，顶端有短尖头；种子圆球形，直径 6.5~7.5mm。

【生长环境】喜阳光。常生于低海拔的林缘或山坡灌丛中。耐旱，耐瘠薄。

【采　制】随时采根；夏秋采叶，晒干。

【性味功效】苦、甘，微温。健胃行气，祛风止痛。

【应　用】用于消化不良，腹胀腹泻，跌打损伤，腰腿疼痛。

【选　方】①用于治寒湿瘀血留滞经络，肢体筋脉挛痛，关节屈伸不利：与川乌、地龙、乳香等同用。（《和剂局方》）

②常作为麻醉止痛药，多以生品与生川乌并用，配伍羊踯躅、姜黄等。（《医宗金鉴》）

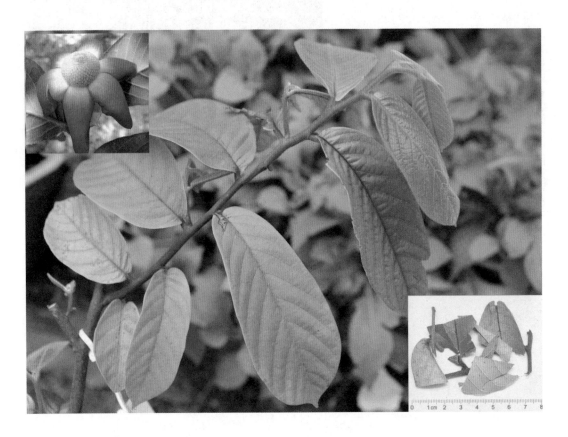

紫芝

【别名】三秀、灵芝草、菌灵芝、木灵芝。

【来源】为多孔菌科真菌紫芝 *Ganoderma sinense* Zhao、Xu et Zhang 的干燥子实体。

【植物形态】皮壳紫黑色，有漆样光泽。菌肉锈褐色。菌柄长 17~23cm。

【生长环境】腐生于栎及其他阔叶树的根部或枯干上。

【采　　制】子实体入药。全年可采，除去杂质，剪除附有的朽木、泥沙或培养基质下端菌柄，阴干或在 40~50℃下烘干。

【性味功效】甘，平。归心、肺、肝、肾经。补气安神，止咳平喘。

【应　　用】用于心神不宁，失眠心悸，肺虚咳喘，虚劳短气，不思饮食。

【选　　方】①治神经衰弱，心悸头晕，夜寐不宁：灵芝 1.5~3g，水煎服，每日 2 次。（《中国药用真菌》）

②治慢性肝炎，肾盂肾炎，支气管哮喘：灵芝焙干研末，开水冲服，每服 0.9~15g，每日 3 次。（《中国药用真菌》）

③治冠心病：灵芝切片 6g；加水煎煮 2 小时，服用，早晚各 1 次。（《中国药用真菌》）

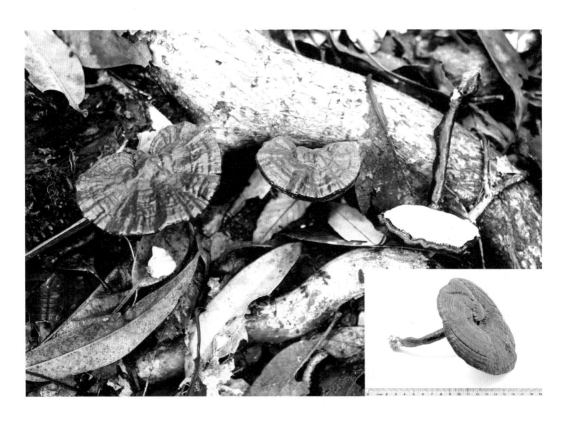

蓖麻

【别名】红蓖麻。

【来源】为大戟科植物蓖麻 Ricinus communis L. 的种子、根及叶入药。

【植物形态】常绿灌木状草本。茎绿色或紫红色；有白粉。叶：单叶互生，盾状圆形，掌状7~9深裂，边缘有不规则锯齿，主脉掌状。花：圆锥状花序顶生或与叶对生，上部生雌花，下部生雄花。果：蒴果球形，有刺。

【生长环境】多为栽培。吉林，辽宁，黑龙江等。

【采　制】夏秋采根及叶，分别晒干或鲜用。

【性味功效】叶：甘、辛，平。有小毒。消肿拔毒，止痒。泻下通滞，消肿拔毒。

【应　用】用于大便燥结，痈疽肿毒，喉痹，瘰疬。

【选　方】①治痈疽、附骨痛等疮；用蓖麻子去皮研为泥，旋摊膏药贴之，消肿散毒。（《普济方》）

②治喉痹：草蓖麻子，取肉捶碎，纸卷作筒，烧烟吸之。（《医学正传》）

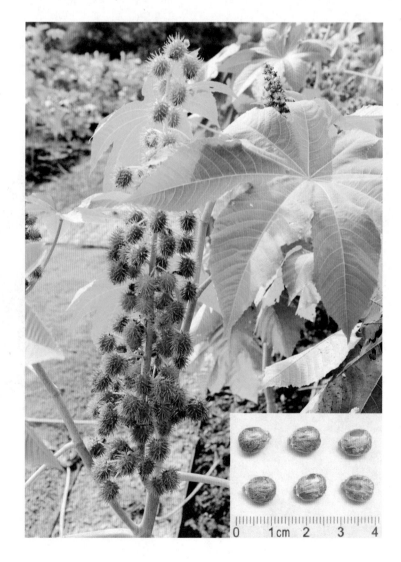

赪桐

【别名】红蜻蜓叶、朱桐、红顶风、雌雄树。

【来源】为马鞭草科赪桐属植物赪桐 *Clerodendron japonicum* （Thunb.）Sweet，以根、叶入药。

【植物形态】灌木，高 1~4m。小枝四棱形，嫩时有绒毛，枝内髓坚实，干后不中空。单叶对生；叶柄长 1~15cm，有黄褐色短柔毛；叶片圆心形或宽卵形，长 8~35cm，宽 6~40cm，先端尖或渐尖，基部心形，边缘有疏短尖齿，表面有疏伏毛，叶脉基部具较密的锈褐色短柔毛，背面密被锈黄色盾形腺体。果实近球形，直径 7~10mm，熟时蓝紫色。宿萼外折，星状。花、果期 5~11 月。

【生长环境】生于平原、溪边、山谷或疏林中、庭园亦有栽培。分布于我国西南部地区及江苏、浙江南部、福建、台湾、湖南、广东、广西等省。

【采　　制】全年可采，洗净切碎鲜用或晒干。

【性味功效】微甘、淡，凉。祛风利湿，散瘀消肿。

【应　　用】用于风湿骨痛，腰肌劳损，跌打损伤，肺结核咳嗽，咯血。

叶：解毒排脓。外用治疗疮疖肿。

【选　　方】①治疮溃疡：鲜赪桐叶，用银针密刺细孔，再用米汤或开水冲泡，贴患处，日换二三次。（《福建民间草药》）

②治疔疮：鲜赪桐叶一握。和冬蜜捣烂，敷患处。若用干叶，先研成细末，再调冬蜜敷患处。（《福建民间草药》）

③治跌打积瘀：赪桐叶十两，苦地胆半斤，泽兰四两，鹅不食草四两。捣烂，用酒炒热后，敷患处。（《广西民间常用草药》）

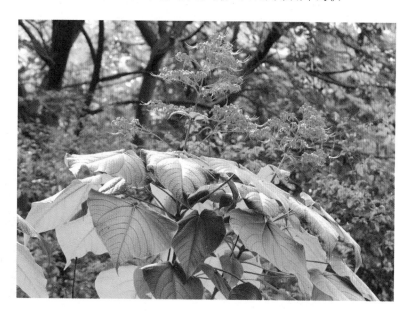

楤木

【别名】鸟不宿、鹊不踏、刺树椿。

【来源】为五加科植物楤木 *Aralia chinensis* Linn 的根或根皮。

【植物形态】灌木或乔木，高 2~5m，稀达 8m，胸高直径达 10~15cm；树皮灰色，疏生粗壮直刺；小枝通常淡灰棕色，有黄棕色绒毛，疏生细刺。叶为二回或三回羽状复叶。边缘有细锯齿，上面疏生粗伏毛，下面有黄色或灰色短柔毛，沿脉尤密；伞形花序集成顶生大圆锥花序，被黄棕色或灰棕色短柔毛；果圆球形，有 5 棱，熟时黑色。7~10 月开花结果。

【生长环境】生于森林、灌丛或林缘路边，垂直分布从海滨至海拔 2700m。

【采　　制】9~10 月挖根或剥取根皮，除去泥沙，干燥。

【性味功效】辛、苦，平。祛风利湿，活血通经，解毒散结。

【应　　用】用于风湿痹痛，腰腿酸痛，淋浊，水肿，臌胀，黄疸，带下，痢疾，胃脘痛，跌打损伤，瘀血经闭，血崩，瘰疬，痔疮。

【选　　方】①治风湿关节痛：楤木皮（刮去表面粗皮）30g。用猪瘦肉 120g，煎汤，以汤煎药服。（《战备草药手册》）

②治疟疾：楤木、常山、地骨皮各 15g，白老酒适量。先取鲜常山头用火烤出涎后，合入他药用。炖老酒服。（《闽东本草》）

③治急性胆道感染：楤木、白英各 30g。水煎服。（《福建药物志》）

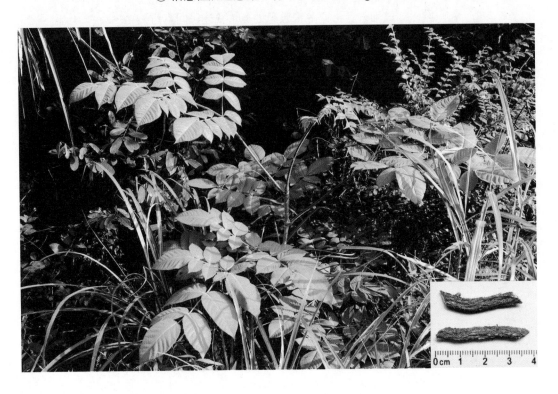

福建观音座莲

【别名】牛蹄劳、马蹄蕨、马蹄萁、黑薮筋。

【来源】为观音座莲科植物福建观音座莲 *Angiopteris fokiensis* Hieron 的根茎。

【植物形态】大型陆生蕨类植物，植株高大，高可达 1.5m 以上。根状茎块状，直立，叶柄粗壮，叶片宽广，宽卵形，羽片互生，狭长圆形，基部不变狭，羽柄奇数羽状；小羽片对生或互生，平展，披针形，叶脉开展，下面明显，叶草质，上面绿色，下面淡绿色，两面光滑。孢子囊群棕色，长圆形，彼此接近，由孢子囊组成。

【生长环境】生于河谷溪边林下或灌丛下。

【采　　制】四季均可采收，洗净，去须根，切片，晒干或鲜用。

【性味功效】苦，寒。归心、肺经。清热解毒，利湿，止痛，凉血止血。

【应　　用】用于肠炎，痢疾，胃痛，胃及十二指肠溃疡，肺结核咯血，风湿性关节炎，跌打损伤，痈疮肿毒。

【选　　方】①治创伤出血：马蹄蕨研末，撒患处，包扎。（江西《草药手册》）

②治蛇咬伤：马蹄蕨捣烂敷。（《湖南药物志》）

③治功能性子宫出血：马蹄蕨研末，用温开水冲服一钱，一日三次。（江西《草药手册》）

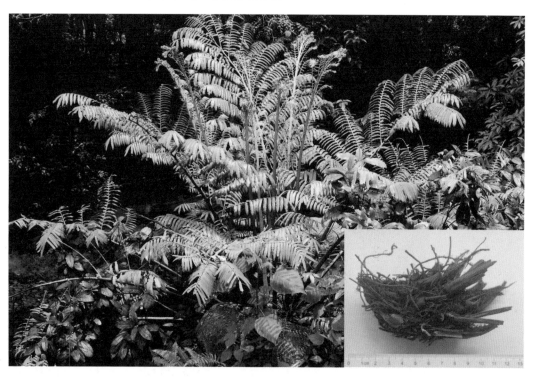

雷公藤

【别名】菜虫药、山砒霜、断肠草。

【来源】为卫矛科植物雷公藤 *Tripterygium wilfordii* Hook.f. 干燥根的木质部。

【植物形态】藤本灌木，高 1~3m，小枝棕红色，被密毛及细密皮孔。叶椭圆形、倒卵椭圆形、长方椭圆形或卵形。圆锥聚伞花序较窄小，花序、分枝及小花梗均被锈色毛；花白色，直径 4~5mm；花盘略 5 裂；子房具 3 棱，花柱柱状，柱头稍膨大，3 裂。翅果长圆状，中央果体较大；种子细柱状，长达 10mm。

【生长环境】山地林内阴湿处。分布于台湾、福建、江苏、浙江、安徽、湖北、湖南、广西等地。

【采　　制】秋、冬季采挖，除去泥土，须根及外皮（可另作药用），晒干或切成段块状后晒干。

【性味功效】辛、微苦，凉。有大毒。祛风除湿，活血通络，消肿止痛，解毒杀虫。

【应　　用】主要用于类风湿关节炎，风湿性关节炎，肾小球肾炎，肾病综合征，红斑狼疮，口眼干燥综合征，白塞病，湿疹，银屑病，麻风病，疥疮，顽癣。

【选　　方】①治头癣：取（雷公藤）鲜根剥皮，将根皮晒干后磨成细粉，调适量凡士林或醋，涂患处（预先将患处洗净去掉痂皮），每日 1~2 次。（《全国中草药汇编》）

②治烧伤：雷公藤、乌韭各 60g，虎杖 30g，水煎，药液敷创面。（《全国中草药新医疗法展览会资料选编》）

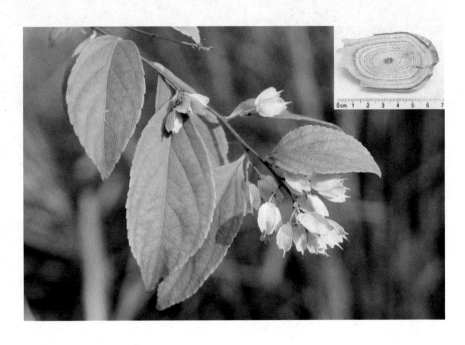

蒲公英

【别名】黄花地丁、婆婆丁。

【来源】为菊科植物蒲公英 *Taraxacum mongolicum* Hand. –Mazz. 的干燥全草。

【植物形态】多年生草本。根圆柱状，黑褐色，粗壮。叶倒卵状披针形、倒披针形或长圆状披针形，长 4~20cm，宽 1~5cm，基部渐狭成叶柄，叶柄及主脉常带红紫色，疏被蛛丝状白色柔毛或几无毛。花葶 1 至数个，与叶等长或稍长，高 10~25cm，上部紫红色，密被蛛丝状白色长柔毛；头状花序直径约 30~40mm；瘦果倒卵状披针形，暗褐色；冠毛白色，长约 6mm。

【生长环境】广泛生于中、低海拔地区的山坡草地、路边、田野、河滩。

【采　　制】春至秋季花初开时采挖，除去杂质，洗净，晒干。

【性味功效】苦、甘，寒。清热解毒，消肿散结，利尿通淋。

【应　　用】用于疔疮肿毒，乳痈，瘰疬，目赤，咽痛，肺痈，肠痈，湿热黄疸，热淋涩痛。

【选　　方】①治乳痈红肿：蒲公英一两，忍冬藤二两。捣烂，水二钟，煎一钟，食前服。睡觉病即去矣。(《积德堂方》)

②治痈肿疔疮：常与金银花、紫花地丁、野菊花等清热解毒药同用，如五味消毒饮。(《医宗金鉴》)

③治多年恶疮：蒲公英捣烂贴。(《救急应验良方》)

④治急性阑尾炎热毒期：金银花（60g），大黄（25g），冬瓜仁（30g），蒲公英（30g），牡丹皮（15g），川楝子（10g），生甘草（10g），木香（6g）水煎服。(《新急腹症学》)

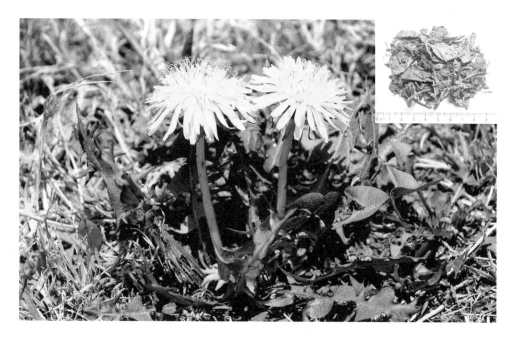

蒲葵

【别名】扇叶葵，葵扇叶，蓬扇树。

【来源】为棕榈科植物蒲葵 *Livistona chinensis* R. Brown，以种子及根入药。

【植物形态】常绿乔木。叶丛生茎干顶端，扇形，掌状深裂至中部，裂片条状披针形，先端2深裂，下垂；叶柄下部边缘有倒钩刺。圆锥花序腋生；佛焰苞棕色；花小，黄绿色。核果椭圆形或长圆形，状如橄榄，成熟时黑褐色。

【生长环境】蒲葵喜温暖湿润的气候条件，不耐旱，能耐短期水涝，惧怕北方烈日暴晒。在肥沃、湿润、有机质丰富的土壤里生长良好。

【采　　制】秋冬果熟时采收种子（葵树子）晒干；根四季可采，洗净晒干。

【性味功效】甘、涩，平。根，止痛；主治各种疼痛。陈叶，止血，止汗；主治咯血、吐血、鼻出血、崩漏、自汗、盗汗。种子，抗癌。

【应　　用】①主治各种癌症：蒲葵子30g，水煎1~2小时服，或与猪瘦肉炖服。

②肺癌：蒲葵子、半枝莲各60g，水煎服。

③恶性葡萄胎、白血病：蒲葵子30g，红枣6枚，水煎服，20日为1个疗程。

【选　　方】①治血崩：叶柄，于新瓦上煅灰冲服，或炒香煎水饮，能治血崩。（《岭南采药录》）

②治疗各种癌症：葵树籽（干品）一两。水煎一至二小时服。或与瘦猪肉炖服。（广州部队《常用中草药手册》）

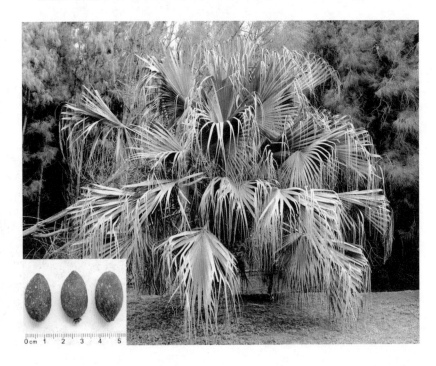

蒲桃

【别名】香果，风鼓，水蒲桃，水石榴。

【来源】为桃金娘科蒲桃 *Syzygium jambos*（L.）Alston 的根皮、果。

【植物形态】乔木，高 10m，主干极短，广分枝；叶片革质，披针形或长圆形；聚伞花序顶生，花瓣分离，阔卵形；果实球形，果皮肉质，直径 3~5cm，成熟时黄色；种子 1~2 颗，多胚。花期 3~4 月，果实 5~6 月成熟。

【生长环境】耐水湿植物，性喜暖热气候，属于热带树种。喜生河边及河谷湿地。喜光、耐旱瘠和高温干旱、对土壤要求不严、根系发达、生长迅速、适应性强，以肥沃、深厚和湿润的土壤为最佳。

【采　　制】5~6 月果熟时采收果实；根四季可采，洗净晒干。外用鲜根皮捣烂外敷或根皮研粉撒敷。

【性味功效】甘、涩，平。凉血，收敛。

【应　　用】主治筋骨湿痹，腹泻，痢疾。外用治刀伤出血。

【选　　方】治疝瘕积聚，冷癖痰饮，心腹胀满，上气咳嗽刺风，癫痫，半身不遂，腰疼膝冷，气息痞塞百病方。(《备急千金要方》)

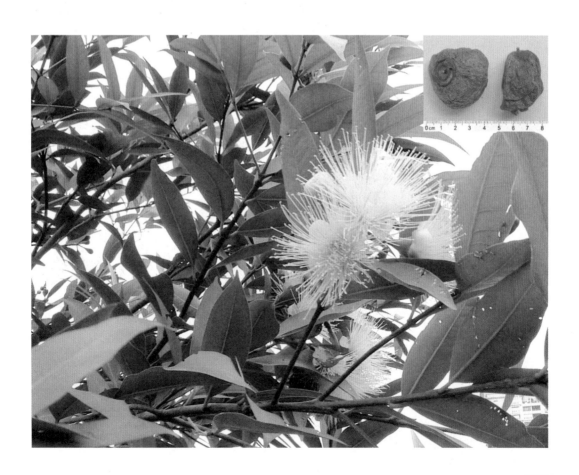

鼠麹草

【别名】佛耳草、鼠麹草。

【来源】为菊科植物鼠麹草 *Gnaphalium affine* D. Don. 的干燥全草。

【植物形态】一年生或二年生草本。全株密生白色绵毛。茎少分枝。基生叶条状匙形，头状花序径 2~3mm，近无时过境迁，在枝顶密集成伞房状，花黄或淡黄色；瘦果倒卵形或倒卵状圆柱形，长约 0.5mm，有乳突；冠毛粗糙，污白色，易脱落。

【生长环境】生于低海拔干地或湿润草地上，尤以稻田最常见。

【采　　制】春、夏二季花开时采收，除去杂质，晒干。

【性味功效】微甘，平。清热解毒，止咳平喘，祛风除湿。

【应　　用】主治用于感冒咳嗽，痰喘，目赤肿痛，风湿痹痛。外用适量，捣烂敷患处。

【选　　方】治壅滞胸膈痞满：雄黄、佛耳草，鹅管石、款冬花各等分。上为末，每服用药一钱，安在炉子上焚着，以开口吸烟在喉中。（《宣明论方》焚香透膈散）

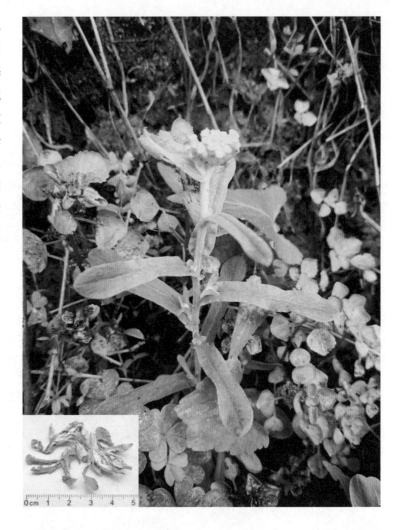

痰火草

【别名】围夹草、癌草。

【来源】为鸭跖草科植物大苞水竹叶 *Murdannia bracteata*（C. B. Clarke）J. K. Morton exHong 的干燥全草。

【植物形态】匍匐草本。须根多而细。茎有毛。基生叶丛生，线形或阔线形，长 10~24cm，宽 1~1.5cm；茎生叶互生，叶片线形或长圆状披针形，长 3~8cm，宽 8~12mm，先端急尖，基部呈鞘状，叶鞘被毛，两面无毛或下面被短柔毛。花密集成头状花序，生于枝端，直径约 1cm；花梗粗短；小苞片大而宿存，膜质，圆形；花瓣 3，蓝色或紫色；蒴果卵形，具 3 棱，每室有种子 2 颗。种子具皱纹。

【生长环境】山谷水边或溪边沙地上。

【采　　制】全年均可采收，洗净，晒干，以全草入药。

【性味功效】甘、淡，凉。化痰散结；清热通淋。

【应　　用】主瘰疬痰核；热淋。

【选　　方】治淋巴结结核：取痰火草 30~60g，煎服。（《全国中草药汇编》）

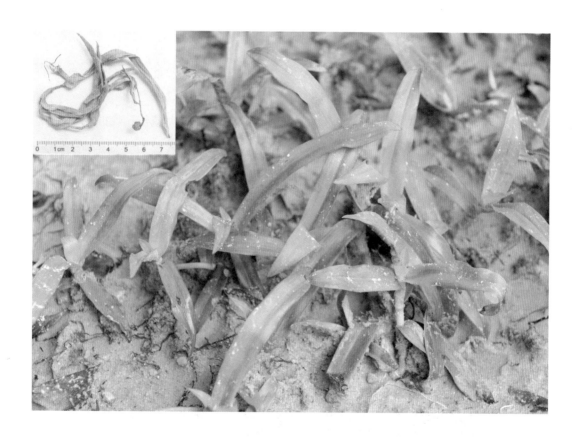

雾水葛

【别名】粘榔根、啜脓羔、地清散。

【来源】为荨麻科植物雾水葛 *Pouzolzia zeylanica*（L.）Benn. 的全草。

【植物形态】多年生草本。茎披散或多少匍匐状，有时长达 90cm，秃净或多少被疏毛。叶具短柄，胰质，大部互生，或生于下部的有时对生，卵形至卵状披针形，先端短尖，基部浑圆或钝，两面均粗糙而薄被疏毛。花小，为腋生的花束；雌雄花混生：雄花淡绿色或染紫，花萼 4 裂，雄蕊白色，突出；雌花的花萼于结果时长不及 2mm，有棱，被毛。瘦果卵形而尖，黑色，有光泽。

【生长环境】生于平地的草地上或田边，丘陵或低山的灌丛中或疏林中、沟边，海拔 300~800m，在云南南部可达 1300m。

【采　　制】全年可采，洗净晒干或鲜用。

【性味功效】甘；淡；性寒。清热解毒，消肿排脓。

【应　　用】主疮疡痈疽，乳痈，风火牙痛，痢疾，腹泻，小便淋痛，白浊，湿热黄疸，热淋涩痛。外用治疖肿，乳腺炎。

【选　　方】①尿路感染，肠炎，痢疾，疖肿，乳痈：雾水葛鲜品一至二两或干品五钱至一两。水煎服。（广州部队《常用中草药手册》）

②治外伤骨折（复位，固定后），痈疮：雾水葛鲜叶捣敷患处，或用于粉调酒包敷患处。（《文山中草药》）

③治硬皮病：雾水葛叶，葫芦茶叶，和食盐捣烂外敷；并用雾水葛茎和葫芦茶煎水洗擦。（《全展选编·皮肤科》）

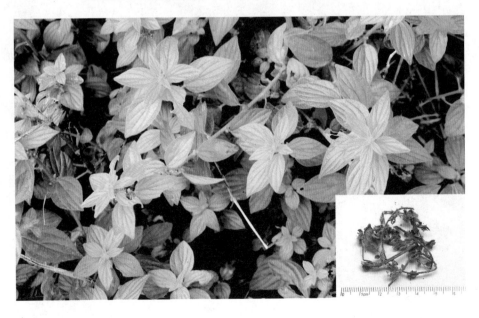

溪黄草

【别名】熊胆草、山熊胆、风血草、香茶菜。

【来源】为唇形科植物溪黄草 *Rabdosia serra* (Maxim.) H. Hara 的干燥地上部分。

【植物形态】多年生草本，高 60~80cm。茎直立，四方形，分枝，稍被毛。叶对生，揉之有黄色液汁；卵形至卵状椭圆形。长 3~9cm，宽 2~5cm，先端短尖，基部阔楔形，边缘具粗锯齿，上面被稀疏的短细毛，下面近无毛，有红褐色的腺点；具柄。花细小，淡紫色，集成聚伞花序再排成腋生圆锥花序；果实由 4 个小坚果组成，藏于萼的基部。

【生长环境】常成丛生于山坡、路旁、田边、溪旁、河岸、草丛、灌丛、林下砂壤土上，海拔 120~1250m。

【采　制】夏秋采收，晒干；鲜品随时可采。

【性味功效】苦、寒。清热利湿，凉血散瘀。

【应　用】用于湿热黄疸，腹胀胁痛，湿热泄泻，热毒泻痢，跌打损伤。

【选　方】①治湿热下痢：溪黄草鲜叶，捣汁冲服。溪黄草配天香炉、野牡丹，水煎服。（《中医方药学》）

②治痢疾，肠炎：鲜四方蒿叶。洗净，捣汁内服。每天一次，每次五毫升，儿童二至三毫升。（《全展选编·传染病》）

③治癃闭：鲜香茶菜二两，鲜石韦、鲜车前草各一两。水煎服。（江西《草药手册》）

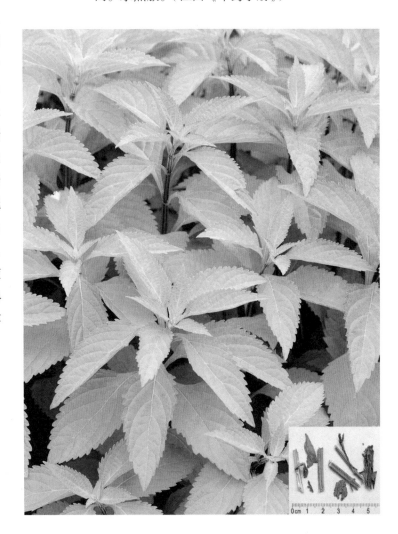

翠云草

【别名】龙鳞草、绿绒草、蓝地柏、翠羽草。

【来源】为卷柏科植物翠云草 *Selaginella uncinata*（Desv.）Spring 的干燥全草。

【植物形态】多年生草本。主茎伏地蔓生，有细纵沟，侧枝疏生并多次分叉，分枝处常生不定根。叶卵形，二列疏生。多回分叉。营养叶二型，背腹各二列，腹叶长卵形，背叶矩圆形，全缘，向两侧平展。孢子囊穗四棱形，孢子叶卵状三角形，四列呈覆瓦状排列。

【生长环境】野生于潮湿山谷林下，或溪边阴湿处以及岩洞石缝内。

【采　制】3~7 月剪取嫩枝，切成小段，晒干。

【性味功效】甘、淡，凉。归肝、大肠经。清热利湿、止血、止咳。

【应　用】用于黄疸，痢疾，水肿，风湿痹痛，咳嗽吐血，喉痛，痔漏，烫伤，外伤出血。

【选　方】①治黄疸：翠云草 30g，秋海棠根 3g。水煎服。（《湖南药物志》）

②治肠炎，痢疾：翠云草、马齿苋各 30g。煎服。（《安徽中草药》）

③治急、慢性肾炎：翠云草 30g，加水适量，煎至 300ml。每服 150ml，每日 2 次。（《全国中草药汇编》）

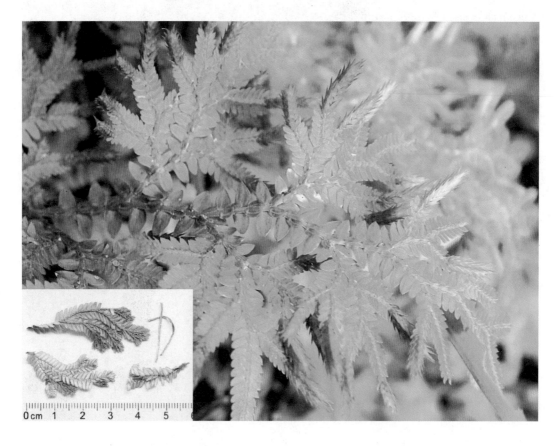

滴水珠

【别名】水半夏、深山半夏、石半夏、独叶一枝花。

【来源】为天南星科植物心叶半夏 *Pinellia cordata* N.E.Brown 的干燥块茎。

【植物形态】多年生草本。块茎球形、卵球形至长圆形，表面密生多数须根。叶1；叶柄长12~25cm，常紫色或绿色带紫斑，几无鞘，下部及顶头各有珠芽1枚；多年生植株叶片心形、心状长圆形或心状戟形，先端长渐尖，基部心形，表面绿色、暗绿色，背面淡绿色或红紫色，后裂片圆形或锐尖，稍外展。佛焰苞绿色，肉穗花序；浆果长圆状卵形。

【生长环境】多生于林下溪旁、潮湿草地、岩石边、岩隙中或岩壁上。

【采　制】春、夏季采挖，洗净，鲜用或晒干。

【性味功效】辛，温，有小毒。归肝经。解毒消肿，散瘀止痛。

【应　用】用于毒蛇咬伤，乳痈肿毒，深部脓肿，瘰疬，胃痛，腰痛，跌打损伤。

【选　方】① 治毒蛇咬伤：滴水珠 1~3 粒，温开水吞服；取鲜品数粒，半边莲，重楼各适量，共捣碎，外敷伤口及肿处。(《安徽中草药》)

② 治深部脓肿：滴水珠 1.5g，草乌 0.3g，鲜天南星半个，共捣碎外敷。(《全国中草药汇编》)

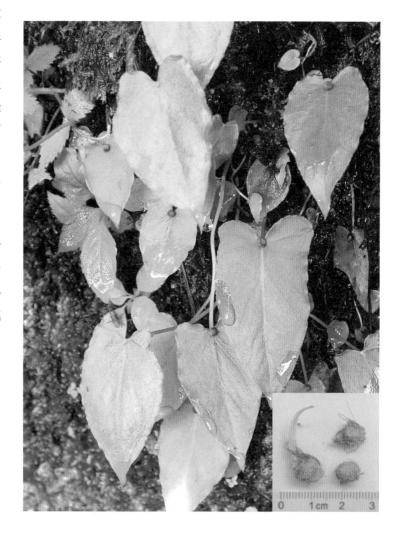

薄菜

【别名】印度薄菜、塘葛菜、江剪刀草、葶苈。

【来源】为十字花科植物薄菜 Rorippa montana（Wall.）Small 的全草。

【植物形态】一二年生直立草本植物，高可达40cm，植株较粗壮，茎表面具纵沟。叶互生，基生叶及茎下部叶具长柄，叶形多变化，顶端裂片大，卵状披针形，边缘具不整齐牙齿。总状花序顶生或侧生，花小，数多，细花梗；萼片卵状长圆形，花瓣黄色，匙形。长角果线状圆柱形，短而粗，果梗纤细，种子多数，细小，卵圆形而扁。4~6月开花，6~8月结果。

【生长环境】生于路旁、田边、园圃、河边、屋边墙角及山坡路旁等较潮湿处。

【采　制】5~7月采收全草，鲜用或晒干。

【性味功效】辛，温。归肺、肝经。化痰止咳，解毒。

【应　用】用于痰多咳嗽，气喘，疗疮痈肿。

【选　方】①治慢性气管炎：薄菜15g，矮茶风15g，桑白皮12g，紫苏子10g，莱菔子10g，甘草3g，水煎服。（《四川中药志》）

②治感冒发热：薄菜15g，桑叶9g，菊花15g，水煎服。（《青岛中草药手册》）

③治跌打肿痛：鲜薄菜60~120g，热酒冲服，渣外敷。（《福建中草药》）

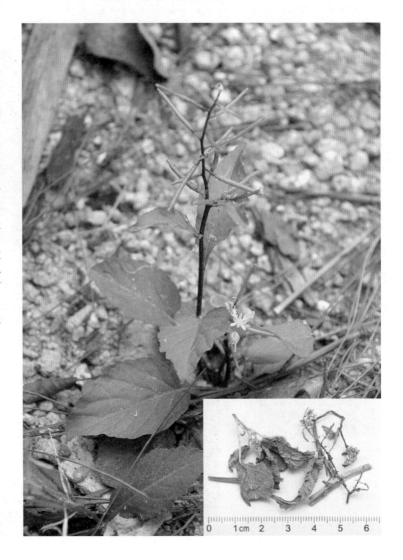

豪猪刺

【别名】拟变缘小檗、三棵针。

【来源】为小檗科植物豪猪刺 *Berberis julianae* Schneid 的根、根皮、茎及茎皮。

【植物形态】常绿有刺灌木，高 1~2m。茎丛生，老枝灰黄色，具槽；幼枝淡黄色，表面散布黑色细小疣点，刺 3 叉，长 2~3.5cm，粗壮坚硬，形似豪猪刺。叶革质，披针形或倒披针形以至窄椭圆形，先端急尖，基部宽楔形，边缘具刺齿。花淡黄色；小苞片 3，卵形或披针形；萼片 6，花瓣状，排成 2 轮；花瓣长椭圆形，顶端微凹。浆果椭圆形，熟时蓝黑色，表面被淡蓝色。

【生长环境】生于山坡、沟边、林中、林缘、灌丛中或竹林中。

【采　　制】春、秋采挖，除去枝叶、须根及泥土，将皮剥下，分别切片，晒干备用。

【性味功效】苦，寒。归肺、脾、肝经。清热燥湿，泻火解毒。

【应　　用】用于湿热泄泻，痢疾，口舌生疮，咽痛喉痹，目赤肿痛，痈肿疮疖。

【选　　方】① 治燥热唇舌破烂：小檗干树皮切薄片，浸清水中，每取一片含口中。(《福建中草药》)

② 治疮疖肿痛：三颗针，水煎服，并作局部湿敷。(《常用中草药图谱》)

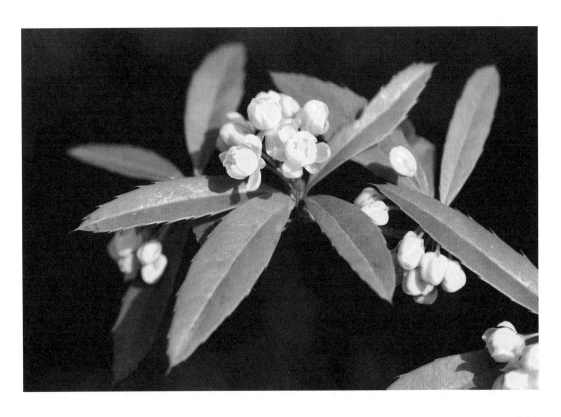

蔓荆子

【别名】蔓荆实、荆子、万荆子、蔓青子。

【来源】为马鞭草科植物单叶蔓荆 *Vitex trifolia* L.var.*simplicifolia* Cham. 干燥成熟果实。

【植物形态】单叶蔓荆 落叶小灌木。全株被灰白色柔毛。主茎匍匐地面，节上常生不定根，幼枝四棱形，老枝近圆形。单叶对生，具短柄，叶片倒卵形，先端钝圆，基部楔形，全缘，两面有毛和腺点。顶生聚伞花序排成圆锥花序，花萼钟状，花冠淡紫色，先端5裂，雄蕊4，子房球形。核果球形，径约5~7mm，具宿萼。花期7~8月，果期8~10月。

【生长环境】生于平原草地、河滩和荒地上。

【采　制】秋季果实成熟时采收，除去杂质，晒干。

【性味功效】辛、苦，微寒。归膀胱、肝、胃经。疏散风热，清利头目。

【应　用】用于风热感冒头痛，齿龈肿痛，目赤多泪，目暗明，头晕目眩。

【选　方】①治劳役饮食不节，内障眼病：蔓荆子7.5g；黄柏（酒拌炒四遍）、白芍药各9g；炙甘草24g；黄芪、人参各30g。每服9~15g，用水300ml，煎至150ml，去滓，临睡前服用。（《兰室秘藏方》）

②治郁气不宣，风邪外袭，半边头痛，多在左边者：白芍30g，柴胡6g，当归9g，川芎15g，甘草3g，蔓荆子3g，半夏3g，水煎服。（《辨证录》）

③治头风：蔓荆子二升（末），酒一斗。绢袋盛，浸七宿，温服三合，一日三次。（《备急千金要方》）

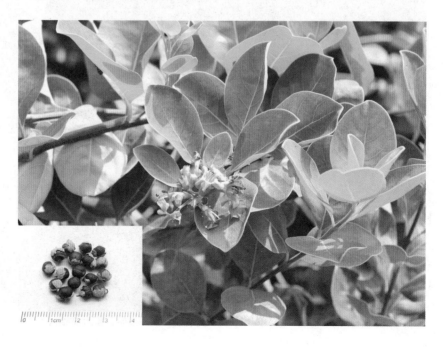

算盘子

【别名】野南瓜、狮子滚球、红毛馒头果。

【来源】为大戟科植物算盘子 *Glochidion puberum*（L.）Hutch. 的果实。

【植物形态】直立灌木，高1~2m。小枝有灰色或棕色短柔毛。叶互生，长椭圆形或椭圆形，尖头或钝头，基部宽楔形，上面橄榄绿色或粉绿色，下面稍带灰白色，叶脉有密生毛。花小，单性，雌雄同株或异株，无花瓣，1至数朵簇生叶腋，常下垂，下部叶腋生雄花，近顶部叶腋生雌花和雄花，或纯生雌花，萼片6，分内外2轮排列。蒴果扁球形，顶上凹陷，外有纵沟。种子黄赤色。

【生长环境】生于山坡、溪边灌丛中或林缘。

【采　　制】秋季采摘，拣净杂质，晒干。

【性味功效】苦，凉；有小毒。归肾经。清热除湿，解毒利咽，行气活血。

【应　　用】用于痢疾，泄泻，黄疸，疟疾，淋浊，带下，咽喉肿痛，牙痛，疝痛，产后腹痛。

【选　　方】①治黄疸：算盘子60g，大米（炒焦黄）30~60g。水煎服。(《甘肃中草药手册》)

②治尿道炎，小便不利：野南瓜果实15~30g。水煎服。(《湖北中草药志》)

③治睾丸炎：鲜野南瓜三两，鸡蛋二个。先将药煮成汁，再以药汁煮鸡蛋，一日二次，连服二日。(江西《草药手册》)

【附　　注】①算盘子根为本植物的根。性苦，凉。归大肠、肝和肺经。清热，利湿，行气，活血，解毒消肿。用于治疗感冒发热，咽喉炎，咳嗽，牙痛，细菌性痢疾，带下病，痛经，闭经，风湿病，跌打损伤和小便淋痛等。

②算盘子叶为本植物的叶。味苦，涩；性凉。小毒。归大肠经。清热利湿；解毒消肿。用于湿热泻痢，黄疸，淋浊，带下，发热，咽喉肿痛，痈疮疖肿，漆疮，湿疹，虫蛇咬伤。

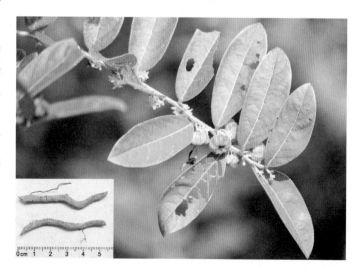

豨莶草

【别名】虾柑草、黏糊菜、肥猪草。

【来源】为菊科植物豨莶 *Siegesbeckia orientalis* L 的干燥地上部分。

【植物形态】一年生草本，茎略呈方柱形，多分枝，长 30~110cm，直径 0.3~1cm，表面灰绿色、黄棕色或紫棕色，有纵沟及细纵纹，被灰色柔毛，节明显，略膨大，质脆，易折断，断面黄白色或带绿色，髓部宽广，类白色，中空。叶对生，叶片多皱缩、卷曲，展平后呈卵圆形，灰绿色，边缘有钝锯齿，两面皆有白色柔毛，主脉 3 出。有的可见黄色头状花序，总苞片匙形。气微，味微苦。

【生长环境】生于山野、荒草地、灌丛、林缘及林下，也常见于耕地中。

【采　　制】夏、秋二季花开前及花期均可采割，除去杂质，晒干。

【性味功效】辛、苦，寒。归肝、肾经。祛风湿，利关节，解毒。

【应　　用】用于风湿痹痛，筋骨无力，腰膝酸软，四肢麻痹，半身不遂，风疹湿疮。

【选　　方】①治肠风便血。豨莶草，酒蒸为末，炼蜜丸。每服 4g，白汤下。(《本草汇言》引《方脉正宗》)

②治急性病毒性肝炎：豨莶草 30g，山栀子 9g，车前草、广金钱草各 15g。加水 1000ml，煎至 300ml，分 2 次服，每日 1 剂。(《全国中草药汇编》)

③治高血压：豨莶草、臭梧桐、夏枯草各 9g。水煎服，每日 1 次。(《青岛中草药手册》)

④治神经衰弱：豨莶草、丹参各 15g，煎服。(《安徽中草药》)

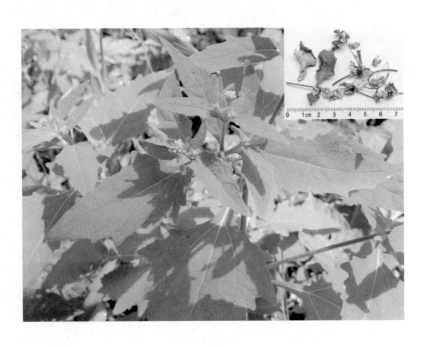

蜘蛛抱蛋

【别名】飞天蜈蚣、大九龙盘、竹叶伸筋。

【来源】为百合科植物蜘蛛抱蛋 *Aspidistra elatior* Bl. 的根茎。

【植物形态】多年生草本，高 40~80cm。根茎横走，节间有叶鞘抱茎。叶直立，椭圆状披针形或阔披针形，长 30~45cm，宽 5~7cm，先端尖，基部狭窄，叶面深绿色，光泽，背面绿色，革质。花茎短，紧靠地面，顶生 1 花，径 3~4cm，船状卵形；苞片 3；花被 8 齿裂，杯状，合生，暗紫色，少有白色；雄蕊 6~8；雌蕊 1。浆果球形，径约 1cm，绿色。种子卵圆形。花期夏季。

【生长环境】生于疏松、肥沃的沙土壤。

【采　　制】全年均可采，除去须根及叶，洗净，鲜用或切片晒干。

【性味功效】辛、甘，微寒。活血止痛，清肺止咳，利尿通淋。

【应　　用】用于跌打损伤，风湿痹痛，腰痛，经闭腹痛，肺热咳嗽，沙淋，小便不利。

【选　　方】①治关节痛：蜘蛛抱蛋根茎 30g，十大功劳 15g。酒水各半炖服。(《福建药物志》)

②治多年腰痛：九龙盘 45g，杜仲 30g。煎水兑酒服。(《贵州民间药物》)

③治经闭腹痛：蜘蛛抱蛋根茎 9~15g。水煎服。(《湖南药物志》)

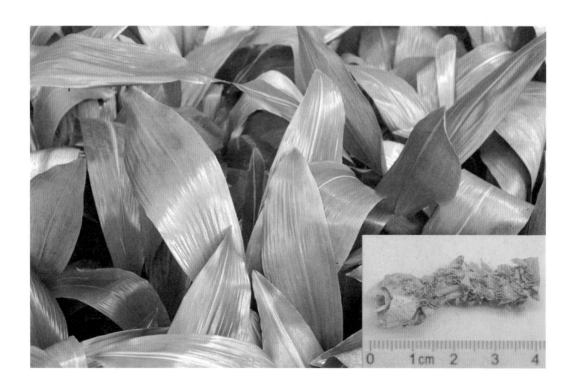

鲫鱼胆

【别名】空心花、冷饭果。

【来源】为紫金牛科鲫鱼胆 *Maesa perlarius* (Lour.) Merr 的全株。

【植物形态】小灌木，分枝多；叶纸质，宽椭圆状卵形或椭圆形，先端尖，基部楔形，长7~11cm，中下部以上具粗齿，幼时两面被密长硬毛，侧脉7~9对；叶柄被毛；总状或圆锥花序，腋生，被长硬毛或柔毛；苞片及小苞片均被毛，萼片宽卵形，较萼筒长或几等长，具脉状线纹；花冠白色，钟形，较花萼长1倍，无毛，裂片与花冠筒等长，宽卵形，具波状细齿；雄蕊在雄花中着生花冠筒上部，内藏，花丝较花药略长；雌蕊较雄蕊略短，花柱短厚，柱头4裂；果球形，无毛，宿萼达果中部略上，花柱宿存。

【生长环境】山坡、路边的疏林或灌丛中湿润的地方。

【采　　制】全年均可采收，切段，晒干或鲜用。

【性味功效】苦，平。归心、肝经。接骨消肿；去腐生肌。

【应　　用】用于主跌打骨折；刀伤；疔疮肿疡。

【选　　方】疔疮肿疡，捣烂外敷。(《南方药用植物图鉴》)

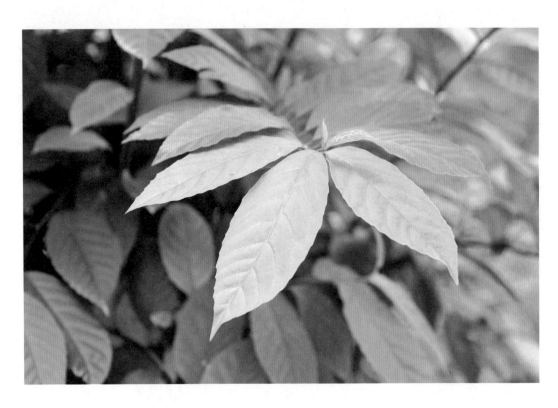

榼藤子

【别名】象豆、合子、眼镜豆。

【来源】为豆科植物榼藤子 *Entada phaseoloides*（Linn.）Merr. 的干燥成熟种子。

【植物形态】木质大藤本。二回羽状复叶，长 10~25cm，羽片常有 2 对；小叶 2~4 对，长椭圆形，长 3~8.5cm，宽 1.5~4cm。穗状花序单生排列成圆锥状，长 12~25cm，花淡黄色，有香味。荚果木质，长达 1m，宽 8~12cm，弯曲，由多数的节组成，成熟时逐节脱落；每节内有种子一粒，近圆形，直径 4~6cm，扁平。

【生长环境】常生于林中，攀援于大树上。

【采　　制】秋季采收，摘取成熟荚果，剥除果壳，晒干。

【性味功效】微甘、涩，平。有毒。行气止痛、利湿消肿。

【应　　用】用于水血不足，面色苍白，四肢无力，脘腹疼痛，纳呆食少；风湿肢体关节痿软疼痛，性冷淡。

【选　　方】治五痔：榼藤子烧成黑炭，微存性，米饮调服。（《本草衍义》）

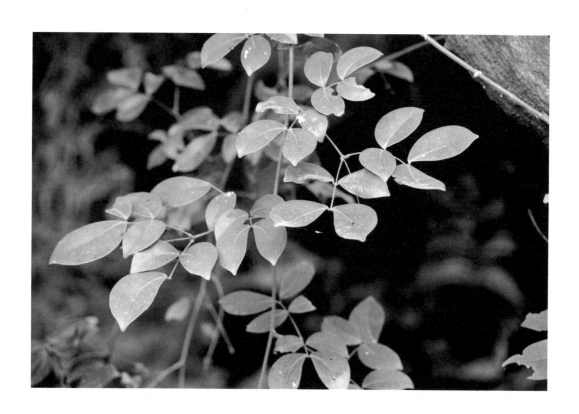

醉鱼草

【别名】闹鱼草、鱼尾草、铁线尾。

【来源】为马钱科植物醉鱼草 *Buddleja lindleyana* Fort. 的干燥全草。

【植物形态】落叶灌木。茎褐色。小枝具四棱而稍有翅，棱的两面有短白茸毛，老则脱落。叶对生，卵圆形至矩状披针形，纸质，先端尖，全缘或有小齿，基部浑圆至钝形或楔形；幼嫩时叶面间有茸毛，下面密被绵毛，老时两面均无毛。总状花序顶生；总苞1片，披针形，有茸毛；萼钟状，花冠紫色，有白色闪光的细鳞片；雄蕊4；雌蕊1；子房上位。蒴果，种子细小，略为纺锤状。

【生长环境】山地路旁、河边灌木丛中或林缘。

【采　制】夏、秋季采收，切碎，晒干或鲜用。

【性味功效】辛、苦，温。有毒。归肺、脾、胃经。祛风杀虫，活血。

【应　用】用于流行性感冒，咳嗽，哮喘，风湿关节痛，蛔虫，钩虫痛，跌打损伤，出血，疟腮，瘰疬，风寒牙痛等。

【选　方】①治流行性感冒：醉鱼草五钱到一两。水煎服。（《单方验方调查资料选编》）

②治误食石斑鱼子中毒，呕吐不止：鱼尾草研汁服少许。（《普济方》）

③治疟腮：醉鱼草五钱，枫球七枚，荠菜三钱。煮鸡蛋食。（《湖南药物志》）

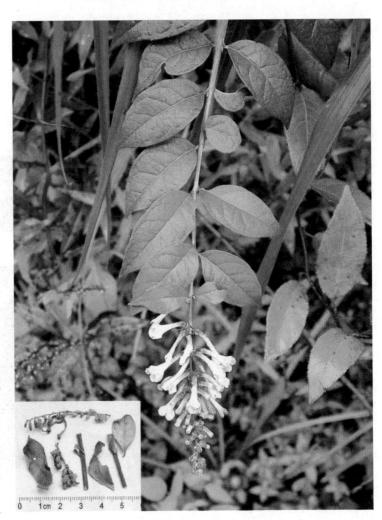

薄荷

【别名】仁丹草、见肿消、夜息香。

【来源】为唇形科植物薄荷 *Mentha haplocalyx* Briq. 的干燥地上部分。

【植物形态】多年生草本。茎方形，单叶对生；叶柄密被白色短柔毛；叶片长卵形至椭圆状披针形，先端锐尖，基部阔楔形，边缘具细尖锯齿，密生缘毛，上面被白色短柔毛，下面被柔毛及腺点。轮伞花序腋生；苞片1，花萼钟状，5裂；花冠二唇形，上唇1片，先端微凹，下唇3裂片，较小，全缘，花冠外面光滑或裂片被毛，内侧喉部被一圈细柔毛；雄蕊4，子房4深裂。

【生长环境】生于小溪沟边、路旁及山野湿地或为栽培。

【采　制】夏、秋二季茎叶茂盛或花开至三轮时，选晴天，分次采割，晒干或阴干。

【性味功效】辛，凉。归肺、肝经。疏散风热，清利头目，利咽，透疹，疏肝行气。

【应　用】用于风热感冒，风温初起，头痛，目赤，喉痹，口疮，风疹，麻疹，胸胁胀闷。

【选　方】治清上化痰，利咽膈，治风热：薄荷末炼蜜丸，如芡实子大，每嚼一丸。白砂糖和之亦可。(《简便单方》)

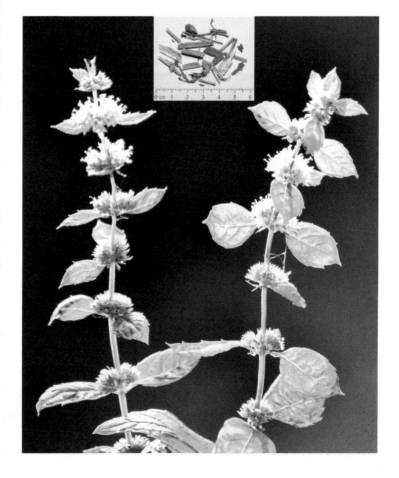

薜荔

【别名】广东王不留行、木馒头、冰粉子、凉粉果。

【来源】为桑科植物薜荔 *Ficus pumila* L. 的果实。

【植物形态】常绿攀援或匍匐灌木。叶两型，营养枝节上生不定根，叶薄革质，卵状心形，先端渐尖，基部稍不对称，叶柄很短；果枝上无不定根，叶革质，卵状椭圆形，先端尖或钝，基部圆或浅心形，全缘，上面无毛，下面被黄褐色柔毛，侧脉 3~4 对，在上面凹下，下面网脉蜂窝状；叶柄长 0.5~1cm，托叶披针形，被黄褐色丝毛。瘦果近倒三角状球形，有黏液。

【生长环境】野生于山坡树木间或断墙破壁上。

【采　　制】全年均可采取其带叶的茎枝，鲜用或晒干。

【性味功效】酸，凉。归肾经。祛风除湿，活血通络，解毒消肿。

【应　　用】用于风湿痹痛，泻痢，尿淋，水肿，痈肿疮疖，跌打损伤。

【选　　方】①治风湿痛，手脚关节不利：薜荔藤三至五钱，煎服。(《上海常用中草药》)

②治腰痛、关节痛：薜荔藤二两。洒水各半同煎，红糖调服，每日一剂。(《江西草药》)

③治疝气：薜荔藤（用结果的主藤）一两，三叶木通根二两。水煎去渣，加鸡蛋一个煮服，每日一剂。(《江西草药》)

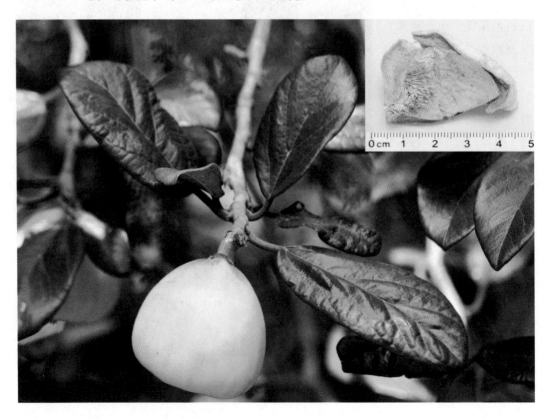

磨盘草

【别名】耳响草、磨挡草、石磨子、磨龙子。

【来源】为锦葵科植物磨盘草 *Abutilon indicum*（Linn.）Sweet 的干燥全草。

【植物形态】一年生或多年生直立的亚灌木状草本，被灰色短柔毛。叶互生，具长柄；圆卵形至阔卵形，先端短尖，基部心形，叶缘有不规则的圆齿，两面皆被灰色小柔毛。花单生叶腋，黄色；花柄长，近顶端有节；萼盘状，5 深裂，绿色，密被灰色小柔毛，裂片阔卵形，短尖；花瓣 5，较萼长 2 倍以上；雄蕊多数，花丝基部连成短筒；蒴果圆形似磨盘，顶端具短芒。

【生长环境】生于砂地、旷野或路旁。

【采　　制】夏、秋割取全草，晒干。

【性味功效】甘、淡、凉。归肺、肾经。疏风清热，化痰止咳，消肿解毒。

【应　　用】用于感冒，发热，咳嗽，泄泻，耳鸣耳聋，痈肿，荨麻疹。

【选　　方】治过敏性荨麻疹：磨盘草干全草一两，猪瘦肉适量，煎服。（《新疗法与中草药选编》）

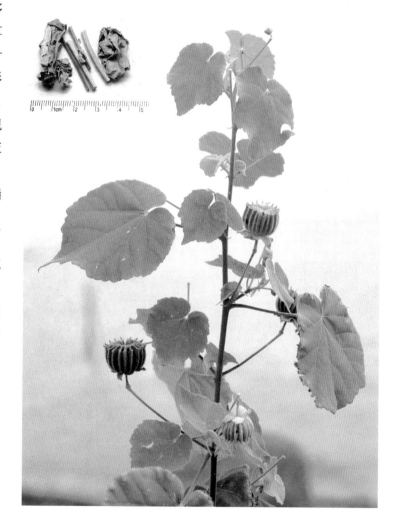

薏苡仁

【别名】薏苡、苡米、薏仁米、沟子米。

【来源】为禾本科植物薏米 Coix lacryma-jobi L.var. mayuen (Roman.) Stapf 的干燥成熟种仁。

【植物形态】一年生粗壮草本，须根黄白色，海绵质。秆直立丛生，具10多节且分枝。叶鞘短于其节间，无毛；叶舌干膜质；叶片扁平宽大，基部圆形或近心形，边缘粗糙，通常无毛。总状花序腋生成束，直立或下垂，具长梗。雌小穗位于花序下部，外面包以骨质念珠状之总苞，总苞卵圆形，珐琅质，坚硬，有光泽；雄蕊常退化；雌蕊具细长之柱头，从总苞之顶端伸出。颖果小，常不饱满。

【生长环境】多生于屋旁、荒野、河边、溪涧或阴湿山谷中。

【采　制】秋季果实成熟时采割植株，晒干，打下果实，再晒干，除去外壳、黄褐色种皮和杂质，收集种仁。

【性味功效】甘、淡，凉。归脾、胃、肺经。利水渗湿，健脾止泻，除痹，排脓，解毒散结。

【应　用】用于水肿，脚气，小便不利，脾虚泄泻，湿痹拘挛，肺痈，肠痈；赘疣，癌肿。

【选　方】①治肠痈：薏苡仁一升，牡丹皮、桃仁各三两，瓜瓣仁二升，上四味，以水六升，煮取二升，分再服。（《备急千金要方》）
②治肺痈咯血：薏苡仁三台。捣烂，水二大盏，入酒少许，分二服。（《严氏济生方》）
③治水肿喘急：郁李仁二两。研，以水滤汁，煮薏苡仁饭，日二食之。（《独行方》）

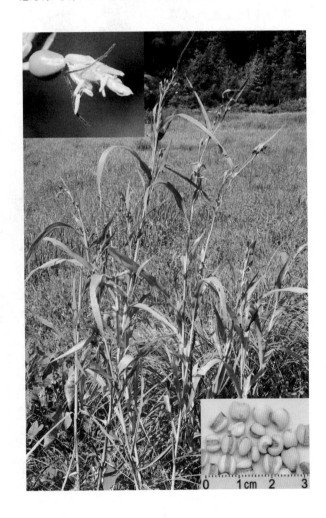

爵床

【别名】小青草、赤眼老母草、鼠尾红、节节寒。

【来源】为爵床科植物爵床 Rostellularia procumbens (L.)Ness 的全草。

【植物形态】一年生草本。茎柔弱，基部呈匍伏状，茎方形，被灰白色细柔毛，节稍膨大。叶对生；叶片卵形、长椭圆形或阔披针形先端尖或钝，基部楔形，全缘，上面暗绿色，叶脉明显，两面均被短柔毛。穗状花序顶生或生于上部叶腋，密生多数小花；苞片2；萼4深裂，雌蕊1，子房卵形，2室，被毛，花柱丝状。蒴果线形，被毛。具种子4颗，下部实心似柄状，种子表面有瘤状皱纹。

【生长环境】生于旷野草地和路旁的阴湿处。

【采　制】8~9月盛花期采收，割取地上部分，晒干。

【性味功效】微苦、寒。归肺、肝、膀胱经。清热解毒，利尿消肿，截疟。

【应　用】用于感冒发热，疟疾，咽喉肿痛，小儿疳积，痢疾，肠炎，肾炎水肿，泌尿系感染，乳糜尿；外用治痈疮疖肿，跌打损伤。

【选　方】①治感冒发热，咳嗽，喉痛：爵床五钱至一两。煎服。(《上海常用中草药》)
②治酒毒血痢，肠红：小青草、秦艽各三钱，陈皮、甘草各一钱。水煎服。(《本草汇言》)

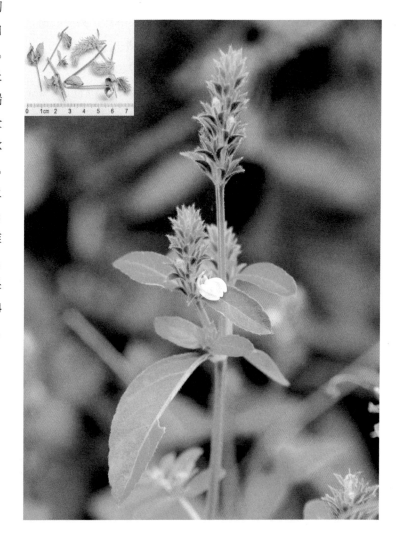

檀香

【别名】白檀、白檀香、真檀。

【来源】为檀香科植物檀香 *Santalum album* L. 树干的心材。

【植物形态】常绿小乔木，高约10m；枝圆柱状，带灰褐色，具条纹，有多数皮孔和半圆形的叶痕；小枝细长，淡绿色，节间稍肿大。叶椭圆状卵形，膜质，顶端锐尖，基部楔形或阔楔形，边缘波状，背面有白粉，中脉在背面凸起，网脉不明显。三歧聚伞式圆锥花序腋生或顶生；花被钟形，先端4裂，裂片卵圆形，无毛；雄蕊4；子房半下位，花柱柱状，柱头3裂。核果球形。

【生长环境】野生或栽培。

【采　　制】全年可采。原产地植后30~40年采伐，锯成段，砍去色淡的边材，心材干燥入药。

【性味功效】辛，温。归脾、胃、心、肺经。行气温中，开胃止痛。

【应　　用】用于寒凝气滞，胸膈不舒，胸痹心痛，脘腹疼痛，呕吐食少。

【选　　方】①治心腹诸痛，属半虚半实者：丹参一两，白檀香、砂仁各一钱半。水煎服。(《医学金针》)

②治恶毒风肿：白檀香、沉香各一块，槟榔一枚。上三味各于砂盆中以水三盏细磨取尽，滤去滓，银石铫内煎沸，候温，分作三服。(《圣济总录》)

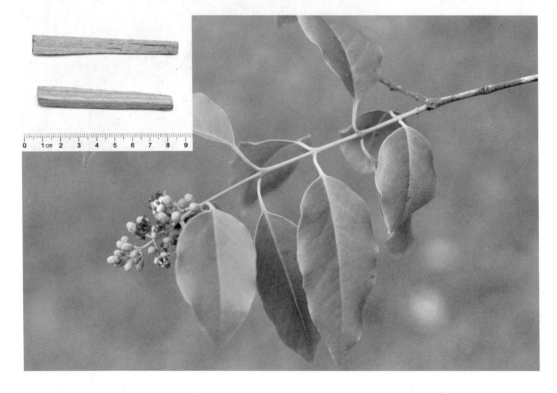

翻白叶树

【别名】红半枫荷、大叶半枫荷、白背枫、阴阳叶、铁巴掌。

【来源】为梧桐科翻白叶树 *Pterospermum heterophyllum* Hance 的根。

【植物形态】乔木，高达20m；树皮灰色或灰褐色；小枝被黄褐色短柔毛。叶二型，生于幼树或萌蘖枝上的叶盾形，掌状3~5裂，基部截形而略近半圆形，上面几无毛，下面密被黄褐色星状短柔毛；叶柄被毛；生于成长的树上的叶矩圆形至卵状矩圆形，顶端钝、急尖或渐尖，基部钝、截形或斜心形，下面密被黄褐色短柔毛；叶柄长被毛。花单生或2~4朵组成腋生的聚伞花序；蒴果木质，矩圆状卵形，被黄褐色绒毛，顶端钝，基部渐狭，果柄粗壮；种子具膜质翅。花期秋季。

【生长环境】生于山地灌丛中。

【采　　制】全年可采，挖取根部，洗净，切成片、段，晒干。

【性味功效】甘、微涩，微温。归肝、肾经。祛风除湿，舒筋活络，消肿止痛。

【应　　用】用于风湿痹痛，腰腿痛，半身不遂，肢体麻痹，跌打损伤，产后风瘫。

【选　　方】①治外伤出血：叶片鲜品捣敷，或烘干研末撒。（《中药大辞典》）

②治风湿关节痛：翻白叶树茎500g，切片浸酒2500ml，10天后用，每日服15~30ml，并搓患部至皮肤发红为度。（《全国中草药汇编》）

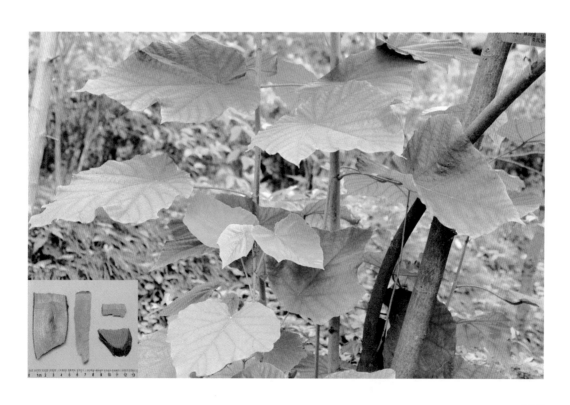

覆盆子

【别名】覆盆、小托盘、山泡。

【来源】为蔷薇科植物华东覆盆子 *Rubus chingii* Hu 的干燥果实。

【植物形态】落叶灌木。茎直立，枝条细长，疏生微变倒刺。裂片卵状披针形，先端长渐尖，边缘有重齿，基部浅心形，主脉5条。花白色，花瓣5片，卵圆形。雄蕊多数；雌蕊有多数离生心皮。聚合果卵球形，红色，下垂。花期4~5月，果期6~7月。

【生长环境】生于溪旁或山坡灌木丛中、林缘及乱石堆中。

【采　　制】6~8月，将未成熟的青色聚合果摘下，放入沸水中稍浸后，置烈日下晒干，除去果梗杂质。

【性味功效】甘、酸，温。归肝、肾、膀胱经。益肾固精缩尿，养肝明目。

【应　　用】用于遗精滑精，遗尿尿频，阳痿早泄，目暗昏花。

【选　　方】治尿崩症，年老体虚小便失禁：覆盆子9g，山药、益智仁、乌梅各6g，炙甘草4.5g。煎服。(《安徽中草药》)

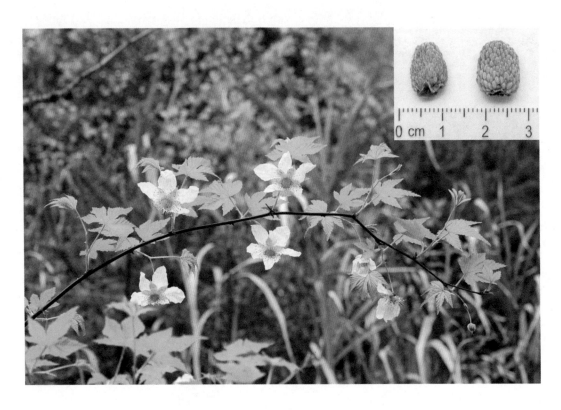

藜

【别名】落藜、胭脂菜、飞扬草、灰苋菜。

【来源】为藜科植物藜 *Chenopodium album* L. 的幼嫩全草。

【植物形态】一年生草本。茎直立，具棱和绿色条纹。叶互生，下部叶片菱状卵形或卵状三角形，先端钝，边缘有牙齿或作不规则浅裂，基部楔形，上部叶片披针形，下面常被白粉。花小，两性，黄绿色，每8~15朵聚成一花簇，许多花簇集成大的圆锥花序；花被片5，卵形，背部中央有绿色隆脊；雄蕊5，伸出花被外；柱头2，不露出于花被外。胞果稍扁，近圆形，包于花被内。

【生长环境】生于荒地、路旁及山坡。

【采　　制】6~7月采收，鲜用或晒干。

【性味功效】甘，平。小毒。归肝、大肠经。清热，利湿，杀虫。

【应　　用】用于痢疾，腹泻，湿疮痒疹，毒虫咬伤。

【选　　方】①治痢疾腹泻：藜全草一至二两。煎水服。（《上海常用中草药》）

②治皮肤湿毒，周身发痒：藜全草、野菊花，等量煎汤熏洗。（《上海常用中草药》）

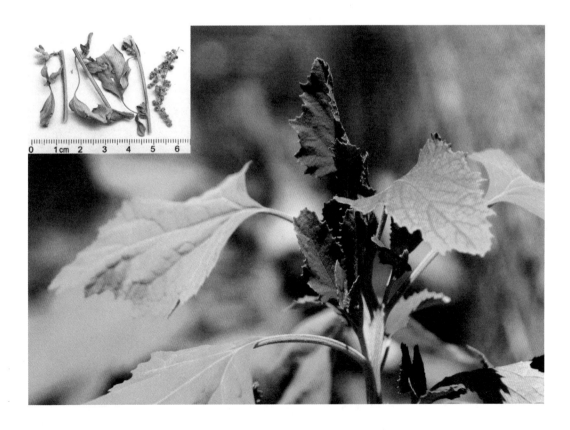

藿香

【别名】土藿香、野藿香。

【来源】为唇形科植物藿香 *Agastache rugosa*（Fisch.et Mey.）O.Ktze 的全草。

【植物形态】多年生草本，高达1.5m，径7~8mm；茎上部被细柔毛，分枝，下部无毛；叶心状卵形或长圆状披针形，先端尾尖，基部心形，稀平截，具粗齿，上面近无毛，下面被微柔毛及腺点；穗状花序密集；苞叶披针状线形；花萼稍带淡紫或紫红色，管状倒锥形，被腺微柔毛及黄色腺点，喉部微斜，萼齿三角状披针形；花冠淡紫蓝色，被微柔毛，上唇先端微缺，下唇中裂片长约2mm，边缘波状，侧裂片半圆形；小坚果褐色，卵球状长圆形，腹面具棱，顶端被微硬毛。

【生长环境】各地广泛分布，常见栽培。

【采　　制】秋季采收，晒干。

【性味功效】辛，微温。祛暑解毒，化湿和胃。

【应　　用】用于暑湿感冒，胸闷，腹痛吐泻。

【选　　方】①预防伤暑：藿香、佩兰各等分。煎水饮用。（《吉林中草药》）

②治胃寒呕吐，胃腹胀痛：藿香、丁香、陈皮、制半夏、生姜各9g。水煎服。（《陕甘宁青中草药选》）

③治湿疹，皮肤瘙痒：藿香茎、叶适量，水煎外洗。（《广西本草选编》）

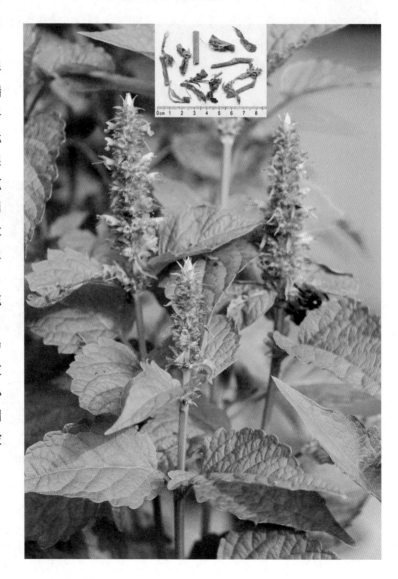

参考文献

[1] 叶华谷. 常用中草药图谱2700种 [M]. 北京: 化学工业出版社, 2018.

[2] 王玉生, 蔡岳文. 南方药用植物图鉴 [M]. 汕头: 汕头大学出版社, 2005.

[3] 郑小吉, 饶军, 林伟波. 岭南中草药图谱 [M]. 北京: 中国医药科技出版社, 2016.

[4] 刘全儒, 吴磊. 华南常见植物识别图鉴 [M]. 北京: 化学工业出版社, 2013.

[5] 罗献瑞. 实用中草药彩色图集 [M]. 广州: 广州科技出版社, 1997.

[6] 潘鸿江. 南方青草药对症验方 [M]. 昆明: 云南出版社, 2013.